E. CHATELAIN

PRÉCIS ICONOGRAPHIQUE

DES

MALADIES DE LA PEAU

AVEC 50 PLANCHES EN COULEURS

REPRODUITES D'APRÈS NATURE

PAR

FÉLIX MÉHEUX

PRÉCIS ICONOGRAPHIQUE

DES

MALADIES DE LA PEAU

DU MÊME AUTEUR

De la Putréfaction fœtale intra-utérine. Paris, 1883.

Le Conseiller de la jeune mère. Paris, 1886.

Du traitement de la pelade par le collodion iodé. Paris, 1890.

Pruritus hiemalis. Paris, 1891.

Étude sur le traitement du lupus tuberculeux par la méthode de R. Koch. Paris, 1891.

De quelques nouveaux médicaments employés dans la thérapeutique des affections cutanées et syphilitiques, en particulier comme succédanés de l'iodoforme. Paris, 1891.

Pseudo-urticaire dermographique. Paris, 1891.

Nouvelles observations sur le traitement de la pelade par le collodion iodé. Paris, 1891.

Un cas de kératodermies symétriques congénitales et héréditaires. (Traduit d'un travail du Dr Azua, médecin de l'hôpital Saint-Jean-de-Dieu, de Madrid.) Paris, 1892.

Note sur le fonctionnement du service des maladies de la peau et du cuir chevelu au Dispensaire scolaire du XIIIe arrondissement, en 1891-1892. Paris, 1892.

L'Ichthyol et son emploi dans le traitement des maladies de la peau. Paris, 1893.

Précis iconographique des maladies vénériennes (*en préparation*).

PRÉCIS ICONOGRAPHIQUE

DES

MALADIES DE LA PEAU

PAR

LE DR E. CHATELAIN, DE PARIS

AVEC

50 Planches en Couleurs, reproduites d'après Nature

PAR

FÉLIX MÉHEUX

Dessinateur des services de l'hôpital Saint-Louis.

PARIS

A. MALOINE LIBRAIRE-ÉDITEUR

91, BOULEVARD SAINT-GERMAIN, 91

—

1893

PRÉFACE

« *Il n'a pas été donné en France, depuis Bazin et Hardy, de Traité général des affections cutanées qui pût servir de guide classique à l'élève ou de guide pratique au médecin* », disent MM. E. Besnier et A. Doyon, dans l'introduction de leur traduction des Leçons sur la pathologie et le traitement des maladies de la peau de M. le professeur Moritz Kaposi, de Vienne.

Certes, pour ne pas remonter aux vieux maîtres fondateurs de la dermatologie française, aux Alibert, aux Rayer, aux Cazenave, aux Devergie, etc., le Monument impérissable de Bazin, le Traité pratique et descriptif des maladies de la peau de M. le professeur Hardy, les Notes et additions, véritable traité de dermatologie, intercalées par MM. E. Besnier et A. Doyon dans leur dernière traduction de l'ouvrage

a

du savant dermatologiste viennois, le **Traité**, malheureusement inachevé, **des maladies de la peau** de MM. J.-B. Hillairet et E. Gaucher, le **Traité descriptif des maladies de la peau**, publication à peine commencée, de MM. H. Leloir et E. Vidal, enfin le **Traitement des maladies de la peau** de M. L. Brocq, sont des œuvres véritablement magistrales, mais qui ne peuvent s'adresser qu'à un public médical restreint déjà au courant des choses de la dermatologie, à des dermatologistes de profession.

Seul, jusqu'à présent, le **Manuel pratique des maladies de la peau**, dû à la plume de notre savant confrère M. le Dr F. Berlioz, professeur à l'École de médecine de Grenoble, pouvait convenir aux étudiants ou aux médecins, peu ou point versés dans les études dermatologiques et facilement égarés dans les dédales de cette branche de la médecine si remaniée à l'époque actuelle. Mais si, d'une part, les traités volumineux sont délaissés par le plus grand nombre des lecteurs effrayés par la diversité et par l'accumulation des détails, il faut bien, d'un autre côté, reconnaître qu'une description trop abrégée des dermatoses ne peut guère permettre au praticien et à l'étudiant d'émettre avec assurance un diagnostic précis et d'en déduire les conséquences thérapeutiques et pronostiques qui en découlent.

D'ailleurs, en médecine comme partout, les meilleures descriptions ne vaudront jamais les *leçons de choses* : une minute d'auscultation est préférable, pour apprendre à diagnostiquer un souffle, à la lecture de dix pages de théorie. Ce principe, applicable dans toutes les branches de la science médicale, est vrai surtout en dermatologie, et l'*éducation de l'œil*, suivant l'expression si juste de M. le professeur A. FOURNIER, est ici absolument indispensable.

Or, combien rares sont les médecins qui ont étudié *de visu* les maladies de la peau ! « *La majorité des étudiants*, disent MM. E. BESNIER et A. DOYON (*loc. cit.*), *termine ses études et reçoit le grade de docteur non seulement sans jamais avoir étudié à l'hôpital Saint-Louis, mais sans y avoir jamais pénétré.* »

Depuis quelque temps, toutefois, la réorganisation de l'enseignement médical est à l'ordre du jour ; de toutes parts, cliniques officielles et particulières se disputent les élèves et redoublent d'ardeur pour semer la bonne parole. C'est pour joindre à l'œuvre commune nos humbles efforts que nous

nous sommes décidé à publier notre **Précis iconogra-phique des maladies de la peau**, destiné, suivant nous, non pas, bien entendu, à remplacer les ouvrages de haute portée que nous signalions plus haut, mais seulement à guider, dans l'étude de notre spécialité, tout à la fois l'esprit et l'œil des commençants.

Donner des affections cutanées, en puisant aux sources les plus autorisées, une description aussi succincte mais aussi exacte que possible, en mettre sous les yeux du lecteur, grâce à la libéralité de notre éditeur qui nous a assuré la collaboration de l'éminent artiste dermatographe, M. F. Méheux, une reproduction aussi fidèle que faire se peut, tel a été simplement le but modeste que nous nous sommes fixé.

Nous nous sommes donc attaché surtout, après avoir, dans les *notions préliminaires*, pris langue avec le lecteur, à présenter des affections cutanées par le texte et par la figure (1) un tableau clinique

______

(1) La plupart de nos planches ont été exécutées d'après les malades de nos divers services, clinique, dispensaire, etc. ; seules, les planches XV et XLI sont reproduites : la première d'après un malade de M. le Dʳ Thibierge, suppléant M. le Dʳ E. Besnier à l'hôpital Saint-Louis, la seconde d'après un malade du service de M. le Dʳ Tenneson, auxquels nous adressons nos bien sincères remercîments pour l'obligeance avec laquelle ils ont bien voulu mettre ces deux malades à notre disposition.

fidèle, reléguant au second plan les questions anatomo-pathologiques et étiologiques souvent encore controversées dans beaucoup de cas, laissant presque complètement dans l'ombre les discussions parfois trop théoriques de la haute dermatologie.

Comme l'ont fait les auteurs des livres les plus récents sur les maladies de la peau, nous avons adopté l'ordre alphabétique.

Nous ne nous dissimulons point les imperfections de notre travail; mais le souvenir de nos efforts personnels au début de nos études dermatologiques nous a soutenu dans l'œuvre difficile que nous avions entreprise.

C'est l'espoir de rendre service à nos confrères en vulgarisant parmi eux l'étude si attachante des maladies de la peau, qui nous a engagé à poursuivre avec énergie le but que nous nous étions proposé.

Dr E. CHATELAIN.

de Paris.

31 mars 1893.

ERRATA

Page 6, ligne 18, *au lieu de :* fig. 6, b, *lisez :* fig. 7, b.

Page 76, ligne 7, *au lieu de :* mélastéarrhé, *lisez :* mélastéarrhée.

Page 83, ligne 12, *au lieu de :* proé, *lisez :* pro.

Page 83, ligne 13, *au lieu de :* sensibilit, *lisez :* sensibilité.

Page 100, ligne 4, *au lieu de :* Chaladozermie, *lisez :* Chalazodermie.

Page 157, ligne 8, *au lieu de :* papillosis, *lisez :* papillaris.

Page 184, ligne 10, *au lieu de :* cous, *lisez :* cou.

Page 194, ligne 16, *au lieu de :* farineuse, *lisez :* farcineuse.

Page 197, ligne 27, *au lieu de :* vasset, *lisez :* vastes.

Page 209, ligne 13, *au lieu de :* malades ne le croient, *lisez :* malades le croient.

Page 210, ligne 22, *au lieu de :* soi, *lisez :* soit.

Page 230, ligne 2, *au lieu de :* s'agissait, *lisez :* s'agit.

Page 240, ligne 2, *au lieu de :* excoriations recouvertes, *lisez :* excoriations, recouverte.

Page 242, ligne 20, *au lieu de :* nécrose, *lisez :* névrose.

Page 251, ligne 20, *au lieu de :* de a lymphe, *lisez :* la lymphe.

Page 257, ligne 4, *au lieu de :* voie, *lisez :* voit.

Page 276, ligne 28, *au lieu de :* solution, *lisez :* solutions.

Page 289, ligne 20, *au lieu de :* lupus, tuberculeux, *lisez :* lupus tuberculeux.

Page 304, ligne 12, *au lieu de :* dischromie, *lisez :* dyschromie.

Page 321, ligne 9, *au lieu de :* primitives, *lisez :* primitifs.

Page 332, ligne 31, *au lieu de :* trop irritante, *lisez :* médication trop irritante.

Page 333, ligne 29, *au lieu de :* policliniques, *lisez :* polycliniques.

Page 341, ligne 21, *au lieu de :* diphtéritique, *lisez :* diphthéritique.

Page 346, ligne 19, *au lieu de :* synonimie, *lisez :* synonymie.

Page 356, ligne 2, *au lieu de :* celle, *lisez :* celui.

Page 359, ligne 29, *au lieu de :* Acétate de plomb.

   Sulfate de zinc . . } 2 grammes.

   Eau distillée . . . aa 300 —

  lisez : Acétate de plomb.

   Sulfate de zinc . . aa 2 grammes.

   Eau distillée . . . 300 —

Page 364, ligne 4, *au lieu de :* différente slocalisations, *lisez :* différentes localisations.

Page 416, ligne 2, *au lieu de :* poupre, *lisez :* pourpre.

Page 457, ligne 24, *au lieu de :* vus, *lisez :* vu.

Page 465, ligne 16, *au lieu de :* tonsurant, *lisez :* tonsurans.

Page 470, ligne 4, *au lieu de :* caractérisée, *lisez :* caractérisé.

PRÉCIS ICONOGRAPHIQUE

MALADIES DE LA PEAU

NOTIONS PRÉLIMINAIRES

Les symptômes objectifs des maladies de la peau comprennent les aspects divers sous lesquels les affections cutanées peuvent se présenter à l'œil de l'observateur; on les désigne sous le nom de *lésions élémentaires, éléments éruptifs, efflorescences cutanées* (fleurs de la peau). Voir la planche I.

Les auteurs classiques, depuis PLENCK, admettent un certain nombre de lésions élémentaires, les unes n'étant que la modification, la transformation des autres ou leur étant simplement consécutives; de là résulte la division en *lésions élémentaires primitives* et en *lésions élémentaires secondaires*.

Lésions élémentaires primitives. — On peut ramener à huit types principaux les lésions élémentaires primitives

1° Coloration anormale (*anomochromie*).

2° Vésicule.

3° Bulle.

4° Pustule.

5° Papule.

6° Tubercule.

7° Tumeur.

8° Squames.

1° La **coloration anormale**, l'**anomochromie**, comprend trois formes :

A. L'exanthème ;

B. Le purpura (1) ;

C. La macule ou tache.

A. Le mot *exanthème* (voir la planche I) désigne une coloration d'un rose ou d'un rouge plus ou moins foncé, d'étendue variable, de forme régulière ou non, disparaissant sous la pression du doigt, évoluant rapidement et due souvent à une hyperhémie des vaisseaux papillaires.

On distingue ordinairement deux variétés d'exanthème : 1° l'*érythème* (voir la planche I, fig. 1, *a*), quand la coloration, de forme diffuse, est étendue, comme dans les érythèmes scarlatinoïdes ; 2° la *roséole* (voir la planche I, fig. 1, *b*) quand la rougeur, de forme arrondie ou ovalaire, a la dimension d'une lentille ou celle de l'ongle, comme dans la roséole syphilitique.

B. Le *purpura* (voir la planche I, fig. 2, *a*) est le nom donné à une coloration rouge violet vif, persistant sous la pression du doigt, évoluant rapidement et due à l'extravasation du sang dans les couches superficielles du derme (*hémorrhagie cutanée*). On en distingue trois variétés : 1° l'*ecchymose*, quand la lésion est étendue, irrégulière, plane ou saillante ; 2° les *pétéchies*, quand l'hémorrhagie

(1) Le purpura peut quelquefois constituer une lésion élémentaire secondaire.

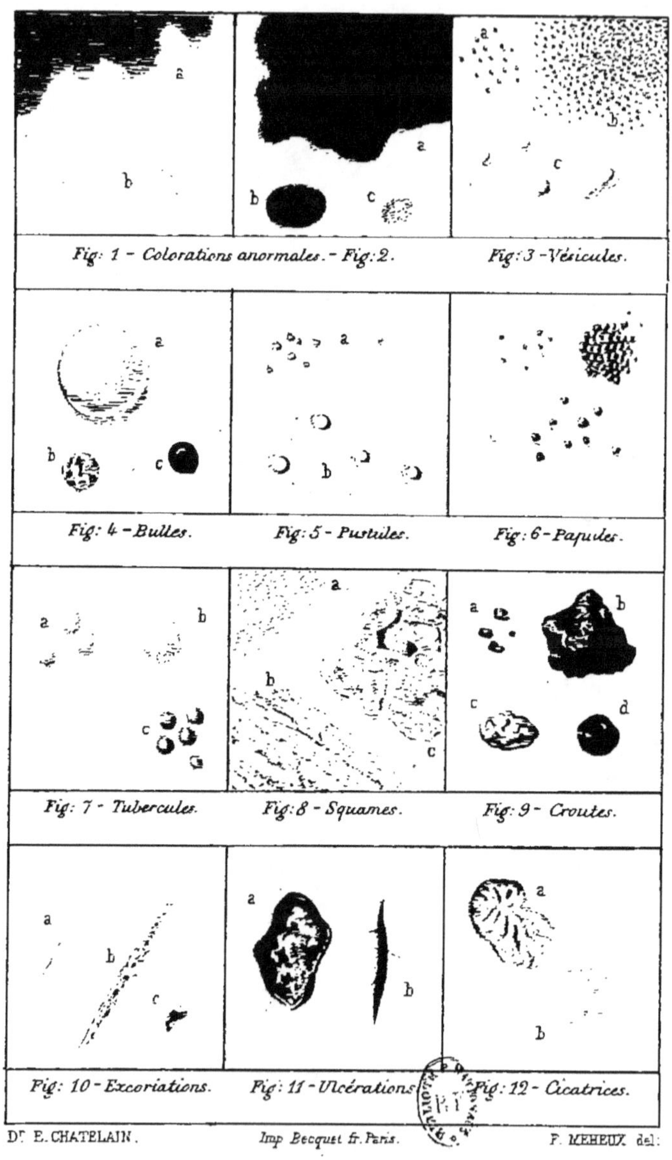

Dr E. CHATELAIN.   Imp Becquet fr. Paris.   P. MEHEUX del:

Pl. I.- Lésions Élémentaires.

est punctiforme, comme dans la fièvre pétéchiale, ou typhus exanthématique; 3° les *vibices*, quand les lésions se montrent sous une forme linéaire.

C. La *macule* ou *tache* (voir la planche I, fig. 2, *b*, *c*) est une coloration anormale et variable, rouge, jaune, brune, noire (*nigritie*, *mélanose*), etc., en général non saillante, disparaissant ou non à la pression du doigt et évoluant lentement.

E. Besnier et A. Doyon conseillent de réserver le nom de macule aux taches consécutives à diverses éruptions, « *macules hématiques* ou *hémaphéiques* succédant aux pétéchies ou aux ecchymoses, *macules pigmentaires* qui survivent à la rougeole, à diverses roséoles, aux bulles et aux phlyctènes, au lichen vrai, à l'eczéma chez certains sujets, au psoriasis, à la plupart des syphilides, aux irritants physico-chimiques, vésicatoire, teinture d'iode, etc. », appelant taches les colorations primitives de la peau.

H. Leloir désigne sous le nom de macule un trouble de coloration éphémère et passager et sous celui de tache un trouble permanent ou de longue durée.

2° La **vésicule** (*petite phlyctène*) (voir la planche I, fig. 3) est une saillie de l'épiderme distendu par de la sérosité, circonscrite, arrondie ou acuminée ou irrégulière, quelquefois ombiliquée, tantôt grosse comme une tête d'épingle, miliaire, comme dans l'eczéma (voir la planche I, fig. 3, *b*), tantôt de la dimension d'un pois comme dans la dysidrose (voir la planche I, fig. 3, *c*); elle est plus ou moins consistante. La coloration de la vésicule varie avec son contenu; translucide normalement, lorsqu'elle contient un liquide transparent et cristallin, presque toujours neutre ou alcalin, la vésicule devient trouble, rouge, noirâtre, hémorrhagique dans certains cas. Lorsqu'elle se rompt, soit

spontanément, soit sous l'influence du grattage, son contenu se répand sur la peau où il se concrète en forme de
croûtes ; d'autres fois, la vésicule se ride et s'affaisse par
suite de la résorption du liquide ; dans les deux cas, il
n'existe jamais de cicatrices consécutives.

La vésicule est multiloculaire.

On la rencontre dans l'eczéma, l'herpès, etc.

3° La **bulle** (*grosse phlyctène*) (voir la planche I, fig. 4)
est comme la vésicule un soulèvement épidermique mais
ordinairement plus considérable ; la forme et la grandeur
en sont variables : les bulles sont arrondies, ovalaires,
hémisphériques, irrégulières, grosses comme un pois,
comme une noix, comme un œuf et même davantage. Parfois vidés et ridées (voir la planche I, fig. 4, *b*), les bulles
sont le plus souvent distendues par un liquide tantôt séreux
et transparent (voir la planche I, fig. 4, *a*), tantôt opaque
ou purulent, quelquefois même sanguinolent (voir la
planche I, fig. 4, *c*), ordinairement neutre ou alcalin.

Les bulles peuvent se rompre ou suppurer ; dans ces
deux cas se produiront des croûtes d'aspect variable et
souvent suivies elles-mêmes de macules ; quand leur contenu se résorbe, elles s'affaissent et se terminent par *exfoliation épidermique*.

La bulle qui, objectivement, n'est qu'une vésicule mons-
tre, en diffère anatomo-pathologiquement en ce qu'elle est
uniloculaire.

On rencontre surtout les bulles dans le pemphigus,
l'érysipèle facial, la dermatite herpétiforme de Duhring.

4° La **pustule** (voir la planche I, fig. 5) est une élevure
épidermique multiloculaire à contenu purulent. Les pustules sont tantôt petites, arrondies ou acuminées, sans

aréole inflammatoire, groupées (*pustules psydraciées* (voir
la planche I, fig. 5, *a*), tantôt plus volumineuses, larges
et aplaties, reposant sur une base érythémateuse, distinctes les unes des autres (*pustules phlyzaciées*) (voir la
planche I, fig. 5, *b*). On donnait jadis le nom d'*achores* à
celles qui sont traversées par un poil. On les distingue encore en *pustules épidermiques* (E. Besnier), *exulcéreuses*
(H. Leloir), *catarrhales* (les Allemands), *superficielles* et
en *pustules dermiques* (E. Besnier), *ulcéreuses* (H. Leloir),
parenchymateuses (les Allemands), *profondes*, suivant la
profondeur de la lésion envahissant ou non le derme. La
coloration des pustules peut être jaune, jaune-vert, brun-
vert, brun-noirâtre, suivant la nature de leur contenu.
Quand celui-ci se répand sur la peau, par suite de la rupture de la pustule, il se dessèche sous forme de croûtes de
couleur variable. Si la pustule était superficielle, il ne
reste pas de cicatrice, mais une pigmentation plus ou
moins foncée et de durée plus ou moins longue; si elle
était profonde, la croûte laisse à découvert une ulcération
toujours suivie de cicatrice.

Les pustules s'observent dans l'impétigo, les folliculites,
l'acné, l'ecthyma.

5° La **papule** (voir la planche I, fig. 6) est une petite
élevure, pleine, ferme et résolutive de la couche superficielle du derme, « infiltrat de la couche supérieure ou
papillaire du chorion, s'élevant de bas en haut » (E. Besnier). La grosseur des papules peut aller de celle d'une
tête d'épingle à celle d'un pois et même plus; leur coloration est variable : rose clair, rouge, rouge vif, jaune, brun.
Les papules sont tantôt arrondies, tantôt coniques, tantôt
aplaties, tantôt acuminées; elles sont parfois brillantes;
d'autres fois excoriées à leur sommet.

H. Leloir distingue les papules *néoplasiques* (*papules vraies* d'E. Besnier), non réductibles par la pression du doigt, des *papules congestives* (*papules fausses*, d'E. Besnier), qu'une pression prolongée fait disparaître.

La papule se termine ordinairement par résolution.

On la considère comme le résultat d'une inflammation papillaire.

On rencontre les papules dans le lichen, le prurigo, la kératose pilaire, etc.

6° Le **tubercule** (voir la planche I, fig. 7, *a*, *c*) est une petite nodosité globuleuse, saillante ou non, solide, très souvent enchâssée profondément dans le derme, à évolution intra-dermique lente. Les tubercules disparaissent soit par résorption, soit par ulcération, d'où cicatrice consécutive. Ils sont anatomiquement comparables aux papules.

On les rencontre dans le lupus, la lèpre, etc.

7° Les **tumeurs** (voir la planche I, fig. 6, *b*) sont des nodosités pathologiques circonscrites, saillantes, de coloration variable, plus volumineuses que les papules et les tubercules, à marche très lente.

Elles constituent le molluscum, le sarcome, etc.

8° Les **squames** (voir la planche I, fig. 8) sont constituées par une exfoliation épidermique et varient à l'infini dans leur forme, leur épaisseur, leur coloration, leur disposition, etc. La desquamation épidermique peut se faire sous forme de poussière constituant les *squames pityriasiques*, *furfuracées*, *farineuses* (voir la planche I, fig. 8, *a*), d'écailles plus ou moins grandes (*lamelles*) (voir la planche I, fig. 8, *c*), parfois sous forme de *lambeaux*, atteignant d'autres fois une épaisseur relativement considérable (voir la planche I, fig. 8, *b*). Les squames peuvent être *sèches, graisseuses, blanches, jaunes, nacrées*, etc., etc.

Elles sont tantôt *primitives*, comme dans le psoriasis, l'ichthyose; tantôt *secondaires*, comme dans certains eczémas.

Toutes ces lésions élémentaires ne restent pas toujours à l'état simple; elles peuvent s'allier les unes aux autres et donner alors naissance à des éléments nouveaux (formes mixtes des lésions élémentaires), tels que les suivants :

Élément érythémato-vésiculeux, quand la tache érythémateuse est surmontée d'une vésicule;

Élément érythémato-bulleux, quand une bulle se développe sur la plaque d'érythème;

Élément érythémato-pustuleux, quand c'est une pustule qui recouvre le placard érythémateux;

Élément vésiculo-bulleux, lorsque, par ses dimensions, la vésicule prend l'apparence objective d'une bulle;

Élément vésiculo-pustuleux, quand le liquide contenu dans une vésicule est devenu purulent;

Élément papulo-vésiculeux, lorsque la papule est surmontée d'une vésicule;

Élément papulo-pustuleux, lorsque c'est une pustule qui couronne la vésicule;

Élément papulo-tuberculeux, nom sous lequel on désigne (à tort, selon L. Brocq) les éléments papuleux volumineux et saillants;

Élément papulo-squameux, si la papule est recouverte d'une squame;

Élément papulo-croûteux, lorsque c'est une croûte qui recouvre la papule;

Élément tuberculo-squameux, lorsque le tubercule est surmonté de squames sèches;

Élément tuberculo-pustuleux, quand la partie supérieure du tubercule subit la fonte purulente;

Élément tuberculo-croûteux, lorsque le tubercule est recouvert de croûtes;

Élément pustulo-croûteux, quand la pustule est surmontée d'une croûte à sa partie centrale.

Lésions élémentaires secondaires. — On décrit ordinairement quatre variétés distinctes de lésions élémentaires secondaires, savoir :

1° Croûtes;

2° Excoriations;

3° Ulcérations;

4° Cicatrices.

1° On désigne sous le nom de **croûtes** (voir la planche I, fig. 9) les dépôts dus à la dessiccation des divers exsudats (sérum, pus, sang) fournis par les affections cutanées. Ces croûtes sont plus ou moins épaisses (*croûtes*, planche I, fig. 9, *b, c, d*, et *croûtelles*, planche I, fig. 9, *a*), de couleur variable : blanchâtres, grisâtres, jaunes, jaune sale, brunâtres, noirâtres même; de consistance variable aussi : molles au début, plus tard dures, sèches et cassantes; quant à leur forme, elle dépend le plus souvent de celle de la lésion qui leur a donné naissance; elles sont plus ou moins adhérentes.

On les rencontre à la seconde période de l'impétigo, de l'ecthyma, dans le lupus, l'eczéma, la séborrhée, etc.

2° Les **excoriations** (voir la planche I, fig. 10) sont des pertes de substance, ordinairement traumatiques et intéressant soit l'épiderme seul, soit en même temps le corps muqueux et même la couche papillaire du derme; l'aspect de la lésion, de forme et d'étendue variables suivant l'intensité de la cause productrice, diffère dans ces divers cas.

Si la couche cornée est seule intéressée, on constate une ligne blanche accompagnée de traînées rouges, disparaissant progressivement (voir planche I, fig. 10, *a*); si le corps muqueux est atteint, il se produit un exsudat séreux et la couche muqueuse apparaît humide et jaunâtre (voir la planche I, fig. 10, *b*); enfin, si le corps papillaire est lésé, les vaisseaux donnent lieu à un léger suintement séro-sanguinolent, se concrétant en croûtelles (voir la planche I, fig. 10, *c*).

Dans les trois cas il n'existe jamais de cicatrice, quelquefois une pigmentation plus ou moins intense.

On observe les excoriations dans un grand nombre de dermatoses *prurigineuses*.

3° Les **ulcérations** (voir la planche I, fig. 11) sont des pertes de substance plus ou moins profondes de la peau. On en distingue trois variétés :

A. L'exulcération;

B. L'ulcération;

C. L'ulcère ;

A. *L'exulcération*, dans laquelle le corps papillaire est plus ou moins détruit, ne laisse pas de cicatrice. C'est à cette variété que l'on peut rattacher les *fissures* ou *rhagades* (*rimæ cutis*, voir la planche I, fig. 11, *b*).

Les exulcérations se rencontrent dans l'eczéma, la gale, etc.

B. *L'ulcération* (voir la planche I, fig. 11, *a*), dans laquelle la couche papillaire est toujours profondément intéressée. La forme, l'étendue, la couleur des ulcérations sont variables à l'infini; leur caractère commun est d'être toujours suivies de cicatrice.

On les rencontre dans le lupus, la lèpre, etc.

C. *L'ulcère*, nom qui s'applique particulièrement aux ulcérations profondes, à marche chronique et envahissante, détruisant le derme et les tissus sous-jacents comme on le voit dans la lèpre, le carcinome, l'ulcère variqueux, etc.

4° Les **cicatrices** (voir la planche I, fig. 12) sont des tissus de nouvelle formation destinés à combler des pertes de substance; elles peuvent avoir toutes les formes et varier considérablement d'aspect. Tantôt elles sont rouges (*cicatrices récentes*) (voir la planche I, fig. 12, *a*); tantôt elles sont blanches ou pigmentées (*cicatrices anciennes*) (voir la planche I, fig. 12, *b*), lisses, luisantes, douces ou indurées, rugueuses, saillantes. Certaines d'entre elles sont très intéressantes au point de vue diagnostique rétrospectif.

Toutes ces lésions élémentaires peuvent être ou très nombreuses ou en petit nombre, coexister, se distribuer sur le tégument de mille manières, donnant lieu à la configuration spéciale de l'éruption cutanée. Celle-ci est dite :

Simple, quand elle ne comporte qu'un seul genre d'éléments ;

Multiforme, lorsque l'éruption se compose de papules, tubercules, macules, etc. ;

Solitaire, s'il n'y a qu'une seule lésion éruptive ;

Discrète, quand les éléments éruptifs sont isolés ;

Confluente (*aggregata, conferta*), lorsqu'ils sont agglomérés et nombreux ;

Disséminée (*sparsa*), si les lésions sont éparses çà et là ;

Circonscrite, quand elles sont bien limitées à une région ;

Punctata, quand les éléments ressemblent à des points ;

Guttata, lorsqu'ils sont semblables à des gouttes ;

Nummulaire, lorsque l'éruption affecte la forme d'une pièce de monnaie ;

Discoïde, si elle ressemble à un disque ;

Orbiculaire, quand la forme est arrondie ;

Marginée, quand les bords de l'éruption sont bien nets ;

Centrifuge, lorsque la lésion évolue excentriquement ;

Serpigineuse, si cette évolution se fait en sinuosités irrégulières ;

Circinée, lorsque l'éruption simule des segments de cercle ;

Annulaire, quand les éléments, la tache, etc., présentent la forme d'un anneau entier ;

Iris, si l'éruption est composée de cercles concentriques.

ACHROMIE

Synonymie. — Leucopathie. — Leucodermie. — Achromasie.

Ce nom désigne l'absence complète ou la diminution de la pigmentation normale de la peau.

Lorsqu'elle est congénitale, elle constitue une difformité : l'*albinisme* (voir ce mot).

Lorsqu'elle est acquise, elle est le symptôme de maladies graves comme la *lèpre*, la *sclérodermie*, la *piès des Sartes* (*vitiligo endémique du Turkestan* de Grégoire Münch ; *leucodermie endémique du Turkestan* d'E. Besnier et A. Doyon.)

Quand elle coïncide avec l'hyperchromie, l'achromie constitue une entité morbide spéciale : le *vitiligo* (voir ce mot).

ACNÉ

On a rangé jusqu'à présent sous le nom commun d'*acné* toutes les lésions matérielles et tous les troubles fonctionnels du système sébacéo-pilaire, quelle que soit la manière d'être de ces altérations. Nous suivrons l'exemple de nos devanciers, « l'état de la science dermatologique, disent

E. Besnier et A. Doyon, n'étant pas actuellement en état de légitimer une classification systématique et fermée des acnés ».

Toutefois, suivant que les manifestations acnéiques s'accompagnent ou non de phénomènes inflammatoires, on peut diviser les acnés en deux groupes :

1° *Les acnés inflammatoires ;*

2° *Les acnés non inflammatoires.*

Le premier groupe comprend cinq variétés :

1° *L'acné inflammatoire proprement dite ;*

2° *L'acné rosacée ;*

3° *L'acné hypertrophique ;*

4° *L'acné atrophique ;*

5° *L'acné chéloïdienne.*

Le second groupe renferme trois variétés :

1° *L'acné ponctuée ;*

2° *L'acnée cornée ;*

3° *L'acné miliaire.*

ACNÉ INFLAMMATOIRE (Voir la planche II)

Synonymie. — Acné inflammatoire de Bazin. — Acné vulgaire de Fuchs. — Acné juvenilis de Hardy. — Acné pustuleuse disséminée. — Acné simplex. — Acné boutonneuse, etc., etc.

Définition. — C'est une affection papuleuse, papulo-pustuleuse ou papulo-tuberculeuse due à l'inflammation des follicules sébacés ou pilaires.

Symptomatologie. — Au début, cette inflammation produit sur le tégument une saillie rougeâtre, plus ou moins conique, hémisphérique, ou ovalaire (*acné hordeolaris*),

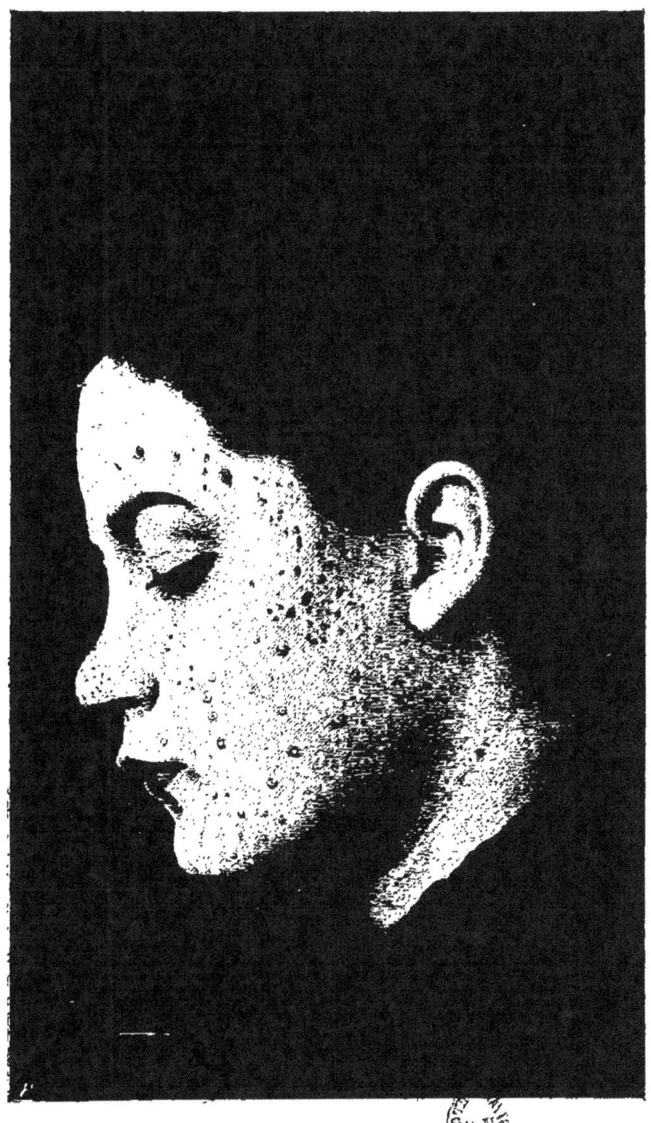

Pl. II. — Acné vulgaire.

de volume variable, grosse comme une tête d'épingle ou comme un pois, entourée d'un petit cercle érythémateux (*acné papuleuse*).

Rapidement, en même temps que survient une légère sensation de chaleur, une légère cuisson, le sommet de la papule jaunit, puis se rompt au bout de deux ou trois jours, laissant échapper une petite gouttelette de pus mélangé à de la matière sébacée (*acné pustuleuse* de HEBRA, *acné vulgaris* de FUCHS, *acné simple, acné disséminée, acné juvenilis* de HARDY), qui se dessèche ou non en croûtelle. Bientôt, il ne reste plus qu'une petite tache rouge brun, disparaissant plus ou moins vite et à laquelle succède parfois une cicatrice minuscule.

Ces phénomènes qui se suivent rapidement sont à peine accompagnés de cuisson et de prurit, sans démangeaison aucune.

Si la saillie acnéique plus volumineuse, grosse comme un pois par exemple, est considérablement indurée; si la base en est résistante, de couleur livide ou violacée, douloureuse, elle prend le nom d'*acné indurée* ou *tuberculeuse*, forme dans laquelle les pustules, souvent disséminées, quelquefois confluentes, mais toujours distinctes, laissent longtemps après elles une induration généralement suivie de cicatrice.

Si la réaction inflammatoire arrive à produire un petit *abcès dermique* ou *sous-dermique*, la lésion reçoit le nom d'*acné phlegmoneuse* (H. LELOIR et E. VIDAL); dans ce cas encore, il y a toujours une cicatrice consécutive.

La réunion de ces éléments éruptifs, confluents ou disséminés (*acné disséminée*), reposant sur une peau grasse et huileuse, et des lésions dues aux troubles fonctionnels des glandes sébacées, constitue l'*acné polymorphe des strumeux*. (Voir la planche II.)

Siège. — Toutes ces formes d'acné ont des sièges de prédilection ; c'est ainsi qu'on les rencontre de préférence à la face, à la partie supéro-antérieure et surtout postérieure du dos, aux épaules ; l'acné juvenilis de HARDY se développe plus particulièrement au front et aux tempes.

L'acné peut d'ailleurs naître sur toutes les régions du corps, sauf à la paume des mains et à la plante des pieds où il n'existe pas de glandes sébacées.

Marche. — L'acné inflammatoire, malgré l'évolution rapide de ses éléments qui arrivent en quelques jours à leur période terminale, a une marche toujours lente, chronique, grâce à la production de poussées éruptives successives dont la guérison, cherchée quelquefois en vain pendant des années, peut arriver chez certains sujets (*acné juvenilis*) spontanément.

Pronostic. — Le pronostic varie donc suivant les cas et, pour ces raisons, doit être un peu réservé, eü égard surtout à la récidive des poussées acnéiques et aux cicatrices que l'affection laisse fréquemment à sa suite.

Diagnostic. — L'acné inflammatoire est facile à diagnostiquer lorsqu'on envisage l'aspect des pustules, leur siège, leur marche, l'absence de douleur et de symptômes subjectifs accentués.

Seules les *syphilides papuleuses* ou *pustuleuses* (*syphilides acnéiformes*) du tronc ou du front (*corona Veneris*) pourraient arrêter un instant le diagnostic qui se fera néanmoins, grâce aux localisations moins nettes de l'éruption syphilitique, à son groupement spécial, à sa couleur cuivrée, à sa marche relativement aiguë comparée à l'évolution chronique de l'acné et aux autres manifestations spécifiques.

Étiologie. — Affection fréquente et commune aux deux sexes, l'acné inflammatoire vraie s'observe surtout dans la jeunesse, en raison de la suractivité que subit alors le système sébacé.

Elle est parfois héréditaire.

On invoque comme causes prédisposantes l'arthritisme et le lymphatisme (BAZIN), les affections des organes génito-urinaires, l'abstinence sexuelle (HARDY), la masturbation (E. BESNIER et A. DOYON), la dilatation de l'estomac (CH. BOU-CHARD), la dyspepsie qui ne fait que préparer le terrain sur lequel se développera le germe acnogène à condition qu'il trouve dans la séborrhée concomitante un terrain favorable (T. BARTHÉLEMY), les excès ou les écarts dans le régime alimentaire, les irritants externes : vent, froid, chaleur, épilation, cosmétiques, pommades, parasites vulgaires introduits dans les follicules ; les irritants internes : ingestion de bromures, d'iodures, etc. (*acnés artificielles*, ou mieux, comme dit L. BROCQ, *acnés médicamenteuses ; bromiques, iodiques* ou *ioduriques, iodo-potassiques, acné anthracoïde iodo-potassique* d'E. BESNIER, *acné du goudron*, etc.)

La cachexie peut donner lieu aussi à une acné spéciale, l'*acné des cachectiques* de HÉBRA, peu abondante à la figure, occupant surtout le tronc et les membres et consistant dans la production de papules et de pustules indolentes, livides ou violacées, ressemblant beaucoup aux efflorescences syphilitiques (KAPOSI) ; cette acné a une marche très lente et laisse toujours des cicatrices consécutives.

Anatomie pathologique. — La pathogénie de l'acné inflammatoire réside toujours en une lésion inflammatoire folliculaire et péri-folliculaire pilaire ou sébacée : rétention de la matière sébacée, microbes pathogènes venus du dehors et pénétrant dans la cavité du follicule, microbes patho-

gènes contenus dans le sang et s'éliminant par la peau, etc.
(H. Leloir et E. Vidal).

Traitement. — L'étiologie de l'acné inflammatoire fournit déjà quelques indications thérapeutiques, car, malgré la haute autorité de Hardy qui déclare inefficaces les médications générales contre les acnés inflammatoires, il n'est point douteux que les lésions acnéiques guéries par un traitement local se renouvelleront très rapidement si le malade n'est point soustrait aux causes qui les engendrent. Le traitement général aura donc pour but :

1° De modifier l'état constitutionnel du sujet arthritique, lymphatique, anémique, par les moyens appropriés : les alcalins dans le premier cas, l'huile de foie de morue dans le second, les ferrugineux et l'arsenic dans le troisième;

2° De combattre les divers états pathologiques (affections du tube digestif, des organes génito-urinaires, etc.), capables de provoquer les manifestations acnéiques;

3° De mettre le malade en garde contre les écarts anti-hygiéniques qu'il pourrait commettre;

4° Enfin, quelques médicaments ont été vantés comme ayant une influence particulière sur l'acné : tels le chlorure de sodium donné par Hardy à l'intérieur, en solution, à la dose de 2 grammes par jour, dans les cas d'acnés indurées intenses et rebelles; l'ichthyol qui a été surtout prescrit par Unna qui fait prendre à ses malades, matin et soir, dans un peu d'eau, de 15 à 50 gouttes de la solution suivante :

> Ichthyol . . . . de 4 à 8 grammes.
> Eau distillée. . . . . 20 —

Ce médicament nous a assez souvent réussi, nous le donnions soit sous forme de pilules dosées à 10 centigr.; 5, deux fois par jour, soit sous forme de capsules contenant chacune 25 centigr., prises en nombre variant de 3 à 9 par jour.

D'autres médicaments : l'arsenic, le perchlorure de fer, l'ergotine, la teinture d'hamamelis virginica ont été recommandés ; ils ne nous ont pas semblé donner des résultats bien nettement appréciables dans les quelques cas où nous les avons employés.

Le traitement externe consiste en une irritation locale substitutive graduée de façon à atteindre le but sans le dépasser ; il est donc impossible de tracer une règle s'appliquant indistinctement à tous les cas.

Un auteur anglais, G.-H. Fox, a fait remarquer très justement que chez les acnéiques dont la peau était souple et fine, facilement congestionnée, le traitement général réussissait mieux que le traitement local applicable surtout aux peaux épaisses, rugueuses, huileuses.

Quel que soit le traitement employé, il doit être exécuté matin et soir ; il consiste en lotions, frictions, douches, applications de pommades ou de substances médicamenteuses diverses qui pourraient être rangées, eu égard à l'intensité de leur action, à peu près de la façon suivante :

Tout d'abord des lotions très chaudes, soit simplement d'eau bouillie appliquée deux fois par jour sur les points acnéiques, soit d'eau additionnée en plus ou moins grande quantité (moitié, tiers, quart) d'eau de Cologne ou d'alcool camphré ; on peut employer aussi une solution de sublimé à 1/500, à 1/300, à 1/250. L. Brocq se sert encore de lotions ainsi formulées :

Sublimé	1 gramme.
Chlorhydrate d'ammoniaque. . . de 2 à	5 —
Alcool à 90°	100 —
Eau distillée	400 —

M. s. a.

qu'il fait couper au début de moitié d'eau.

Un traitement plus actif consiste dans l'emploi du savon noir et des préparations sulfureuses et soufrées sous forme de pommades, de pâtes, etc.

Le savon noir peut s'employer surtout chez les sujets dont la peau n'est pas irritable; on gradue son intensité en faisant faire chaque soir soit un lavage pur et simple, soit une friction rude suivie ou non de l'enlèvement de la mousse de savon, soit une application plus ou moins prolongée; on usera du savon soit pur, soit additionné d'alcool ou mélangé d'eau suivant le degré d'irritation que l'on veut obtenir.

Parmi les préparations sulfureuses, on peut choisir la suivante :

<pre>
Sulfure sec de potassium. .)
Teinture de benjoin.. . . . . } aa   5 grammes.
Eau distillée. 300   —
</pre>

Usage externe.

dont on mettra une, deux ou trois cuillerées à soupe dans un verre d'eau très chaude pour lotions biquotidiennes.

Hebra conseille d'appliquer pendant la nuit, avec un pinceau, une couche d'une pâte soufrée :

<pre>
Lait de soufre. . . . . 10 grammes.
Carbonate de potasse.   5   —
Extrait de savon de potasse. . . 10   —
Glycérine. . . . .)
Huile de caryophyllée. . . } aa 50   —
Huile de menthe.. . . . . .)
Huile de romarin.. . . . . } aa   1   —
</pre>

F. s. a. une pâte.

Fr. Payne emploie la lotion suivante :

<pre>
Soufre précipité. . . . .   1 gramme.
Glycérine.   12   —
Eau de chaux.   18   —
Alcool camphré. . . . .   V gouttes.
</pre>

Hiller prescrit l'usage biquotidien de la pommade suivante :

Iodure de soufre.. . . . .   0,60 centigr.
Lanoline. . . . .   30 grammes.

Nous faisons fréquemment appliquer toute la nuit une
couche de la pommade :

Soufre. . . . .   4 grammes.
Acide salicylique. . . . . . .   0,25 centigr.
Teinture de benjoin. . . . .   XV gouttes.
Vaseline. . . . . ⎰
Lanoline. . . . . ⎱ aa 20 grammes.

Les préparations soufrées sont actuellement remplacées
avantageusement pour beaucoup de dermatologistes par
l'ichthyol qu'ils emploient sous forme de savon, de solution dans l'eau, l'éther ou l'alcool; généralement, nous
l'employons pur et il est fort bien supporté.

E. Besnier emploie, pendant la nuit seulement, une pommade à la résorcine :

Résorcine . . . . . de 3 à   5 grammes.
Poudre d'amidon. . . . . ⎰
Oxyde de zinc . . . . . ⎱ aa   5   —
Vaseline. 15   —

Lassar fait faire, pendant huit ou quinze jours, des applications d'une pommade au naphtol à 10 p. 100, pendant
une demi-heure ou une heure, suivies de lavages savonneux.
— Il conseille encore dans les cas rebelles les applications,
mais pendant un quart d'heure seulement, de la même
pommade additionnée de 10 p. 100 de camphre.

On aurait obtenu de bons résultats (Leviseur, de New-
York) par des applications courtes, mais répétées, d'eau
très chaude.

Néanmoins, quels que soient le médicament employé

et la formule adoptée, il y a souvent lieu de calmer l'irritation trop forte provoquée par la médication. Le meilleur moyen consiste à faire appliquer dans la journée une pommade analogue à celle-ci :

Oxyde de zinc. . . . .⎫
Sous-nitrate de bismuth.. . . ⎬ aa   3 grammes.
Vaseline. 40   —

et à saupoudrer par-dessus avec la poudre d'amidon.

En dehors de ces soins divers auxquels les malades doivent avoir recours d'une façon quotidienne, il en est d'autres que le médecin peut appliquer lui-même, très utiles dans les cas rebelles. Ce sont : la teinture d'iode appliquée sur ou à l'intérieur de la pustule d'acné, le nitrate d'argent, l'acide phénique, le nitrate acide de mercure, l'acide chrysophanique (que le Dr Metcalf emploie en pommade à la dose de 15 à 30 centigrammes pour 30 grammes de vaseline), le grattage et la scarification des points malades, la cautérisation des pustules acnéiques à l'aide du thermocautère ou de l'électro-cautère. Enfin de bons résultats ont été obtenus par l'usage externe (douches, bains, pulvérisations) d'eaux sulfureuses comme celles d'Aix-la-Chapelle, de Barèges, de Louèche, etc.

ACNÉ ROSACÉE

Synonymie. — Acné rosée. — Acné congestive. — Acné érythémateuse. — Goutte rosacée. — Goutte rosée. — Couperose.

Définition. — Ce nom s'applique à la réunion sur la peau du visage de deux lésions qui sont différentes d'aspect comme de siège anatomique ; l'une est l'acné inflammatoire à ses divers degrés, et accompagnée de phénomènes séborrhéiques; l'autre consiste en une altération par dilatation des vaisseaux capillaires.

Symptomatologie. — On voit d'abord, précédées ou non par quelques pustules d'acné inflammatoire, mais généralement en rapport avec une peau plus ou moins séborrhéique (*érythème sébacé, acné eczématique, eczéma acnéique ou stéatosique de la face*, E. Besnier et A. Doyon) apparaître de petites taches rouges ou rosées, limitées au nez, aux joues, au front, au menton, parfois envahissant tout le visage; ces taches sont passagères, survenant plutôt le soir que le matin et pendant le travail de la digestion. Cette période érythémateuse, qui correspond au premier degré de l'acné rosacée (*acné érythémateuse simple* d'E. Besnier et A. Doyon), peut constituer à elle seule toute l'affection.

Plus ou moins longtemps après le début de ces accidents, les taches deviennent permanentes et sont sillonnées alors en tous sens par des dilatations vasculaires irrégulières et sinueuses, qui, à peine visibles dans les premiers temps, augmentent peu à peu de volume de manière à former de véritables varices (*télangiectasies, acné télangiectasique*), parfois du volume d'une plume de corbeau (Kaposi), parcourant les régions malades. Celles-ci sont rouges, lisses, luisantes, comme gonflées, desquamant même dans certains cas. Concurremment existent des papules, des pustules et des tubercules acnéiques (lésions d'acné inflammatoire) et des troubles séborrhéiques.

Les malades accusent une sensation de chaleur incommode (le nez d'un rouge violacé est cependant froid au toucher) augmentant pendant la digestion, etc., et s'accompagnant, parfois, de légers signes de congestion cérébrale (étourdissements, bourdonnement d'oreille, etc.).

Ces phénomènes constituent la deuxième période ou le deuxième degré de la couperose, l'acné rosacée vraie (*érythème profond, acné érythémato-pustuleuse, acné tuberculeuse, acné infiltrée, acné déformante* d'E. Besnier et A. Doyon, *couperose variqueuse de* L. Brocq).

Quand les phénomènes inflammatoires s'accentuent encore, la peau, surtout au nez, s'hypertrophie d'une façon considérable ; c'est alors que se trouve établie l'*acné hypertrophique* ou *rhinophyma*, terminaison, soit de l'acné pustuleuse, soit de la couperose.

Siège. — Cette affection n'occupe que le visage où elle est parfois limitée au nez, mais elle atteint, le plus souvent aussi, les pommettes, le front, le menton ; on l'a vue au cuir chevelu, chez les individus chauves, au cou, à la nuque, une fois à la région inguinale (Bazin).

Marche. — L'acné rosacée est une affection à marche chronique ; elle peut s'arrêter dans son évolution, se borner et rester stationnaire à l'un de ses degrés, persister plus ou moins longtemps ou disparaître d'une façon complète, surtout lorsque les causes qui l'engendrent viennent elles-mêmes à cesser

Pronostic. — Le pronostic ne comporte une certaine gravité que par le siège et la durée de la maladie.

Diagnostic. — L'acné rosacée se différencie de l'*eczéma*, par l'absence de démangeaisons, de desquamation, et de toute sécrétion séro-purulente antérieure ;

Du *lupus érythémateux*, par ses dilatations veineuses ; de plus, la rougeur du *lupus érythémateux* est plus vive, ses bords sont plus nets, il est couvert de squames minces, jaunes, adhérentes; enfin il se termine par une cicatrice spéciale.

L'*engelure du nez* se reconnaît grâce à la douleur qu'elle provoque et à ses commémoratifs.

Pour L. Brocq, la *kératose pilaire faciale* diffère de l'acné rosacée par son siège (cette affection étant localisée aux régions malaires et préauriculaires) et par le fin granité qui parsème les plaques érythémateuses et télangiec-tasiques.

Les *adénomes sébacés congénitaux* ont un siège spécial, un début dans le jeune âge, une évolution autre.

Les tubercules du *lupus vulgaire* sont mollasses, d'une coloration jaune... et s'ulcèrent.

Enfin, certaines *syphilides acnéiformes*, surtout si elles se développaient sur un terrain couperosique, pourraient être confondues avec l'acné rosacée, mais ce sont des lé-sions à marche plus rapide et, d'ailleurs, le traitement spécifique sera la pierre de touche du diagnostic

Étiologie. — L'acné rosacée est commune aux deux sexes, n'apparaît qu'après la puberté, mais est plus fré-quente chez la femme; elle atteint un développement plus considérable chez l'homme.

Comme causes prédisposantes, on doit citer : l'hérédité, l'influence des tempéraments sanguin et nerveux (Hardy), l'arthritisme (Bazin), les climats froids et humides, les troubles menstruels, la ménopause (Hébra).

Comme causes accidentelles, on a incriminé le mauvais fonctionnement du tube digestif (dyspepsie, constipa-tion, etc.), les affections du foie, de l'utérus, invoquées par les uns (Biett et Cazenave), niées par d'autres (Hardy).

Il faut encore noter, comme causes occasionnelles, les

excès de table, l'abus des alcools, du vin (*nez alcoolique et nez vineux*, Hébra), les lésions chroniques des fosses nasales, la kératose pilaire (L. Brocq), et enfin le travail de cabinet, l'action du froid, de la chaleur, du vent violent, l'hydrothérapie (Kaposi), toutes causes qui augmentent la congestion céphalique.

Anatomie pathologique. — Outre les lésions de l'acné inflammatoire proprement dite, la couperose consiste en une congestion des vaisseaux profonds de la peau (réseau cutané profond); en une dilatation de ces vaisseaux et des réseaux sanguins périfolliculaires, dont les parois sont souvent amincies, et en une formation de vaisseaux nouveaux (H. Leloir et E. Vidal).

Traitement. — Dans un certain nombre de cas, le traitement est le même que celui de l'acné inflammatoire, surtout au point de vue général.

Au point de vue local, les mercuriaux semblent plus particulièrement indiqués; on peut se servir soit d'emplâtre de Vigo que le malade gardera pendant toute la nuit, soit de la pommade au protoiodure de mercure, conseillée par Hardy :

    Proto iodure de mercure. . 0,10; 0,15;   0,25 centigr.
    Onguent rosat. . . . .   15 grammes.

Contre l'élément vasculaire, le traitement véritablement utile consiste uniquement dans les scarifications linéaires quadrillées.

Unna donne à l'intérieur chaque jour 50 centigrammes d'ichthyol et fait faire des lotions d'ichthyol dissous dans l'eau, et en outre des savonnages répétés avec le savon d'ichthyol.

Pendant la nuit, il ordonne d'appliquer une couche de :

Soufre . . . . 2 grammes.
Poudre de riz. . . . . 5 —
Pommade d'oxyde de zinc . . . 20 —

ACNÉ HYPERTROPHIQUE

Synonymie. — Rhinophyma (H. von Hebra). — Pfundnase (*nez d'une livre*). — *Nez en betterave* ou *en pomme de terre*.

Pour beaucoup d'auteurs, l'acné hypertrophique est la dernière phase de la couperose ou de l'acné indurée, c'est une hypertrophie des éléments constitutifs de la peau, une sorte de pachydermie (L. Brocq).

Symptomatologie. — L'organe atteint est plus ou moins augmenté de volume; le nez peut doubler d'épaisseur, acquérir la dimension du poing et même un volume plus considérable; il s'hypertrophie en masse ou présente une série de nodosités distinctes et de volume variable, pédiculées ou non, disséminées ou agminées; ces tubérosités sont molles, rouges ou violacées, sillonnées et entourées de dilatations veineuses, pointillées par les orifices béants formant entonnoir des glandes sébacées, d'où un aspect assez spécial, comparé communément à celui d'une peau d'orange; le nez est huileux, grâce au flux sébacé qui s'écoule incessamment.

Si le malade éprouve parfois une sensation de chaleur et de cuisson, il ne se plaint cependant jamais de douleurs ni de démangeaisons.

Siège. — Comme le nom de l'affection l'indique, c'est le nez qui est le plus souvent atteint; néanmoins, d'autres régions, les joues, le front, où les nodosités peuvent simuler les tubercules de la lèpre (*acné léontiasique*), les cuisses (Hardy), peuvent participer au processus pathologique ; mais les lésions y sont, en général, moins accentuées.

Diagnostic. — Le diagnostic s'impose dans tous les cas.

Pronostic. — Quant au pronostic, il dépend de l'intensité de la lésion.

Anatomie pathologique. — L'affection consiste en une dilatation des glandes sébacées (*variété glandulaire* de H. Leloir et E. Vidal), et en lésions d'œdème chronique (*variété éléphantiasique* des mêmes auteurs).

Traitement. — Le traitement de l'acné hypertrophique proprement dite est presque exclusivement chirurgical : il consiste en cautérisations avec le thermo ou le galvanocautère, en scarifications et, en dernier lieu, dans l'ablation des tumeurs au bistouri.

ACNÉ ATROPHIQUE

Synonymie. — Acné ulcéreuse. — Impétigo rodens de Devergie. — Acné pilaire de Bazin. — Acné impétiginiforme. — Acné frontale ou varioliforme de Hébra et Kaposi. — Acné frontale ou nécrotique de Cæsar Bœck. — Lupoid acnè de Bulkley. — Acné rodens de H. Leloir et E. Vidal. — Acné à cicatrices déprimées ou acné arthritique d'E. Besnier et A. Doyon. — Ulérythème acnéiforme de Unna (1).

Définition. — Cette acné est caractérisée par ses localisations aux régions pilaires et sa terminaison toujours cicatricielle.

(1) E. Besnier et A. Doyon rapprochent de l'*acné atrophique* l'*ulérythème*

Symptomatologie. — L'affection débute par une petite papule indolente, rosée lorsqu'elle se forme et qu'elle est grosse comme un grain de millet, violacée lorsqu'elle atteint la dimension d'un pois ou d'un élément acnéique vulgaire. Cette papule qui entoure l'orifice du follicule pilo-sébacé se centre d'une pustulette traversée ou non par le poil et se transformant rapidement en une croûtelle d'un jaune brunâtre impétiginiforme un peu enchâssée dans la peau et très adhérente ; au-dessous, siège une ulcération plus ou moins profonde qui devient visible après la chute de la croûte. A cette ulcération succède une cicatrice arrondie, profonde, déprimée, d'une couleur rouge sombre ou brunâtre qui blanchit peu à peu et devient semblable à une cicatrice variolique.

Les éléments éruptifs, parfois diffus, peuvent se grouper en nombre variable suivant divers modes, parmi lesquels la forme circinée est des plus fréquentes, d'où la confusion faite assez souvent entre l'acné atrophique et les *syphilides tuberculo-pustuleuses* du cuir chevelu et de la face.

Siège. — L'affection possède des localisations bien spéciales : elle siège au voisinage ou au centre des régions pilaires : au front, aux tempes, à la nuque, dans la barbe, le long des branches montantes du maxillaire inférieur,

acnéiforme de UNNA « qui s'en distinguerait cependant d'après l'auteur :
  a par le manque total de nécrose centrale ;
  b par le manque total de toute suppuration et de toute ulcération ;
  c par l'existence de comédons ;
  d par la forme de l'atrophie cicatricielle, laquelle présente le relief mais ne rappelle jamais les cicatrices de la variole.
  L'affection est absolument locale, limitée au pourtour d'un certain nombre de follicules pileux, et « probablement de nature parasitaire ».
  Après s'être présentée sous l'aspect d'un érythème inflammatoire permanent avec hyperkératinisation et comédons, elle aboutit à la rétraction élastique du derme raréfié et à l'atrophie cicatricielle,
  Le lieu d'élection serait le centre des joues, les oreilles. »

sur les crânes alopéciques, sur les ailes du nez et dans le sillon naso-génien et enfin sur les parties antérieure et postérieure du thorax.

Pronostic. — C'est une affection très tenace et très rebelle dont le pronostic est assombri surtout par son caractère de récidivité et sa terminaison cicatricielle.

Elle coïncide souvent avec des troubles des systèmes digestif ou hépatique.

Diagnostic. — L'acné atrophique est fréquemment confondue avec les lésions de la *syphilis ;* elle s'en distingue par ses localisations bien nettes comparées à la généralisation plus grande de la syphilis qui s'accompagne souvent, en outre, d'autres signes spécifiques, et par sa marche, au cours de laquelle on observe fréquemment la récidive d'éléments éruptifs semblables aux éléments disparus ou en voie de disparition.

Étiologie. — Depuis Bazin on s'accorde généralement à admettre l'influence sur la production de l'acné atrophique d'une prédisposition individuelle spéciale (arthritisme) aidée dans sa manifestation par un élément parasitaire quelconque.

Cette maladie peut exister chez les sujets de tout âge, mais on l'observe surtout entre trente et quarante ans ; elle semble plus fréquente chez les hommes que chez les femmes.

Anatomie pathologique.—D'après H. Leloir et E. Vidal, l'acné atrophique serait produite par une « péri-folliculite pilo-sébacée nécrobiotique profonde, avec destruction complète du follicule pilo-sébacé et processus de vésico-pustulation accentué dans l'épiderme sus-jacent au follicule ».

C'est une nécrose d'une portion du derme consécutive à un processus inflammatoire atteignant le follicule pileux et le tissu périfolliculaire.

Traitement. — Le traitement par les alcalins et les eaux minérales comme Vichy, Royat, Plombières, Évian est indiqué contre les rechutes.

On conseille aussi l'iodure de potassium, l'huile de foie de morue.

Localement, il faut user des lotions et poudres antiseptiques et, dans certains cas, de la cautérisation par les caustiques, comme le nitrate acide de mercure, ou par l'électro-cautère.

ACNÉ CHÉLOIDIENNE (Lailler)
ou CHÉLOIDIQUE (Bazin)

Synonymie. — Chéloïde acnéique de la nuque et Sycosis papillomateux et chéloïdien (E. Besnier et A. Doyon).

Définition. — C'est une affection que L. Brocq croit être celle que Kaposi, James Nevins Hyde, Jackson décrivent sous le nom de *dermatitis papillaris capillitii*; c'est une acné caractérisée par ce fait que son processus terminal consiste en une induration plus ou moins volumineuse, rappelant l'aspect des chéloïdes (voir ce mot).

Symptomatologie. — Outre les pustules acnéiques, on constate une infiltration profonde du derme; les follicules pileux sont malades, souvent détruits; ceux qui persistent produisent des poils gros, mal plantés, émergeant en bouquet du milieu ou des bords de l'induration chéloïdienne.

Les lésions, hémisphériques ou ovalaires, parfois disposées en bandes indurées plus ou moins volumineuses, plus ou moins rouges, au moins au début, entourées d'un tissu résistant, sont souvent groupées (*tumeurs chéloïdiennes*) ; elles sont le siège de télangiectasies visibles surtout à la périphérie et, lorsqu'elles sont très volumineuses, peuvent être le point de départ de douleurs névralgiques dues, d'après E. Vidal, à la compression des filets nerveux par le tissu sclérosé.

Siège. — L'acné chéloïdienne a pour siège de prédilection la région de la nuque, où elle forme, à la racine des cheveux, une série de nodosités disposées transversalement sur la région soumise incessamment au frottement du col des vêtements ; on la rencontre aussi sous le menton et dans la région sus-hyoïdienne.

Étiologie. — On ignore les causes de l'acné chéloïdienne ; elle semble ne se produire que chez des sujets prédisposés.

Anatomie pathologique. — H. Leloir a démontré histologiquement que « l'acné chéloïdienne n'est autre chose qu'une périfolliculite pilaire dans laquelle le tissu embryonnaire qui entoure les follicules, au lieu d'aboutir à la suppuration, comme dans les folliculites suppurées ordinaires, tend à la formation d'un tissu scléreux. C'est une périfolliculite pilo-sébacée chronique à tendance scléreuse. »

Traitement. — Le traitement de l'acné chéloïdienne

est difficile. En dehors des médications ordinairement
employées contre l'acné, on a conseillé la compression
permanente, les emplâtres. E. Besnier et A. Doyon indiquent surtout les emplâtres résorcinés de 10 à 20 p. 100.
L. Brocq s'est bien trouvé de l'alcool absolu sursaturé
d'acide borique en lavages et en applications soit pur, soit
coupé d'eau. E. Vidal insiste sur les scarifications linéaires
profondes. On a aussi employé la rugination et les caustiques comme les flèches de Canquoin, moyens délicats et
d'un maniement difficile.

ACNÉ PONCTUÉE (Voir la planche II)

Synonymie. — Comédons. — Crinons. — Acné punctata.
— Varus comedo (Alibert).

Définition. — On désigne sous ce nom une affection
siégeant le plus ordinairement à la face et caractérisée
par un semis de points noirs, parties visibles de la matière
sébacée accumulée dans les glandes et leurs conduits
excréteurs.

Symptomatologie. — Ces points (*acné ponctuée*) jaunâtres ou noirâtres, dont la coloration est due à l'action
des poussières extérieures, ou, suivant Unna, à de la matière
pigmentaire, rappellent l'aspect de grains de poudre
enchâssés dans la peau, dépassant un peu ou non le
niveau du tégument; ils sont entourés d'une collerette
épidermique, et, lorsqu'on exerce avec les ongles ou une
clé de montre une pression à leur circonférence, on fait
sortir de l'orifice glandulaire un filament d'un blanc gri-

3

sâtre ou brunâtre semblable à un petit ver blanc à tête noire (*ver de peau* du vulgaire).

On désigne sous le nom de *double comédon* une variété décrite par Ohmann Dumesnil, dans laquelle le comédon possède plusieurs orifices cutanés.

L'acné ponctuée est discrète ou confluente (*verrues sébacées* de Hébra, *disque de comédons* de Ribbentrop) et coïncide souvent avec les autres lésions acnéiques.

Siège. — Elle existe surtout sur le visage aux ailes du nez, au front, aux tempes, au menton, quelquefois sur l'oreille (Hardy); on la trouve aussi sur les faces antérieure et postérieure du thorax et même sur la verge (Hardy).

Marche et Pronostic. — D'une durée indéfinie, cette affection n'a d'autre inconvénient que la laideur qu'elle entraîne.

Diagnostic. — Le diagnostic n'offre aucune difficulté, grâce à l'existence du point noir caractéristique et à l'expulsion de la matière sébacée toujours facile à provoquer mécaniquement.

Étiologie. — L'étiologie de l'acné ponctuée est obscure; on ne connaît, dit Hardy, ni ses causes prédisposantes, ni ses causes occasionnelles; Bazin la rattache à la scrofule; ce qui est certain, c'est qu'elle est surtout fréquente chez les jeunes gens. Les troubles digestifs, la chlorose y prédisposent (L.-A. Duhring).

Anatomie pathologique. — Résultat de l'accumulation dans la glande et surtout dans son conduit excréteur de la matière sébacée, l'acné comédon est souvent accompagnée du *Demodex folliculorum* ou *acarus folliculorum* découvert par Simon (*Simonea folliculorum*) et Henle en 1841 et 1842, bien décrit par Moquin-Tandon et Lanquetin, que l'on trouve aussi (Balzer) même dans les glandes sébacées saines, mais non dans les comédons anciens.

Ce Demodex manque dans une variété spéciale de comédons (*comédons de l'enfance*) décrite par les auteurs anglais Colcott Fox, Stephen Mackensie, Radcliffe Crocker, variété disposée en groupes confluents, probablement contagieuse et se développant chez les enfants au-dessous de quinze ans.

Traitement. — Le traitement de l'acné ponctuée consiste d'abord dans l'avulsion mécanique du comédon qui s'opère facilement, soit au moyen d'instruments spéciaux comme le *Comedonenquetscher* des Allemands, soit plus simplement à l'aide d'une clé de montre, appliquée brusquement et avec force sur le tégument au niveau du point noir, de façon à ce que celui-ci corresponde à l'ouverture du tube, ou encore en exerçant avec les ongles une pression latérale sur le comédon. Ceci fait, on doit procéder à un lavage alcoolique destiné à dissoudre les substances grasses. Hardy recommande les lotions alcalines :

> Borate de soude. . 10 à 15 grammes.
> Eau . . . . 300 —

et des lotions astringentes avec des solutions d'alun ou de sulfate de fer. Les lotions sulfureuses sont préférables aux pommades ; enfin, on obtient de bons résultats des eaux minérales chaudes sulfureuses ou alcalines, prescrites sous forme de douches et de bains.

Unna fait faire matin et soir une onction avec :

Kaolin . . . .   4 grammes.
Glycérine.   3   —
Acide acétique.   2   —
(Fermer les yeux pendant l'application.)

Il prescrit encore :

Lanoline . . . .
Onguent simple . . . .
Chlorure de calcium liquide . } aa 10 grammes.
Eau oxygénée . . . .
Soufre précipité.   4   —

ou, pour obtenir très rapidement la décoloration des comédons :

Eau oxygénée. . . . . . de 20 à 40 grammes.
Vaseline.   20   —
Lanoline.   10   —

ACNÉ CORNÉE

Synonymie. — Acné keratosa. — Acné sébacée cornée de Hardy.
— Angio-folliculite kératosique simple d'E. Besnier et A. Doyon.

Définition. — L'acné cornée est constituée par la concrétion de la matière sébacée dans l'intérieur du canal de
la glande et à son orifice, de façon à former une sorte de
saillie jaune ou brune, acuminée, dure, véritable cône
corné, dépassant parfois de quelques millimètres le niveau
du tégument et adhérant aux follicules par un prolongement.

Symptomatologie. — L'affection est souvent confluente ;
elle se présente alors sous forme de plaques de quelques
centimètres de diamètre, offrant une sensation spéciale,

râpeuse, quand on passe la main sur la peau du malade.

En exerçant une pression à la base de la saillie cornée, on peut expulser le cône dur et l'orifice du follicule reste entr'ouvert.

Siège. — On rencontre cette affection surtout au cou, puis à la face (angle de l'œil), sur le dos, à la ceinture, enfin sur les membres (coudes et genoux).

Diagnostic. — Le diagnostic de l'acné cornée doit se faire avec les éruptions de la *psorospermose folliculaire végétante* qui constituerait, d'après DARIER, l'acné cornée, mais qui en diffère par la symptomatologie et l'examen histologique.

Dans le *pityriasis pilaire* et le *lichen scrofulosorum*, les papules sont rouges et la saillie est squameuse, non croûteuse.

Les saillies de l'acné cornée peuvent aussi ressembler aux saillies papuleuses de l'*ichthyose*, mais celle-ci est congénitale.

Anatomie pathologique. — Pour H. LELOIR et E. VIDAL, c'est une folliculite pilaire avec épaississement considérable de l'épiderme corné du follicule et du canal.

Traitement. — Les pommades mercurielles, soufrées, à l'acide salicylique :

        Acide salicylique. . . . .   1 gramme.
        Vaseline. 30   —

A l'acide tartrique :

        Acide tartrique. . . . . .   1 gramme.
        Vaseline. 40   —

ou mieux :

        Acide tartrique. . . . . .   1 gramme.
        Glycérine.. 30   —

Les emplâtres mercuriels et à l'huile de foie de morue donnent de bons résultats.

ACNÉ MILIAIRE (Hardy)

Synonymie. — Milium. — Grutum. — Tubercule miliaire. — Tubercule sébacé. — Tubercule perlé. — Acné albida. — Varus miliaire (Alibert). — État granité de la peau (Hautgries).

Définition. — L'acné miliaire est un véritable kyste sébacé.

Symptomatologie. — Elle est formée par de toutes petites tumeurs, discrètes ou plus rarement confluentes, ne dépassant pas généralement le volume d'un grain de millet, atteignant rarement le volume d'un pois (*acné pisiforme du scrotum*, Hardy), arrondies, opalines, d'un blanc jaune ou laiteux, brillantes, ordinairement superficielles, sous-épidermiques. Elles sont parfois très dures lorsque la matière sébacée qu'elles renferment est, comme dans le cas de Forster, de Boston, calcifiée, constituant alors de véritables calculs (*calculs cutanés, pierres de la peau*).

Siège. — On les rencontre à la face, aux paupières, surtout à l'inférieure, aux tempes, au front, aux joues, aux organes génitaux de l'homme ou de la femme, isolées ou groupées.

Marche. — Elles s'accroissent parfois d'une façon très lente, mais sont toujours indolores.

Pronostic. — Le pronostic n'a aucune importance.

Diagnostic. — Le diagnostic est toujours facile. Au cas où, sur le visage, on penserait aux *sudamina*, on verrait, en incisant la saillie, que, dans le milium, elle contient de la matière sébacée; et du liquide (sueur), dans les sudamina.

Étiologie. — L'acné miliaire existe parfois isolément, mais elle coïncide assez souvent avec d'autres variétés d'acné. L. Brocq l'a observée fréquemment à la suite de scarifications, chez les lupiques.

Anatomie pathologique. — L'acné miliaire est constituée par une fine couche de tissu fibreux renfermant des cellules épidermiques et des matières grasses et sébacées.

Traitement. — Kaposi a obtenu l'exfoliation des corpuscules de milium par des applications réitérées de savon noir; le mieux est d'énucléer chaque élément après avoir ouvert sa loge avec la pointe d'un bistouri fin ou, d'un scarificateur; on peut ensuite cautériser la poche avec une solution d'acide chromique ou la teinture d'iode.

ACRODYNIE

Synonymie. — Érythème endémique.

Symptomatologie. — Les manifestations cutanées de l'acrodynie, maladie épidémique observée principalement à Paris en 1828, ayant une certaine analogie avec la *pel-*

lagre et déterminée par l'usage de la farine de froment altérée, se résumaient en érythèmes à types variables (simple, polymorphe, bulleux, etc.), siégeant aux membres, plus particulièrement aux membres inférieurs et surtout aux faces palmaires et plantaires, et en une coloration brunâtre de l'épiderme. Les symptômes généraux constatés consistaient en troubles digestifs, convulsions, douleurs dans les membres.

Pronostic. — L'affection était souvent mortelle.

Traitement. — Comme traitement on employait principalement la révulsion sur le rachis.

ACTINOMYCOSE (maladie de Rivolta)

C'est une affection qui détermine, dans les tissus profonds et sur la peau, des tumeurs de forme et de consistance variables et qui est causée par un champignon appelé actinomyces (Hartz).

ADÉNOMES SÉBACÉS (P. Balzer et P. Ménétrier)

Définition. — « Cette dénomination, disent E. Besnier et A. Doyox, sert provisoirement à désigner pour l'étude actuelle diverses tumeurs, malignes ou bénignes, simples ou

ulcéreuses, qui sont ou ont été considérées comme ayant
pour siège anatomique un des éléments du système sébacé.»

Variétés. — Ils en distinguent deux groupes :

1° Les ADÉNOMES SÉBACÉS ULCÉREUX CANCROÏDAUX (*acné can-
croïdale, acné sébacée partielle, acné sénile*) (voir l'article
séborrhée).

2° Les ADÉNOMES SÉBACÉS BÉNINS.

Ceux-ci, confondus avec les *nævi vasculaires verruqueux*
de DARIER (*adénomes sébacés congénitaux* de J.-J. PRINGLE),
sont « des épithéliadénomes lobulés sébacés bénins ».

Symptomatologie. — Ce sont de petites saillies, parfois
discrètes, plus souvent confluentes, ne dépassant guère le
volume d'un pois, peu colorées en général, mais toujours
plus ou moins vasculaires.

Siège. — Elles siègent à la face, principalement sur les
parties latérales du nez et dans le sillon naso-génien.

Traitement. — Le traitement doit consister dans l'éra-
dication des petites tumeurs au moyen de la curette, de
l'électro-cautère, du thermo-cautère, puis en pansements
antiseptiques.

AINHUM

Définition. — **Symptomatologie.** — L'aïnhum est une
maladie spéciale, exotique, des orteils, exclusivement ob-

servée chez les sujets de race noire et consistant dans la production, à la base du cinquième orteil principalement, d'un anneau fibreux qui, débutant à la face inférieure de l'organe, l'étreint peu à peu de façon à l'entourer complètement et creuse un sillon de plus en plus profond au niveau duquel l'orteil finit au bout de plusieurs années (dix ans quelquefois) par se détacher, laissant une plaie dont la cicatrisation se fait en général normalement.

Pathogénie. — Cette maladie, qui évolue sans douleur et sans symptômes généraux, serait, d'après HERMANN, WEBER, WUCHERER, SCHÜPPEL, produite par un épaississement hypertrophique et une rétraction consécutive du tissu conjonctif dermique avec atrophie par compression et disparition du tissu osseux sous-jacent.

Traitement. — J.-F. DA SILVA-LIMA, de Bahia, a pu sauvegarder l'orteil en incisant prématurément le cordon fibreux.

ALBINISME

Définition. — On donne le nom d'albinisme à une difformité de la peau consistant en l'absence congénitale et plus ou moins complète de la pigmentation ; l'albinisme peut être généralisé ou partiel, comme cela se voit chez les nègres pies.

Symptomatologie. — La peau est transparente, d'un blanc mat, laiteux, ou rosée; les poils, rares, sont complètement blancs ou d'une couleur blanc-jaunâtre, fins, soyeux; les yeux, par suite de l'absence de pigment, sont tout à fait spéciaux : l'iris et la pupille paraissent rouges; en même temps les albinos sont atteints de nystagmus et sont photophobes ou mieux héliophobes (Buzzi).

Ces individus sont en général plus faibles que les autres de corps et d'esprit.

Étiologie. — D'après Isidore Geoffroy Saint-Hilaire, l'albinisme serait le résultat d'un arrêt de développement.

ALBUGO UNGUÉAL

Synonymie. — Achromie des ongles.

Définition. — **Symptomatologie.** — La décoloration des ongles est caractérisée par la présence, sur le tissu unguéal, de taches nombreuses en forme de points ou de lignes. Elle coïncide souvent avec un mauvais état général.

ALOPÉCIE

Définition. — Le nom d'alopécie doit s'appliquer à la chute des cheveux et des poils, pendant, comme le fait très justement remarquer L. Brocq, que « le processus pathologique décalvant est encore en pleine évolution ».

L'alopécie peut être congénitale ou acquise.

ALOPÉCIE CONGÉNITALE

Dans cette première forme qui est rare, les cheveux et les poils manquent totalement ou partiellement (*atrichie* et *oligotrichie*); les individus qui en sont atteints présentent souvent des signes de débilité ; dans certains cas, le système pileux se développe tardivement plus ou moins (*alopécie congénitale temporaire*).

ALOPÉCIE ACQUISE

Lorsqu'elle est acquise, l'alopécie peut tenir à une foule de causes ; elle peut être physiologique, comme l'*alopécie sénile*, l'*alopécie prématurée idiopathique*, ou pathologique (*alopécies symptomatiques*), sous la dépendance de maladies graves, aiguës (fièvres éruptives, fièvre typhoïde, état puerpéral) se produisant alors avec rapidité (*alopécie aiguë*, *effluvium capillorum* ou *defluvium capillorum*), ou chroniques (syphilis, phtisie, cancer, rhumatisme), ou encóre d'affections du système nerveux (*alopécie névrotique*, cas de Ravaton, Romberg, Cooper, etc.)

E. Besnier et A. Doyon signalent chez les jeunes filles et les jeunes femmes la chute des cheveux généralisée, mais facilement curable en rapport avec des troubles menstruels ou hématopoiétiques (*mues alopéciques, alopécies temporaires*).

Elle peut encore dépendre d'affections cutanées proprement dites (séborrhées, lupus, acnés, favus, trichophytie, pelade, etc). Ces dernières variétés seront étudiées avec les affections qui les engendrent.

ALOPÉCIE PHYSIOLOGIQUE

Alopécie sénile. — Alopécie prématurée idiopathique.

ALOPÉCIE SÉNILE

Cette forme se manifeste en général à un âge plus ou moins avancé, quelquefois cependant dès quarante-cinq ou cinquante ans ; elle atteint surtout le système pileux du cuir chevelu mais aussi celui du pubis et de la barbe.

La femme est moins souvent alopécique que l'homme.

Les cheveux blanchissent, deviennent secs et tombent.

La chute commence habituellement par le front et le sommet de la tête, laissant une couronne de cheveux plus ou moins nombreux autour du crâne, qui est complètement glabre sauf quelques petits poils follets existant çà et là. La peau est lisse, tendue, luisante, amincie ; elle est atrophiée dans tous ses éléments : glandes sébacées, follicules pileux, etc.

ALOPÉCIE PRÉMATURÉE IDIOPATHIQUE

Synonymie. — Alopécie progressive du cuir chevelu. — Alopécie prématurée héréditaire, anticipée, précoce (E. BESNIER et A. DOYON).

L'alopécie prématurée idiopathique est due à un défaut de vitalité du système pileux, souvent héréditaire et plus fréquent chez les hommes que chez les femmes, probablement parce que ces dernières soignent plus leur chevelure que les premiers et que ceux-ci sont soumis à une série de causes : travaux intellectuels, émotions morales, excès, etc., auxquels les femmes sont moins exposées.

Elle débute vers l'âge de vingt ans environ par le vertex et marche ensuite de la même façon que l'alopécie sénile.

On a noté constamment, chez les sujets atteints, de l'hyperidrose du cuir chevelu et une élévation locale de la température; un symptôme fréquemment observé (90 fois p.100, dit L. Brocq), c'est la présence de la séborrhée sèche.

Quelle qu'en soit la cause, les alopécies sénile et prématurée idiopathique ne constituent qu'une difformité sans gravité; elles rendent toutefois certains sujets sensibles au froid qui développe chez eux des névralgies, des douleurs rhumatismales, etc.

ALOPÉCIE PATHOLOGIQUE

Cette variété est consécutive aux maladies graves, aiguës ou chroniques; on la rencontre après la fièvre typhoïde, les fièvres éruptives, après l'accouchement, dans le cours de la phtisie, du cancer, de l'anémie, de la lèpre. de la syphilis où elle affecte une forme spéciale (*alopécie syphilitique;* voir plus loin).

Dans ces divers types, l'alopécie est ordinairement partielle et plus ou moins intense; elle est disséminée sur la totalité du cuir chevelu : la chevelure est *éclaircie.* Les cheveux qui ne tombent pas sont cependant altérés : ils sont secs, décolorés, grêles, se laissant facilement arracher. Deux causes président surtout au développement de ces

alopécies : d'une part, le défaut de vitalité commun à tous
les tissus et dû à l'état morbide et, d'autre part, l'absence
de soins hygiéniques et de propreté pendant la maladie.

ALOPÉCIE SYPHILITIQUE

Tout autre est l'alopécie syphilitique : elle se montre
pendant la période secondaire et son aspect est absolument
caractéristique dans la plupart des cas, lorsqu'elle atteint
certaines régions qui sont dégarnies partiellement de cheveux, d'où le nom d'*alopécie en clairières*.

L'alopécie syphilitique s'étend souvent aux sourcils
(région externe); elle est parfois généralisée.

Pronostic. — Le pronostic des alopécies varie suivant
leurs causes : dans l'alopécie due à des affections graves
aiguës, la chevelure reprend peu à peu son état normal;
dans les maladies chroniques comme la chlorose et la syphilis, il en est de même; les alopécies congénitale, sénile,
prématurée idiopathique, sont incurables.

Traitement. — Certaines alopécies, comme l'alopécie
congénitale, l'alopécie sénile, ne sont passibles d'aucun traitement; il en est presque toujours de même de l'alopécie
prématurée idiopathique contre laquelle on doit néanmoins
lutter avec les lotions et frictions excitantes; HARDY recommande la pommade dite *de Dupuytren* :

Moelle de bœuf.	75	grammes.
Extrait de quinquina préparé à froid. .	10	—
Teinture de cantharides.	5	—
Jus de citron.	5	—
Huile de cèdre. . . . . } aa	X	gouttes.
Bergamote. . . . . }		

Contre les alopécies sous la dépendance d'affections du cuir chevelu, il n'y a pas d'autre traitement à employer que celui qui s'applique à ces maladies elles-mêmes.

L'alopécie syphilitique est passible de la même règle. E. Besnier conseille, dans ce cas, de porter les cheveux aussi courts que possible et, après avoir savonné tous les matins le cuir chevelu avec de l'eau chaude, d'appliquer une couche de la pommade suivante :

> Acide salicylique. . . . . 5 grammes.
> Soufre précipité. . . . . 10 —
> Lanoline. . . . .⎫
> Vaseline. . . . .⎭ aa 50 —

puis, le soir, de frictionner, avec une brosse douce imbibée de :

> Alcoolat de romarin. . . . . 100 grammes.
> Teinture de cantharides . . . . . 10 —

ou

> Acide salicylique. . . . . 1 —

Les alopécies symptomatiques, consécutives à des maladies générales graves, réclament d'abord le traitement général de ces maladies, puis l'emploi de frictions excitantes alcooliques, de pommades comme celle de Hardy :

> Moelle de bœuf. . . . . 60 grammes.
> Huile de ricin . . . . 30 —
> Acide gallique. . . . . 3 —

ou celle-ci, de Bazin :

> Moelle de bœuf préparée . . . ⎫
> Graisse de veau préparée. . . ⎭ aa 60 grammes.
> Baume du Pérou . . . . 4 —
> Vanille . . . . 2 —
> Huile de noisette. . . . . 8 —

Dans tous les cas, il est logique de donner le fer et l'arsenic.

ANÉMIE CUTANÉE

L'anémie cutanée n'est pas, à proprement parler, une maladie de la peau ; elle est cependant la cause de diverses altérations soit épidermiques, soit glandulaires, et peut influer sur l'état d'un certain nombre de dermatoses dont elle supprimerait la coloration ordinaire. Elle est générale, ou partielle ; passagère ou persistante.

ANÉMIE CUTANÉE GÉNÉRALE

Symptomatologie. — Dans l'anémie cutanée générale provenant tantôt d'une diminution dans la quantité totale du sang (*olighémie, ischémie*), tantôt d'une diminution de la proportion des globules rouges avec ou sans augmentation des globules blancs (*aglobulie* ou mieux *hypoglobulie, pseudo-leucémie, leucocythémie*), la peau est affaissée, décolorée, pâle, blanche, d'autres fois d'un blanc sale, jaunâtre ou verdâtre, parfois elle a la couleur de la cire ou la paleur cadavérique ; elle est sèche et dure (*xérodermie*) ou sécrète une sueur froide ; elle desquame parfois en petites écailles fines, sèches ou graisseuses.

La température est abaissée dans la plupart des cas, augmentée plus rarement, dans certaines variétés d'anémie chronique.

On a noté fréquemment divers troubles de la sensibilité :

sensations de froid, d'engourdissement, anesthésie plus ou moins complète, parfois une véritable douleur.

L'anémie cutanée générale est due à des états généraux comme la syncope, la métrorrhagie, ou à des maladies chroniques ou prolongées comme la tuberculose, la chlorose et le cancer.

ANÉMIE CUTANÉE PARTIELLE

Les anémies locales sont le résultat de la contraction et du rétrécissement du calibre des vaisseaux provoqués soit par la compression mécanique (bandages trop serrés, bande d'ESMARCH), soit par une influence vaso-motrice (froid, courant électrique, etc.).

L'œdème est une des causes de l'anémie cutanée ; dans ce cas, la peau tendue, brillante, ressemble à l'albâtre.

Pronostic et Traitement. — Le pronostic et le traitement des anémies cutanées varient nécessairement suivant les causes qui les ont engendrées.

ANIDROSE

Définition. — Symptomatologie. — L'anidrose consiste en une diminution ou une suppression générale ou locale de la sécrétion sudorale ; d'où résulte un état sec et rugueux de la peau qui est souvent le siège d'une desquamation

furfuracée et d'une sensation subjective de sécheresse, de
tension et de chatouillement.

Étiologie. — Physiologique, congénitale et permanente,
constituant, pour ainsi dire, l'état normal chez certains
sujets (ce qui est assez rare et ce que l'on pourrait appeler
l'*anidrose idiopathique*), elle est plus souvent pathologique,
congénitale et permanente dans l'ichthyose, ou acquise et
transitoire, symptomatique soit de maladies générales
comme le diabète et la paralysie, soit d'affections cutanées
comme l'eczéma, le psoriasis, le pityriasis rubra, les dermatites exfoliatives, etc., apparaissant ou disparaissant
avec les affections qui lui ont donné naissance.

Pronostic et Traitement. — Le pronostic et le traitement varieront donc avec ces affections ; on pourra essayer
en outre les diaphorétiques connus : jaborandi, pilocarpine, et employer surtout le traitement externe : bains,
bains de vapeur, douches, massages.

ASTÉATOSE

Définition. — On désigne sous le nom d'astéatose la diminution de la sécrétion de la graisse destinée à lubrifier
la surface de la peau.

Symptomatologie. — L'épiderme devient, dans ce cas,
sec, friable et se détache facilement sous forme d'une desquamation lamelleuse ou furfuracée.

Durée. — **Pronostic**. — La durée et le pronostic de cet état sont absolument sous la dépendance des causes qui le provoquent.

Étiologie. — Ces causes sont : ou des agents extérieurs comme le savon, la lessive, les produits chimiques qui, par une action répétée, soustraient à l'épiderme une trop grande quantité de graisse, ou des maladies de la peau comme l'ichthyose, le psoriasis, la lèpre, etc.

Traitement. — En première ligne, le traitement de l'astéatose doit comprendre la suppression des causes qui la produisent; et, en deuxième lieu, la sudation provoquée, qui est le moyen le plus actif, conseillée par E. BESNIER et A. DOYON; enfin, comme adjuvants, tous les corps gras : vaseline, lanoline, glycérine, huile de foie de morue, axonge, etc.

ATROPHIE CUTANÉE

Définition. — On désigne sous ce nom, dit KAPOSI, une affection caractérisée par une diminution de l'épaisseur générale de la peau ou de ses propriétés biologico-chimiques. Elle peut être diffuse ou partielle, idiopathique ou symptomatique.

ATROPHIE CUTANÉE DIFFUSE

Symptomatologie. — Pour Kaposi, l'atrophie cutanée diffuse comprend :

1° La xérodermie ;

2° L'atrophie sénile.

La XÉRODERMIE, *peau parcheminée*, renferme elle-même deux formes dont l'une est le *xeroderma pigmentosum* (voir ce mot), l'autre un *second type* dans lequel « le tégument externe depuis le milieu de la cuisse jusqu'à la plante du pied, plus rarement depuis le bras jusqu'à la paume de la main, présente une couleur blanche singulière, est tendu par places et ne peut être que difficilement soulevé, il est pâle ; son épiderme est extrêmement aminci, terne, ridé ; il se soulève en lamelles minces et brillantes comme de la baudruche ».

Les mains et les pieds (doigts et orteils, paume et plante) sont extrêmement sensibles et de cette sensibilité résulte une difficulté considérable pour la marche et le travail manuel.

C'est une affection qui remonte à la première enfance et reste stationnaire.

ATROPHIE SÉNILE. — La peau du vieillard prend, au fur et à mesure que l'individu avance en âge, une consistance et un aspect spéciaux. Elle devient sèche (*induration* de Paget) ridée, amincie, rugueuse et couverte d'une fine desquamation (*pityriasis des tabescents, xérodermie des vieillards*) ; elle est flasque, mobile sur les tissus sous-jacents et garde facilement la forme des plis qu'on lui a imprimés ; sa coloration est, en général, plus foncée que celle de la peau adulte : parfois décolorée par places, elle est, le plus souvent, pigmentée en brun pâle, en brun foncé et couverte à la face, au cou, sur les bras, au tronc, de petits placards de couleur brunâtre ou noirâtre (*verrues séborrhéiques des vieillards*).

Anatomie pathologique. — D'après H. Leloir et E. Vidal, les papilles dermiques sont atrophiées ; les faisceaux du tissu conjonctif tendent à la sclérose ; le système lacunaire lymphatique est le siège d'une véritable atrophie ; les fibres élastiques sont fendillées, brisées, fragmentées (Patenostre).

On a observé des dégénérescences diverses : dégénérescence colloïde (Rokitansky, Wirchow), dégénération amyloïde (O. Weber), gonflement vitreux (Neumann), dégénérescence graisseuse (Bouchard, Patenostre).

Les cellules graisseuses du tissu cellulaire sont plus ou moins atrophiées ; les fibres musculaires lisses sont atrophiées et granuleuses ; les artérioles sont rétrécies, athéromateuses ; les veinules dilatées ; les nerfs atrophiés ; les bulbes pileux sont atrophiés ainsi que les glandes sébacées ; celles-ci, dans certains cas, peuvent être hypertrophiées ; les glandes sudoripares offrent des altérations variables « qui ne paraissent pas être en rapport avec la diminution de la sueur et la sécheresse de la peau des vieillards ».

Du côté de l'épiderme, la couche cornée est souvent épaissie et se desquame ; la couche granuleuse amincie et moins chargée d'éléidine que normalement ; la couche de Malpighi, amincie, aplatie, ratatinée ; la couche des cellules perpendiculaires et les couches des cellules du corps de Malpighi souvent fortement pigmentées.

ATROPHIE CUTANÉE PARTIELLE

L'atrophie cutanée partielle comprend actuellement pour la plupart des auteurs trois variétés principales : 1° *l'atrophie partielle idiopathique;* 2° *les stries atrophiques, vergetures,* etc.; 3° *l'atrophie partielle symptomatique.*

Symptomatologie. — H. Leloir et E. Vidal décrivent l'atrophie cutanée partielle idiopathique comme « une affection rare qui n'occupe le plus souvent que des points limités de la peau, sous forme de taches blanchâtres, jaunes ou d'un brun clair, arrondies ou ovalaires, dont le diamètre le plus ordinaire varie entre celui d'une pièce de deux francs et celui d'une pièce de cinq francs, mais dont quelques-unes peuvent atteindre cinq à six centimètres de longueur. Les plus récentes et les plus petites sont blanchâtres, les plus anciennes et les plus grandes prennent une teinte brunâtre.

« Le tégument sous-jacent est aminci, réduit à la moitié, au tiers de son épaisseur normale, et, lorsqu'on le pince entre les doigts, paraît aussi mince qu'une peau de gant. Il est flasque, se ride facilement, paraît parfois comme plissé, et laisse voir très apparent le relief des veines qu'il recouvre. On ne peut en suivre le trajet que sur les plaques atrophiées; tout autour ces veines disparaissent sous la peau saine. »

Les stries atrophiques, vergetures, macules atrophiques, etc., sont des lésions de la peau consistant en traînées étroites et plus ou moins larges (*atrophie dermique linéaire, stries linéaires, atrophoderme strié*), ou en taches arrondies (*macules atrophiques, atrophoderme maculeux*) qui d'abord roses, rouge livide (*stries livides*), violacées (*vibices*), deviennent ensuite blanches, grises, ou d'une couleur gris-bleuâtre (*sugillations, vergetures*), luisantes, comme nacrées (*fausses cicatrices*).

A leur niveau, la peau est amincie, souple, déprimée, l'épiderme est distendu, froncé dans les cas anciens.

Elles siègent surtout au ventre, sur les. hanches, les fesses, les cuisses, les seins, les épaules; disposées suivant les plis de la peau; parfois symétriquement (cas de CANTANI).

Étiologie. — Elles peuvent tenir à un grand nombre de causes comme l'obésité, la grossesse, les tumeurs abdominales, l'ascite, la croissance rapide (*vergetures de croissance* de Ch. BOUCHARD), les plis de mouvement (*vergetures articulaires, stries linéaires physiologiques* d'E. BESNIER et A. DOYON).

Anatomie pathologique. — Ces lésions sont dues, comme TROISIER, MÉNÉTRIER et O. KUSTNER l'ont démontré, à une éraillure du derme dans lequel les fibres élastiques sont allongées, distendues, et plus ou moins rompues; les faisceaux fibreux sont légèrement dissociés; les papilles aplaties ou détruites.

L'ATROPHIE CUTANÉE PARTIELLE SYMPTOMATIQUE, dans laquelle les éléments cutanés subissent diverses dégénérescences : graisseuse, lardacée, cireuse, hyaloïde, vitreuse, peut dépendre d'un grand nombre de causes : lésions d'origine nerveuse centrale ou périphérique comme la paralysie infantile (E. VIDAL), la trophonévrose faciale de ROMBERG (LANDE, H. FREMY), les sclérodermies, les léprides et syphilides non ulcéreuses, des dermatites chroniques (pityriasis rubra, E. BESNIER et A. DOYON; eczéma chronique, ERASMUS WILSON) (1). E. BESNIER et A. DOYON leur donnent le nom de *vergetures trophopathiques*.

Traitement. — Le traitement des atrophies symptomatiques n'est autre que celui des maladies qui les occasionnent; quant aux atrophies idiopathiques, leur traitement est complètement nul.

(1) BREISKY a donné le nom de *Kraurosis de la vulve* à une affection spéciale à cette région caractérisée par un prurit intense et une atrophie tégumentaire.

BOUTON D'ORIENT

Synonymie. — Bouton ou ulcère d'Orient (Villemin). — Pyrophlyctide endémique (Alibert). — Dermatose ulcéreuse (Larrey et Poggioli). — Bouton des Zibans (Guyon). — Ulcère ou chancre du Sahara (L. E. Bertherand). — Impetigo annua (Duteuil, de Bagdad). — Ulcère des pays chauds (Sirus-Pirondi). — Bouton des pays chauds (E. Vidal). — Bouton endémique d'Orient ou bouton endémique des pays chauds (E. Besnier et A. Doyon).

Bouton ou clou d'Alep, de Bagdad, de Biskra, de Bombay, du Caire, de Cambay, de Crète, de Delhi, de Delphes, d'Égypte, d'El-Kantara, de Gafsa, de Guzerat, de Laghouat, du Nil, d'Ouargla, de Pendjdeh, du Sind, de Suez, de Tuggurth, d'Umballa, du Zab. — Clou des Zibans. — Bouton d'un an. — Pustule de Bassora. — Maladie des Sartes. — Mal des dattes. — Bouton de pluie. — Furoncle de Delhi.

Définition. — Le bouton d'Orient est une affection cutanée, probablement microbienne, propre aux pays chauds et se développant soit primitivement, soit plutôt secondairement à une lésion épidermique quelle qu'elle soit.

Il est contagieux, auto-inoculable et inoculable.

Symptomatologie. — Après une période d'incubation dont la durée est encore indéterminée, pouvant varier de quelques jours à plusieurs mois, la maladie s'annonce par une légère démangeaison. En même temps, ou un ou deux jours plus tard, se montre une petite tache érythémateuse, au milieu de laquelle on voit se développer une petite papule acnéiforme (période d'induration), qui grandit rapidement, devient conique au centre, pendant qu'à la périphérie se forme une desquamation épidermique (période de desquamation). Quelquefois, le processus s'arrête là (*variété abortive papulo-tuberculeuse*) ; le plus souvent, la papule devient croûteuse (*variété papulo-crustacée*). Au-dessous de la croûte, existe une ulcération parfois profonde et envahissante (*variété ulcéreuse érodante*), à bords dentelés ou arrondis, taillés à pic, dont le fond sécrète un peu de sérosité plus ou moins sanieuse (période d'ulcération) ; autour d'elle, on voit bientôt s'élever sur la surface du tégument, qui est d'une couleur rouge terreux et parsemée de points ou grains jaunâtres des éléments éruptifs semblables au premier, au nombre de six ou dix, qui évoluent de la même façon et arrivent, en se réunissant, à former des placards arrondis ou irrégulièrement ovalaires.

Quand on détache les croûtes, sèches, de couleur jaune, verdâtre ou noirâtre, l'aspect de la lésion est alors caractéristique : le centre du placard est occupé par une ulcération plus grande que celles de la périphérie, qui sont séparées par des intervalles de tégument rouge vif, infiltré, d'où un aspect mamelonné tout spécial.

La période d'état est alors constituée et peut durer plusieurs mois, quatre ou cinq en moyenne : les surfaces ulcérées bourgeonnent, le fond prend un aspect grenu et même papillomateux caractéristique (*variété papillomateuse* ou *villeuse*) ; les croûtes qui se sont détachées et se sont reproduites à plusieurs reprises finissent par se dessécher et par tomber définitivement.

A la fin (période de cicatrisation), se forme une cicatrice qui, rosée, livide, violacée au début, prend ensuite une teinte blanchâtre ; elle est souvent déprimée et quelquefois, si la maladie siégeait au visage (paupières, lèvres, oreilles, nez), occasionne des déformations plus ou moins considérables.

Le bouton d'Orient, en dehors des démangeaisons initiales qu'il provoque, est indolore pendant toute sa marche. Il peut se compliquer de lymphangites, d'adénites, de phlébites, d'érysipèle, etc.

Siège. — On le rencontre particulièrement sur les régions découvertes : avant-bras, mains, face, jambes, pieds, rarement sur le tronc, plus rarement encore sur la verge.

Durée. — La durée totale de la maladie est variable ; chaque bouton persiste en moyenne de six à huit mois ; mais comme souvent il en existe plusieurs (deux, trois, quatre, etc., dix fréquemment, parfois quarante ou cinquante) ; le bouton d'Orient peut mettre jusqu'à une année à évoluer (*Bouton d'un an*).

Pronostic. — La guérison est la règle, mais l'affection peut récidiver.

Diagnostic. — La symptomatologie et la marche du bouton d'Orient sont assez spéciales pour imposer le diagnostic, si toutefois on songe à la possibilité de cette affection dont l'idée sera souvent éveillée par la connaissance du lieu de provenance du malade ; dans le cas contraire, on pourrait parfaitement la confondre avec le lupus, la syphilis, le furoncle, l'ecthyma, l'impétigo, les folliculites, les papillomes, etc., etc.

Anatomie pathologique. — « C'est, dit H. Leloir, une néoplasie siégeant dans le derme, de nature inflammatoire, non résolutive spontanément, tendant par conséquent à la destruction partielle ou totale des tissus dans lesquels elle s'est développée, renfermant un micro-organisme pathogène. » Cunningham, de Calcutta en 1885, et Firth, en 1891, ont aussi décrit dans le bouton d'Orient des parasites que Firth appelle *sporozoa furunculosa*.

Traitement. — Le traitement, d'après E. Vidal, doit consister en une expectation pure et simple, la guérison s'effectuant généralement sous la croûte.

On a conseillé la cautérisation au fer rouge employée dès les premiers symptômes du mal. A. Zonbow, médecin militaire russe, a, dans 87 cas, obtenu des résultats très favorables par une ou quelquefois plusieurs applications d'une solution alcoolique de violet de méthyle à 5 p. 100. D'après Ranking, l'arsenic et la quinine amènent sûrement la guérison.

BROMIDROSE

Définition. — Ce nom désigne une sécrétion sudorale à odeur plus ou moins forte ou désagréable ; elle peut être générale ou localisée.

Symptomatologie. — Lorsqu'elle est générale, elle peut être permanente ou liée à des états pathologiques divers, en particulier à l'hystérie.

Lorsqu'elle est localisée, elle siège surtout aux pieds, aux aisselles et aux régions génitales.

Aux pieds (*bromidrose plantaire*), elle s'observe chez les sujets des deux sexes ; son odeur spéciale, *sui generis*, fétide, persistante, est attribuée surtout au mélange de la sueur et des éléments épidermiques desquamant en voie de décomposition ; toutefois, KAPOSI prétend que l'odeur fétide n'est pas due à l'odeur particulièrement pénétrante de la sueur, mais à ce que cette dernière, imprégnée dans les chaussures, les bas et les chaussettes, s'altère et produit ainsi l'odeur repoussante de la bromidrose.

Aux aisselles (*bromidrose axillaire*), les sueurs odorantes sont communes chez les femmes, surtout les rousses.

On a rapporté des cas dans lesquels la sueur exhalée avait une odeur agréable de musc ou de violette (voir l'article *Osmidrose*).

La bromidrose complique souvent l'hyperidrose et principalement les éphidroses plantaire et axillaire.

Traitement. — (Voir le traitement de l'hyperidrose).

CALLOSITÉ

Synonymie. — Durillon. — Oignon. — Tyloma. — Tylosis.
— Tylosis calleux d'ALIBERT.

Définition. — On désigne sous le nom de callosité une difformité accidentelle de l'épiderme, caractérisée par un épaississement circonscrit des couches superficielles épidermiques.

Symptomatologie. — Les callosités, durillons, etc., se présentent sous l'aspect de placards, de dimension et de forme variables, de couleur blanche ou brunâtre; ils sont lisses en raison de l'effacement plus ou moins complet des lignes et sillons normaux du tégument; ils sont durs, secs, cassants, comme cornés.

Lorsque les couches épidermiques prennent une apparence foliacée, la lésion prend le nom d'oignon. La sensibilité tactile n'existe plus au niveau des callosités qui sont cependant douloureuses à la pression, par suite de la compression qu'elles-mêmes exercent sur le derme.

Parfois elles deviennent le point de départ (*durillon forcé*) d'inflammations diverses, de lymphangites, d'adénites, etc., résultant souvent aussi de la présence de *gerçures*, *crevasses*, douloureuses, quelquefois très profondes.

Siége. — Les callosités peuvent siéger dans toutes les

régions tégumentaires soumises à des pressions ou à des frottements fréquents ; on les rencontre le plus souvent aux pieds (face inférieure ou interne du gros orteil, face externe du petit orteil, plante, talon), dues à des chaussures mal faites ; à la paume des mains, aux doigts, aux poignets, aux coudes, aux cuisses, aux genoux (*durillons professionnels*), aux points de pression des bandages, des corsets, etc.

On en a constaté de spontanées se développant sans cause sur le gland, à la face dorsale des doigts, et disparaissant spontanément encore au bout de trois ou quatre ans ou persistant indéfiniment (KAPOSI).

Pronostic. — Le pronostic est aussi bénin que possible, en dehors des complications accidentelles, la lésion disparaissant peu à peu dès que la cause productrice est supprimée.

Diagnostic. — Le diagnostic de la callosité simple n'est généralement pas difficile en raison de son aspect et de son siège ; lorsqu'elle se complique de fissures à la paume des mains et à la plante des pieds, elle peut ressembler à une *lésion syphilitique, eczémateuse*, etc. ; dans certains cas encore, il faudra la distinguer des lésions de la *kératodermie symétrique des extrémités* (voir cet article).

Étiologie. — En dehors des cas spontanés, les callosités et durillons sont toujours le résultat soit d'une pression extérieure prolongée, soit d'un frottement répété, soit d'une irritation renouvelée par des acides minéraux.

Anatomie pathologique. — Le placard calleux est plus épais au centre, où il atteint de 2 à 5 millimètres, que sur les bords ; il est constitué par des couches de cellules cornées superposées parallèlement à la surface de la peau. Dans les plus profondes, on reconnaît facilement l'existence d'un noyau.

Traitement. — Il faut supprimer la cause déterminante de la callosité et enlever les couches épidermiques à l'aide d'un instrument tranchant, après les avoir préalablement ramollies par des bains, des cataplasmes, des emplâtres, des épithèmes, de la glycérine saponifiée (von HEBRA), obtenue par le mélange de 92 parties de glycérine dans 8 parties de savon de coco.

CALVITIE

Le terme de calvitie, confondu souvent, dans le langage courant, avec celui d'alopécie, désigne, dit BAZIN, l'état de celui qui est chauve ; il signifie donc une absence plus ou moins complète et définitive de cheveux.

CANITIE

Définition. — On désigne sous ce nom la décoloration des cheveux et des poils ; la décoloration totale du système pileux était désignée autrefois sous le terme de *poliose*, et celle des cheveux sous celui de *canitie*.

Variétés. — La canitie peut être congénitale ou acquise, générale ou partielle.

Congénitale et, dans ce cas, généralisée ou partielle, elle n'est qu' « un symptôme de l'achromie congénitale » (H. Le-loir et E. Vidal). Acquise, elle peut être physiologique ou pathologique.

La canitie physiologique ne comprend qu'une variété : la canitie sénile.

Celle-ci se manifeste à un âge variable, atteignant d'abord les cheveux çà et là sur la région des tempes, gagnant ensuite la barbe, puis le système pileux tout entier.

Le mélange des poils sains avec les poils décolorés donne lieu à des colorations plus ou moins diverses (poivre et sel) ; lorsque la canitie est complète, la chevelure est entiè-rement blanche ou d'un blanc jaunâtre ; elle est ordinai-rement, en même temps, plus ou moins éclaircie.

La canitie pathologique survient dans le cours d'affec-tions générales graves (fièvre typhoïde, érysipèle du cuir chevelu), de maladies du système nerveux (névralgie, mi-graines), de maladies de la peau (vitiligo, pelade) ; elle est alors limitée aux régions malades.

C'est dans cette classe qu'il faut ranger les canities pré-maturées, héréditaires, et les canities rapides survenues presque subitement et niées par les uns (Haller, Baerens-prung, Kaposi, Hebra), mais admises par un grand nombre de dermatologistes.

Pathogénie. — La canitie dépend d'une dépigmentation du poil dont la cause est encore obscure ; dans la canitie rapide, on a dit que la couleur blanche du cheveu était produite par la présence de bulles d'air dans la substance médullaire (Landois).

Traitement. — D'après E. Besnier, qui a constaté ce fait chez les peladiques, l'acide acétique favorise certainement le processus de pigmentation des poils; on pourrait donc employer des onctions ou des frictions avec des pommades ou solutions ainsi formulées :

> Acide acétique . . . . 1 gramme.
> Vaseline 30   —

ou :

> Acide acétique . . . . 1 gramme.
> Alcool 30   —

Pour masquer la canitie, Kaposi donne les formules suivantes, dont l'application doit être précédée d'un savonnage des cheveux, pour enlever la graisse, et suivie d'un lavage avec une solution de sel marin pour empêcher que la peau ne soit colorée en noir.

1° Pour obtenir une coloration noire :

> Nitrate d'argent . . . . 1 gramme.
> Carbonate d'ammoniaque. . . . . $1^{gr},50$
> Onguent émollient. . . . . 30 grammes.

ou :

> Nitrate d'argent . . . . $1^{gr},25$
> Eau distillée. . . . . 60 grammes.
> Nitrate de mercure liquide. . ⎫ aa 5   —
> Teinture de réséda. . . . . . ⎭

ou bien, on fait des applications combinées de nitrate d'argent, d'acétate de plomb ou de sulfate de fer avec le foie de soufre, en appliquant la solution n° 1 sur les cheveux, avec une brosse, laissant sécher un quart d'heure et appliquant ensuite la solution n° 2.

Liquide n° 1 :

> Nitrate d'argent fondu . . . . . . 8 grammes.
> Eau distillée. 70   —

Liquide n° 2 :

>   Foie de soufre.. . . . .   8 grammes.
>   Eau distillée. . . . .   7.)   —

2° Pour obtenir une coloration brune :

>   Acide pyrogallique.. . . . .   1 gramme.
>   Eau de roses..   40   —
>   Eau de Cologne.   2   —

3° La nuance châtain s'obtient par l'emploi d'une solution saturée de permanganate de potasse, mais cette solution colore aussi la peau.

4° La coloration blonde est obtenue au moyen de lavages avec l'eau oxygénée.

Enfin, on peut se rappeler que toutes les huiles grasses foncent la coloration des cheveux.

CARCINOME CUTANÉ

Ne présentant de spécial que son siège, le carcinome de la peau est ordinairement secondaire à une néoplasie cancéreuse, profonde, très souvent à un cancer du sein.

Variétés. — On en décrit deux formes : le *carcinome lenticulaire* et le *carcinome tubéreux*.

Le CARCINOME LENTICULAIRE de SCHUH (*cancer squirrheux, cancer dur, cancer fibreux*) est constitué par des nodosités de volume variable, grosses comme un grain de millet, un pois, une noisette, dures, de couleur rouge foncé, luisantes. Elles sont disséminées et isolées, ou confluentes (*cancer en cuirasse* de VELPEAU), formant alors une plaque irrégulière et mamelonnée, enveloppant plus ou moins le thorax.

Les nodosités, quand elles s'ulcèrent, se réunissent pour former une plaie plus ou moins vaste.

Le carcinome lenticulaire peut être primitif, développé en dehors de toute lésion de la glande mammaire, comme l'ont fait remarquer E. BESNIER et A. DOYON, « mais toujours sur la région thoracique ».

Le CARCINOME TUBÉREUX ressemble au précédent dont il ne diffère que par son volume plus considérable.

On l'a rencontré chez des vieillards, à la face, aux mains, sur divers points du corps.

Traitement. — Le traitement médical consistera surtout en soins antiseptiques.

CHAIR DE POULE

Synonymie. — Cutis anserina. (Peau ansérine.)

Définition. — **Symptomatologie, etc.** — L'état particulier de la peau connu sous le nom de chair de poule consiste dans l'érection des follicules pileux sous forme de petites élevures, dures, pointues, observées surtout aux membres, du côté de l'extension, et au tronc.

C'est un phénomène physiologique transitoire, dû à la contraction des fibres lisses des follicules, provoquée par une irritation directe ou indirecte du système nerveux de la peau (changement de température, frayeur, etc.).

La même désignation s'applique à l'aspect de la peau dans les degrés les plus légers de l'ichthyose.

CHÉLOIDE

Synonymie. — Dartre de graisse (Retz). — Kéloïde. — Cancroïde. — Tubercules durs. — Cancelli. — Cancroma. — Cancre blanc. — Le crabe (Alibert). — Chéloïde rouge (Bazin). — Cancer tubéreux (Fuchs).

Définition. — La chéloïde est une tumeur cutanée plus ou moins saillante, ferme et rénitente comme du tissu de cicatrice, de forme plus ou moins irrégulière, se développant dans le derme et essentiellement récidivante.

Suivant que cette tumeur se développe spontanément ou consécutivement à une cicatrice, la chéloïde est dite *spontanée, vraie* (*kelis genuina* d'Alibert) ou mieux *primitive*, ou *cicatricielle* (Velpeau), (*fausse chéloïde, kelis spuria* d'Alibert, *tumeur verruqueuse des cicatrices* de G. Hawkins, *végétations des cicatrices* de Follin), celle-ci distinguée parfois encore de la *cicatrice hypertrophique*.

Symptomatologie. — Dans tous les cas, la chéloïde se présente sous l'aspect d'une tumeur pouvant s'élever de un à cinq ou six millimètres au-dessus du niveau du tégument, presque toujours bien limitée par des bords plus ou moins nets ; sa consistance est un peu ferme et élastique, sa forme variable, allongée et cylindrique, ou arrondie, ovale ou carrée, munie presque toujours de prolongements crabiformes. La coloration varie aussi : elle est tantôt d'un blanc mat, tantôt rose ou violacée, tantôt de la couleur normale de la peau, surtout lorsqu'elle est ancienne ; souvent on y remarque de fines traînées de vascularisation.

La surface de la tumeur est unie et lisse, ou bien inégale, avec des bosselures plus ou moins nettes ; elle est complètement glabre ou parsemée de quelques poils isolés.

Indolente dans certains cas, la chéloïde est, dans d'autres, très sensible à la pression ; parfois même elle peut être très douloureuse spontanément.

Il peut n'exister qu'une seule tumeur comme il peut s'en développer plusieurs.

Siège. — On rencontre les chéloïdes par ordre de fréquence plus particulièrement sur le thorax, à la région sternale, au cou, au dos, à la nuque, au menton, aux oreilles, à la partie inférieure des joues, plus rarement sur les membres.

Marche. — La tumeur commence ordinairement par de petits tubercules indurés qui se développent très lentement pour rester stationnaires lorsqu'ils ont acquis leur entier développement et persister ensuite le plus souvent indéfiniment. Parfois les tumeurs disparaissent graduellement, comme cela arrive surtout dans les chéloïdes cicatricielles consécutives aux plaies, aux lupus, etc. Cette terminaison heureuse est rare dans les cas de chéloïde spontanée.

Pronostic. — Le pronostic est donc ici d'autant plus sévère que, si la chéloïde est moins une maladie qu'une difformité, il faut savoir que, chez certains sujets (*sujets* *chéloïdiens*), les chéloïdes peuvent se développer avec une grande facilité.

Diagnostic. — La chéloïde dont le diagnostic est en général facile pourrait néanmoins être confondue avec les *nævi* dont elle n'a pas la coloration intense, ou avec certaines *tumeurs* de la peau d'*origine tuberculeuse, scrofuleuse, syphilitique;* le diagnostic se fera ici grâce au développement particulierde la tumeur chéloïdienne, à sa persistance et à l'absence de phénomènes inflammatoires et ulcératifs.

La chéloïde pourrait parfois être prise pour de la *sclérodermie en plaques*, dans laquelle la forme généralement arrondie de la lésion, l'absence de saillies, la perversion de la sensibilité feront faire le diagnostic.

Étiologie. — Les chéloïdes s'observent à tous les âges et dans tous les sexes; chez certains individus (sujets chéloïdiens), en raison d'une idiosyncrasie particulière, une irritation, un traumatisme insignifiants peuvent en être le point de départ.

Anatomie pathologique. — L'anatomie pathologique qui affirme la séparation des deux espèces de chéloïdes, les différencie surtout par ce fait que, dans la chéloïde spontanée on constate l'état normal de l'épiderme, du corps muqueux et des papilles recouvrant « une masse de tissu blanchâtre formée de fibres épaisses disposées parallèlement à l'axe longitudinal de la tumeur et à la surface de la peau, enchâssée dans le chorion... La présence des papilles et des prolongements du réseau muqueux montre d'une manière toute spéciale que la chéloïde, contrairement au tissu cicatriciel, se produit dans un chorion antérieurement intact et n'est pas, par conséquent, une forma-

tion destinée à réparer une perte de substance (KAPOSI). »
Dans la cicatrice hypertrophique, les papilles n'existent
plus; en outre, « la cicatrice hypertrophique n'envahit
jamais, au delà de l'aire fondamentale de la perte de substance à laquelle elle succède, la peau avoisinante, et elle
ne dépasse le niveau de celle-ci qu'en dedans de la base
qu'elle ne peut dépasser (KAPOSI). »

Enfin, dit le même auteur, « dans la chéloïde cicatricielle, les papilles manquent au centre; puis sous une
mince couche d'épiderme on trouve les entrelacements
irréguliers du tissu cellulaire de la cicatrice qui entourent
la chéloïde reconnaissable à ses faisceaux serrés de fibres,
disposés d'une manière délicate et aux papilles de la surface. Il y a donc ici, incontestablement, une combinaison
de cicatrice et de chéloïde. »

Traitement. — Le traitement général ne donne aucun
résultat.

Le traitement local consiste en scarifications (E. VIDAL)
profondes intéressant la tumeur dans toute sa hauteur,
dans l'emploi de l'électrolyse (W.-A. HARDAWAY et L.
BROCQ), et, comme moyens secondaires et adjuvants, en
applications d'emplâtre de Vigo, en douches sulfureuses
chaudes (QUINQUAUD).

L'ichthyol aurait réussi entre les mains de UNNA.

Pour les tumeurs volumineuses, on pourrait suivre le
conseil de LE DENTU qui propose l'extirpation chirurgicale
et les scarifications linéaires dès les premiers symptômes
de récidive.

A.-G. BROWNING dit avoir obtenu des guérisons au moyen
d'applications répétées de trois à six fois d'une couche
épaisse de collodion au bichlorure de mercure à la dose
de 1/30 ou de 1/20.

CHLOASMA

(Voir la Planche III)

Synonymie. — Chloasma utérin. — Chloasma hépatique d'ALIBERT.
— Masque.

Définition. — Le terme de chloasma doit être réservé aux macules pigmentaires, de forme plus ou moins irrégulière, développées ordinairement sur le visage.

Symptomatologie. — Le chloasma est constitué par des taches plus ou moins grandes, à contours déchiquetés, à bords nets ou diffus; la teinte de ces taches est variable : elles sont tantôt brunes, noirâtres, tantôt grises, tantôt jaunâtres.

Siège. — Elles siègent habituellement sur le front où elles sont disposées sous forme de traînées, sur les tempes, les joues; on peut les rencontrer au sein et sur différents points de l'abdomen.

Étiologie. — Le chloasma est surtout fréquent dans la grossesse et dans les affections utérines (*chloasma uterinum*).

Traitement. — En dehors du traitement général de l'état avec lequel le chloasma peut coïncider, on le traite

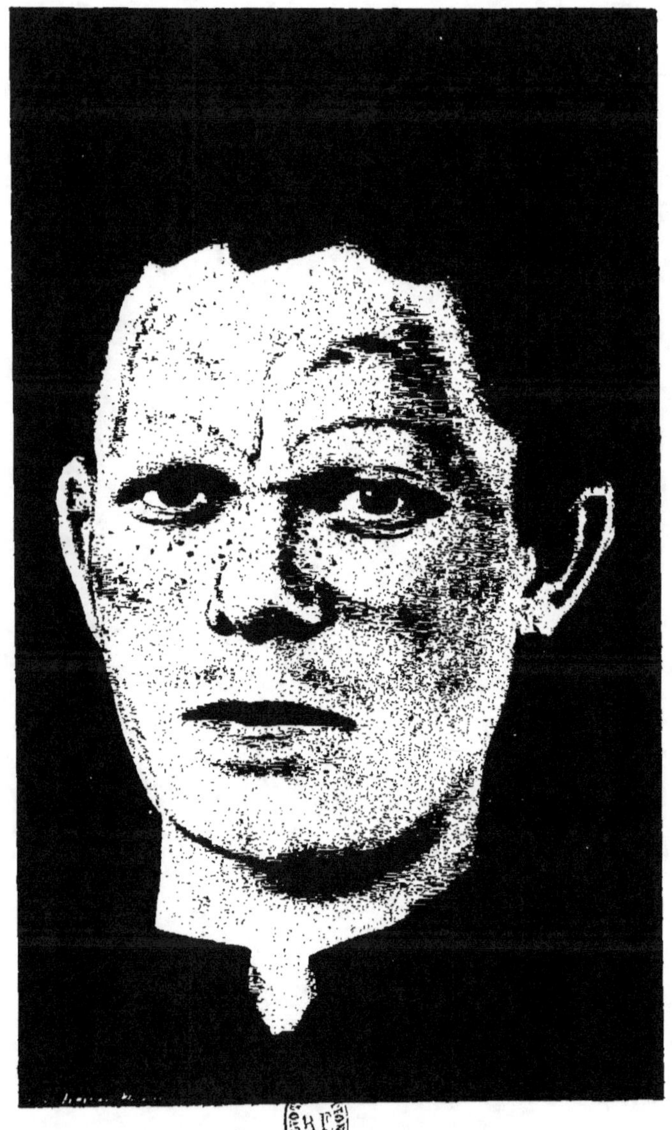

Pl. III. — Chloasma.

localement surtout au moyen de lotions et d'applications de solutions de sublimé dosées de 1 p. 100 à 1 p. 500, maintenues sur les parties hyperpigmentées pendant plusieurs heures (quatre en moyenne).

Il se produit une phlycténisation à la suite de laquelle il est bon de saupoudrer avec une poudre inerte quelconque : poudre d'oxyde de zinc, de talc, etc.

L. Brocq conseille de frictionner matin et soir les parties malades avec une solution de sublimé à 1 p. 500 ou à 1 p. 300 si l'on peut la supporter, puis d'appliquer pendant la nuit un morceau d'emplâtre de Vigo ; le lendemain matin on l'enlève et l'on applique soit une pommade à l'oxyde de zinc ou au sous-nitrate de bismuth, soit le fard suivant :

Kaolin.	4	grammes.
Vaseline	10	—
Glycérine	4	—
Carbonate de magnésie.	aa 2	—
Oxyde de zinc		

On peut aussi toucher chaque tache deux fois par jour avec :

Chlorhydrate d'ammoniaque .	aa	$3^{gr},85$
Acide chlorhydrique dilué . .		
Glycérine	30	grammes.
Lait virginal (1).	60	—

A. Lanz, de Moscou, a fait rapidement disparaître des taches pigmentées consécutives à la syphilis par des attouchements avec une solution concentrée d'acide trichloracétique.

On pourrait peut-être essayer comme l'a fait Ch. Allen,

____

(1) Mixture. { Teinture de benjoin . . . . . . 1 partie.
{ Eau de roses. . . . . 4 —

de New-York, les applications de pyrozone (solution à
50 p. 100 de bioxyde d'hydrogène dans l'éther sulfurique).

CHROMIDROSE (Le Roy de Méricourt)

Synonymie. — Chromocrinie cutanée (Le Roy de Méricourt et Féréol).

Définition. — On désigne sous ce nom la coloration de
la sueur en noir (*stearrhœa nigricans* de Neligan, Erasmus
Wilson, Bærensprung, *mélastéarrhé* de Gintrac, *blepharo-
melæna*, de Law); en bleu (*cyanopathie cutanée* de Billard,
cyanidrose d'E. Besnier et A. Doyon); en jaune, en violet,
en vert, en rouge (*érythridrose*, d'E. Besnier et A. Doyon).

Siège. — Ce phénomène s'observe surtout aux paupières,
principalement à l'inférieure, à toute la face, sauf les
oreilles, plus rarement au cou, à la poitrine, à l'abdomen,
aux mains et aux pieds, dans la coloration noire ou bleue;
aux aisselles, dans la coloration rouge.

Étiologie. — Il se montre surtout chez les femmes
nerveuses, chloro-anémiques, quelquefois sans causes directes.

Pathogénie. — Ce serait pour Parrot « une névrose sudoripare, de nature hystérique »; « une idradénonévrose
hystérique », disent E. Besnier et A. Doyon.
La genèse de ce phénomène pourrait peut-être être
éclairée par la remarque faite par Hermann, que les cel-

lules sudoripares du cheval contiennent des granulations pigmentaires pouvant, dans certains cas, se mélanger avec le produit de la sécrétion glandulaire.

La sueur rouge des aisselles coïncide fréquemment avec de petits grains colorés, jaunes ou rouges, appendus aux poils et formés, d'après BABES, F. BALZER, BARTHÉLEMY, etc., par des micrococci divers.

Cette forme, que l'on observe surtout chez les individus blonds ou roux, s'accompagne souvent de prurit.

Diagnostic. — L'erreur contre laquelle il faut se mettre en garde est celle qui consisterait à prendre pour de la chromidrose des colorations de la peau dues à la décoloration par la sueur des vêtements de flanelle ou autres diversement colorés.

Traitement. — Le traitement est celui de l'hyperidrose et des éphidroses (voir ces mots).

COLLOIDOME MILIAIRE

(E. BESNIER et A. DOYON)

Synonymie. — Colloïd milium (E. WAGNER). — Dégénérescence colloïde du derme (BALZER, FEULARD, ROBERT LIEVEING). — Dégénérescence colloïde nodulo-miliaire du derme (H. LELOIR). — Hyalome cutané (H. LELOIR et E. VIDAL).

Définition. — C'est une dégénérescence colloïde du tissu dermique.

Symptomatologie. — Cette affection, très rare, se présente sous l'aspect de petits nodules arrondis ou inégaux, transparents, brillants, de couleur jaune citron « vésiculoïdes », disent E. Besnier et A. Doyon.

Les saillies sont solides et résistantes, comme enchâssées dans la peau ; leur volume varie de celui d'une petite tête d'épingle à celui d'un grain de millet.

Parfois les élevures sont isolées ; ordinairement elles sont groupées, mais distinctes.

Elles donnent issue, quand on les écrase, à une matière gélatineuse translucide et, à la piqûre, à une gouttelette de sang « qui suffisent à individualiser objectivement cette affection rare » (E. Besnier et A. Doyon).

Leur confluence forme de véritables placards jaune-brunâtre ; à leur niveau, la peau est granuleuse et dure.

Il n'existe aucun symptôme subjectif, ni douleur, ni démangeaison.

Siège. — On rencontre le colloïdome miliaire aux joues, aux pommettes, aux ailes du nez, au front, aux tempes, parfois aux oreilles, au cou, aux bras.

Marche. — La marche de l'affection est lente et sa durée très longue.

Anatomie pathologique. — E. Besnier a démontré qu'il s'agissait d'une dégénérescence colloïde du tissu conjonctif et des vaisseaux dermiques.

Traitement. — Le traitement consiste purement et simplement dans la rugination des éléments saillants.

COR

Synonymie. — Clavus. — Gemursa. — Tylosis gompheux d'ALIBERT. — Œil-de-perdrix. — Œil-de-pie.

Définition. — Le cor est un épaississement des couches cornées épidermiques dont la face inférieure est munie d'un prolongement dur et corné qui s'enfonce dans le derme.

Symptomatologie. — Il consiste objectivement en une petite saillie arrondie, de la couleur du tégument ou gris sale, analogue à celle de la callosité ; la surface est lisse et unie ordinairement, parfois rugueuse ; la partie centrale est plus dure et souvent excavée à sa face supérieure (*cor dur*). Dans les espaces interdigitaux, le cor est plus mou, les bords sont renflés et détachés (*cor interdigital, cor mou, œil-de-perdrix, œil-de-pie*).

Le cor est douloureux à la pression, quelquefois spontanément, surtout par un temps humide, en raison du gonflement de l'épiderme qui comprime les parties sous-jacentes.

Il peut arriver que les régions voisines s'irritent et s'enflamment, produisant autour du cor une rougeur et un gonflement quelquefois suivis de la production de pus, surtout lorsqu'il existe dans l'hypoderme une petite bourse séreuse qui communique, dans certains cas, avec l'articulation.

Siège. — On le rencontre aux pieds, dans les régions saillantes (faces latérales des orteils, faces dorsales des phalanges, plante du pied, au-dessous du gros orteil, moins souvent au talon).

Souvent il en existe plusieurs parfois très voisins, confluents, dont les racines seules sont distinctes.

Étiologie. — Le cor est toujours occasionné par l'usage de chaussures mal faites, trop étroites, trop larges, trop pointues; toutefois on l'a vu se développer spontanément.

Anatomie pathologique. — Le cor est formé par des cellules cornées superposées, au milieu desquelles on rencontre assez souvent de légers foyers hémorrhagiques.

Traitement. — En dehors de la suppression de la cause provocatrice de la lésion, le traitement consiste à enlever les couches épidermiques, au moyen d'un instrument tranchant.

On peut ramollir les cors avec les emplâtres salicylés, de savon, de Vigo, de diachylon, de gutta-percha, les bains, les fomentations locales, etc.

On peut encore extirper complètement le cor, en le décollant peu à peu à l'aide d'instruments mousses.

Un moyen prophylactique qui nous a souvent réussi consiste à entourer le cor d'un anneau, formé de plusieurs rondelles superposées de diachylon et assez épais pour empêcher toute pression (*corn-plaster*).

CORNE CUTANÉE

Synonymie. — Corne humaine. — Excroissance cornée.
— Tumeur ou production cornée.

Définition. — C'est une lésion rare de la peau ou des muqueuses ressemblant presque complètement aux cornes des animaux.

Symptomatologie. — L'apparition des cornes cutanées est parfois précédée de démangeaisons et même de douleurs plus ou moins violentes.

Les cornes sont plus ou moins dures, plus ou moins coniques, plus ou moins droites, bifurquées à leur pointe, enroulées sur elles-mêmes, etc. ; leur coloration varie : ordinairement grisâtres ou brunâtres, elles peuvent être d'un jaune-rougeâtre ou bien encore diversement colorées à la base et à la pointe, parfois opaques ou translucides; leur surface est lisse, unie, luisante, ou bien inégale, rugueuse, parfois striée longitudinalement ou transversalement; leur longueur varie de quelques millimètres à 10 centimètres en moyenne, parfois elles atteignent 20, 25, 30 centimètres.

La base est plus large que le sommet et adhère d'une manière intime au tégument; elle est séparée de celui-ci par un bourrelet circulaire, « démarcation entre les téguments et la corne, assez semblable à celle que l'on observe à l'insertion du cordon ombilical » (Courtois). En général, il n'existe qu'une seule corne; certains sujets en ont toutefois présenté plusieurs, 16 dans le cas de Heschl, de Cracovie, exceptionnellement un nombre considérable, 133 dans le cas de Manssurow, de Moscou.

La corne n'est douloureuse que dans le cas de complications : ulcération de la base à la suite d'un traumatisme, transformation épithéliomateuse.

Siège. — On rencontre les cornes sur la peau : face, cuisses, tronc, et les muqueuses (base du gland et sillon balano-préputial). Lewin en a constaté trois dans la paume de la main.

Marche. — Elles s'accroissent avec plus ou moins de lenteur et peuvent persister indéfiniment, ou tomber d'elles-mêmes, souvent pour se reproduire ensuite.

Pronostic. — La corne cutanée ne constitue pas une affection grave; elle a cependant, par suite des douleurs occasionnées par l'inflammation cutanée due à un grand nombre d'éléments cornés, amené la mort dans le cas rapporté par Fabrice de Hilden.

Étiologie. — Les cornes se développent généralement à un âge avancé, au-dessus de soixante ans; elles ont pour point de départ un kyste sébacé, des papilles hypertro phiées, des cicatrices de brûlure, de lupus, etc.

Anatomie pathologique. — Les lésions anatomo-pathologiques diffèrent suivant les points où l'on pratique l'examen.

A la base, on trouve des papilles dermiques hypertrophiées; vers le sommet, on ne rencontre que des cellules épidermiques cornées analogues au tissu unguéal.

Traitement. — L'ablation totale de la corne et la cautérisation des papilles de la surface d'implantation est l'unique traitement à appliquer.

DERMALGIE

Synonymie. — Dermatalgie.

Définition. — Ce nom désigne une douleur cutanée indépendante de toute lésion appréciable de la peau ou du système nerveux (BEAU, PIORRY, VALLEIX, AXENFELD, MONNERET).

Symptomatologie. — La dermalgie est caractérisée par une douleur spéciale comparée à une sensation de cuisson, de brûlure ou de froid, de dénudation du corps muqueux par l'application d'un vésicatoire ; cette douleur, ordinairement plus intense pendant la nuit, est permanente et spontanée avec des paroxysmes intermittents spontanés ou proé voqués par un contact quelconque ; parfois la sensibilittactile est diminuée ; il existe de l'anesthésie.

La peau a un aspect normal : on ne constate aucun changement de température ni de coloration, rarement voit-on une teinte rosée.

On n'observe ordinairement aucun phénomène général.

Siège. — Rarement étendue à tout le tégument, la dermalgie est plus souvent localisée à la tête et aux membres inférieurs, plus particulièrement aux régions pileuses (VALLEIX), occupant des espaces de deux ou trois, parfois de dix ou quinze centimètres, envahissant quelquefois toute la surface d'un membre.

Marche. — La plupart du temps l'affection n'existe que pendant un ou deux septénaires.

Pronostic. — C'est une maladie de courte durée et disparaissant le plus habituellement d'une façon complète.

Diagnostic. — La dermalgie diffère de la *névralgie des nerfs sous-cutanés* par sa douleur superficielle n'ayant aucune relation avec les trajets nerveux, et du *rhumatisme musculaire* par ce fait que, dans ce dernier cas, la douleur existe surtout pendant la contraction du muscle.

Étiologie. — On a distingué la dermalgie idiopathique (indépendante de toute lésion appréciable de la peau ou du système nerveux), de la dermalgie symptomatique du diabète, de la syphilis, de l'hystérie. La première serait souvent consécutive à un refroidissement (*dermalgie a frigore*) et par conséquent de nature rhumatismale.

Traitement. — En dehors du traitement général s'appliquant à la cause de la dermalgie symptomatique, il faut :

Localement, appliquer des cataplasmes chauds, laudanisés ; faire des onctions avec des liniments calmants : baume tranquille, huile chloroformée ; pratiquer des injections hypodermiques morphinées ou cocaïnées.

Donner du sulfate ou du valérianate de quinine (HARDY); les préparations de datura stramonium et de valériane, la poudre de Dower, les pilules de Méglin, l'antipyrine, le salicylate de soude.

Prescrire des bains de vapeur.

Enfin garantir les malades contre le froid et l'humidité.

DERMATITE BULLEUSE HÉRÉDITAIRE

Synonymie. — Épidermolyse bulleuse héréditaire (KÖBNER). — Pemphigus héréditaire.

C'est une affection pemphigoïde familiale et héréditaire survenant pendant l'été sous l'influence d'un contact épidermique quelconque.

Traitement. — Le traitement, palliatif, consiste en onctions avec des corps gras et antiseptiques.

DERMATITES EXFOLIATIVES

L. Brocq a isolé sous le titre d'Éruptions généralisées rouges et desquamatives primitives quelques-unes des affections tégumentaires désignées sous le nom d'*Erythrodermies exfoliantes*, par E. Besnier et A. Doyon; il décrit sous le titre de dermatites exfoliatives trois types principaux :

1° L'érythème scarlatiniforme desquamatif ou dermatite exfoliative aiguë bénigne (*dermatite scarlatiniforme généralisée récidivante* d'E. Vidal);

2° La dermatite exfoliative généralisée proprement dite ou subaiguë;

3° La dermatite exfoliative généralisée chronique.

Symptômes. — 1° DERMATITE EXFOLIATIVE AIGUË BÉNIGNE. — « Je désigne sous ce nom, dit L. BROCQ, une sorte de pseudo-exanthème caractérisé par un début assez franc, fébrile, simulant celui de la scarlatine ; puis, après un laps de temps variable (deux ou trois jours en moyenne), par une éruption d'un rouge plus ou moins intense, uniforme, parfois piquetée de points purpuriques, surtout aux membres inférieurs, qui tend assez rapidement à devenir généralisée, mais qui ne l'est pas toujours, et qui se localise alors surtout aux grands plis articulaires, au cou, aux parties latérales du tronc, à la paume des mains et à la plante des pieds.

Trois ou quatre jours après l'apparition de cette éruption et alors que la rougeur persiste encore, il se produit une desquamation sèche, lamelleuse, excessivement abondante, composée de squames de grandeurs variables suivant les divers points du corps ; elles sont pityriasiques au visage, lamelleuses aux membres ; elles forment aux mains des doigts de gant, et aux pieds de véritables sandales.

Parfois il survient une angine érythémateuse légère ; la langue peut se dépouiller comme dans la scarlatine. Il se produit sur les ongles des rainures plus ou moins profondes, suivant l'intensité de la maladie ; on a même vu tomber les ongles des mains et des pieds, plus rarement les cheveux.

La guérison est ordinairement complète en trois à six semaines, deux mois au maximum. Un des caractères les plus curieux de cette dermatose est qu'elle peut récidiver plusieurs fois : les poussées successives semblent dans ce cas devenir de moins en moins longues et sévères.

Étiologie. — On ne sait rien de précis sur son étiologie.

Il est certain que la prédisposition individuelle des sujets joue un rôle majeur dans sa pathogénie.

« On a vu des éruptions identiques comme durée et comme aspect survenir à la suite d'ingestion de médicaments, du mercure en particulier. Il est probable que la plupart des cas d'érythèmes scarlatiniformes desquamatifs décrits reconnaissent pour cause l'ingestion d'une substance toxique pour l'individu atteint en raison d'une idiosyncrasie particulière. Cependant ils peuvent se produire aussi en dehors de toute influence médicamenteuse. Cette maladie n'est pas contagieuse, ce qui la différencie de la scarlatine, dont elle diffère d'ailleurs par la longue persistance de la rougeur, par l'abondance de la desquamation, qui commence à se faire avant la disparition de la rougeur, et par l'absence des complications habituelles. Elle diffère des érythèmes scarlatinoïdes par sa durée et par l'intensité des phénomènes éruptifs. »

2° DERMATITE EXFOLIATIVE GÉNÉRALISÉE PROPREMENT DITE OU SUBAIGUË.

Symptomatologie. — « La dermatite exfoliative généralisée est une maladie générale qui ne paraît pas être contagieuse et qui a une évolution cyclique (périodes d'augment, d'état et de déclin). Elle est fébrile dans ses deux premières périodes avec maximum vespéral et la fièvre y offre le type continu rémittent. Le début est parfois soudain, rapide, plus souvent insidieux ; on voit apparaître une ou plusieurs taches rouges prurigineuses, qui s'étendent et se généralisent à tout le corps en deux ou dix jours. A la période d'état, les téguments dans leur totalité ou dans leur presque totalité sont envahis par une rougeur intense ; ils sont un peu épaissis, quelquefois même lardacés et comme tendus : quelques jours après l'apparition de la rougeur, l'épiderme s'exfolie et dès lors commence une desquamation en fines lamelles nacrées, sèches, de dimensions très variables, mais qui ont en moyenne de deux à trois centimètres de long sur un centimètre à un centimètre et demi de large; elles se recouvrent parfois comme des tuiles de toit et reposent sur un fond rouge vif.

Les poils tombent presque toujours en totalité ou en partie : il en est souvent de même des ongles, qui sont tout au moins altérés et présentent de profonds sillons transversaux. A certaines périodes de la maladie et en certains points du corps, surtout vers les plis articulaires, il peut se produire un suintement plus ou moins abondant, d'une extrême fétidité, et dès lors l'éruption simule l'eczéma. Quelquefois on voit survenir des bulles pemphigoïdes, des pustules, des furoncles, de la séborrhée, des cônes circumpilaires. Les démangeaisons sont un phénomène presque constant; il en résulte des excoriations et du suintement. Les malades éprouvent aussi assez souvent une sensation pénible et fort intense de cuisson ou de chaleur; ils ont froid dès qu'on les découvre.

Les muqueuses peuvent être prises. Nous avons noté des conjonctivites, des coryzas, des stomatites, des phénomènes de glossite superficielle. Les ganglions sont souvent tuméfiés.

Comme complications nous signalerons des anthrax, des abcès tubériformes ou profonds, de véritables phlegmons, des eschares, de la surdité, de l'iritis, des manifestations articulaires, des complications cardiaques, des paralysies partielles, des paraplégies, de l'obnubilation intellectuelle.

Quand elle est bénigne, la maladie évolue en trois ou quatre mois; quand elle est intense, en cinq ou six mois;

quand elle est prolongée par des complications graves ou par des poussées successives, elle met de six à dix mois et même un an pour arriver à la guérison complète. Il persiste souvent, pendant longtemps après la disparition de la rougeur et de la desquamation, de la pigmentation marquée des téguments.

La dermatite exfoliative généralisée peut aussi se terminer par la mort vers le troisième ou quatrième mois avec diarrhée, épuisement graduel ou complication grave surtout du côté des poumons.

Les rechutes et les récidives sont possibles.

Anatomie pathologique. — L'anatomie pathologique de la dermatite exfoliative n'est pas encore bien connue : on a surtout décrit des infiltrations de cellules embryonnaires dans le derme, des atrophies du système pilo-sébacé, etc.

Diagnostic. — On voit que l'*érythème desquamatif scarlatiniforme* est l'affection qui se rapproche le plus de la dermatite exfoliative subaiguë : on a pu le considérer avec quelque raison comme une dermatite exfoliative au petit pied et de courte durée. Il existe d'ailleurs des faits d'érythème scarlatiniforme desquamatif prolongé, avec chute des poils et des ongles, qui constituent des faits de passage entre les formes légères de la dermatite exfoliative généralisée proprement dite et des formes communes de l'érythème scarlatiniforme desquamatif. (L. Brocq.)

3° Dermatite exfoliative généralisée chronique.

Symptomatologie. — « Je crois pouvoir décrire à côté de la forme typique ou subaiguë de la dermatite exfoliative une forme chronique de la même maladie.

Elle est caractérisée : 1° par une période de début fort longue pendant laquelle l'affection simule l'eczéma et s'étend progressivement; 2° une période également très longue d'état, pendant laquelle elle présente les principaux caractères objectifs de la dermatite exfoliative typique, rougeur absolument généralisée et infiltration du derme, desquamation incessante et très abondante en grandes lamelles, chute des poils, lésions et chute des ongles, engorgements ganglionnaires, complications telles qu'abcès, amblyopie, surdité, etc.; 3° enfin une période de déclin, pendant laquelle la desquamation et la rougeur disparaissent peu à peu en laissant une pigmentation brunâtre, laquelle ne s'efface que fort lentement. La durée est de plusieurs années.

Diagnostic. — Cette dermatose diffère du *pityriasis rubra chronique grave*, de Hébra, par l'infiltration et l'épaississement beaucoup plus marqués de la peau, par les altérations beaucoup plus prononcées des phanères et par leur chute, par une desquamation en plus grandes lamelles, par des complications plus fréquentes d'abcès, d'amblyopie, etc., enfin par la guérison possible.» (L. Brocq.)

Traitement. — Dans les dermatites exfoliatives, l'expectation est la règle, au point de vue général.

Comme traitement local, on peut employer, suivant les indications, les onctions huileuses, les glycérés d'amidon, tartrique, etc., les bains, les poudres sèches.

DERMATITE EXFOLIATRICE
DES NOUVEAU-NÉS

Von Ritter, Billard, Baer, Hervieux ont signalé une maladie caractérisée par une desquamation soit furfuracée, soit en larges lamelles analogues à celles du pemphigus foliacé avec lequel elle a été confondue (G. Behrend), survenant chez les nouveau-nés pendant les premiers jours ou les premières semaines de la vie.

Parfois, la peau reprend peu à peu son aspect normal et l'enfant guérit ; plus fréquemment se produisent des vésicules, des bulles, des croûtes, et les enfants meurent rapidement.

Von Ritter pense qu'il s'agit d'un processus pyémique, tandis que Kaposi considère cette affection « comme une aggravation de l'exfoliation physiologique de l'épiderme des nourrissons ».

C'est, dans tous les cas, une affection rare, du moins en France, où les cas observés ne semblent pas pouvoir tous rentrer dans le cadre d'une dermatite exfoliatrice.

DERMATITE HERPÉTIFORME DE DUHRING

Synonymie. — Dermatite polymorphe douloureuse chronique à poussées successives (L. Brocq). — Dermatose herpétiforme récidivante de H. Leloir et E. Vidal.

Définition. — La dermatite herpétiforme de Duhring est

une affection *sui generis,* dont l'isolement, comme entité morbide, repose sur :

1° La polymorphie absolue de l'éruption ;

2° Les phénomènes douloureux presque constants (1) ;

3° La longue durée de cette maladie à poussées successives ;

4° Le bon état général du malade.

Symptomatologie. — 1° La polymorphie absolue de l'éruption est constituée par ce fait que, chez un même sujet, on peut constater soit simultanément, soit alternativement toutes les lésions élémentaires connues : érythème, vésicules, bulles, papules, squames, croûtes, etc. Donc, dans le premier cas, la *dermatite herpétiforme type,* et dans le second cas, suivant la prédominance de tel ou tel genre de lésion élémentaire, les variétés suivantes : *Dermatite herpétiforme érythémateuse, dermatite herpétiforme érythémato - papuleuse, dermatite herpétiforme érythémato-vésiculeuse, dermatite herpétiforme érythématobulleuse, pustuleuse, hémorrhagique, gélatineuse, papillomateuse.*

2° Les phénomènes douloureux sont presque toujours constants ; ce sont des sensations variables d'hyperalgésie, d'hyperesthésie, de chaleur, de fourmillement, de cuisson, de brûlure, de picotement, mais surtout de démangeaison.

Ces phénomènes douloureux sont toujours plus intenses à la tombée de la nuit ; ils deviennent plus accentués au

---

(1) Nous disons que ces phénomènes existent presque toujours et non toujours, comme tous les dermatologistes, car nous avons souvenance d'un cas observé à l'hôpital Saint-Louis dans le service de M. le Dr Tenneson pendant les mois de mai et juin 1891, dans lequel la dermatose à diagnostic d'abord indécis, non douloureuse, prit plus tard tous les caractères d'une dermatite herpétiforme de Duhring typique.

moment des poussées ; ils peuvent précéder l'éruption, se manifester en même temps qu'elle et persister après la disparition des lésions tégumentaires.

3° La maladie a pour caractère essentiel sa chronicité ; elle peut durer plusieurs mois ou plusieurs années (de six mois à vingt ans et plus) ; elle est composée d'une série indéfinie de récidives espacées ou subintrantes.

4° Enfin, la bénignité relative de la dermatite herpétiforme de Duhring est encore un de ses grands caractères. L'état général du sujet reste bon pendant très longtemps : la fièvre et les complications du côté des séreuses, des reins, du tube digestif, sont rares ; toutefois, en dehors des cas mortels qui ont été observés, la récidive des éruptions et les douleurs qui en sont la conséquence ne laissent pas que de tourmenter singulièrement le malade.

Marche. — La dermatite herpétiforme de Duhring, généralement précédée par des douleurs prémonitoires, par une dermalgie localisée ou généralisée, semble débuter ordinairement par les membres qu'elle envahit d'une façon symétrique. On voit d'abord au voisinage des articulations (genoux et coudes) des taches érythémateuses ou des papules, des vésicules ; les bulles surviennent communément plus tard ; mais, d'une façon générale, toutes ces lésions existent simultanément ou alternativement, et persistent plus ou moins longtemps, de un à plusieurs mois (*variété chronique à poussées successives*) ; elles sont assez superficielles, laissant à leur place non pas des cicatrices, mais des macules qui s'éteignent elles-mêmes peu à peu.

L'affection s'observe aussi sur les muqueuses, parfois atteintes les premières, et en particulier sur la muqueuse buccale.

Suivant que les poussées sont plus ou moins violentes,

L. Brocq distingue plusieurs variétés de dermatite herpétiforme de Duhring :

1° *Variété intense,* caractérisée par des douleurs violentes
et des lésions multiples ;

2° *Variété moyenne,* à localisations un peu spéciales sur
les membres supérieurs et inférieurs, laissant sur le tronc
de larges espaces complètement indemnes ;

3° *Variété bénigne,* à poussées peu intenses, eu égard à
la fréquence et à la multiplicité des éléments éruptifs ;

4° *Variété latente,* dans laquelle l'affection, après avoir
présenté le type ordinaire, ne consiste plus ensuite qu'en
phénomènes douloureux sans lésions tégumentaires bien
nettes.

Le même auteur distingue encore, au point de vue de la
marche et de la durée de la maladie, une variété chronique à poussées successives (voir plus haut) et une variété
subaiguë ou bénigne, divisible elle-même en deux formes :

1° La *dermatite polymorphe douloureuse subaiguë récidivante,* dans laquelle des poussées éruptives subintrantes,
de durée variable, sont séparées par des intervalles de
pseudo-guérison ;

2° La *dermatite polymorphe douloureuse subaiguë* ou
bénigne, composée d'une grande attaque unique, à poussées éruptives successives et subintrantes, évoluant en un
espace de temps qui peut varier entre cinq et dix-huit mois.

Pronostic. — Le pronostic ne saurait être porté d'une
façon ferme ; on a noté des cas de guérison, même chez
des sujets chez lesquels l'affection avait été remarquable
par son intensité, mais il est des cas rapidement mortels,
surtout chez les vieillards.

Diagnostic. — La dermatite herpétiforme de Duhring

se différencie des affections cutanées vésiculeuses et bulleuses (*pemphigus aigu* et *chronique, éruptions médicamenteuses, érythème polymorphe, urticaire bulleuse*), par l'ensemble de ses caractères et, dans certains cas, par les renseignements anamnestiques fournis par le malade.

Étiologie. — La dermatite herpétiforme de Duhring s'observe à tous les âges (*hydroa héréditaire, hydroa des enfants* de Unna; *dermatite herpétiforme récidivante infantile* de H. Leloir et E. Vidal) et semble trouver une cause prédisposante, très sérieuse, dans le tempérament nerveux. La grossesse constitue encore une prédisposition à une variété de dermatite herpétiforme, *herpes gestationis*, de Milton, Bulkley, Living, désignée par L. Brocq sous le nom de *dermatite polymorphe douloureuse récidivante de la grossesse*, dont elle ne diffère que par « son étiologie si singulière et une moins grande fréquence d'apparition des pustules ».

Traitement. — Au point de vue général, les divers médicaments employés contre la dermatite herpétiforme de Duhring sont l'arséniate de soude et les toniques.

Localement, il faut envelopper les malades dans le liniment oléo-calcaire, ou, au contraire, employer les pansements secs suivant les indications de chaque cas en particulier.

DERMATITE PUSTULEUSE CHRONIQUE
EN FOYERS A PROGRESSION EXCENTRIQUE

d'H. Hallopeau

« Ce type morbide, dit H. Hallopeau, est caractérisé par
la production successive et ininterrompue de foyers de
suppuration qui débutent, soit isolément, dans des parties
jusque-là indemnes, soit au pourtour d'anciens foyers, par
des vésico-pustules miliaires, s'accroissent excentriquement, s'accompagnent de tuméfaction avec rougeur des
téguments et d'un prurit intense, prennent une forme circulaire en plaques polycycliques, s'éteignent au centre tout
en s'agrandissant progressivement et ne laissant généralement d'autres traces que les macules pigmentées ; ils occupent plus particulièrement les régions recouvertes de
poils, le cuir chevelu, les aisselles, le pourtour de la vulve,
mais on les observe également sur des parties glabres,
telles que les mains, le tronc et les cuisses. Ils ne sont pas
limités à la peau ; la muqueuse buccale présente les mêmes
éruptions. Les lésions peuvent également gagner en profondeur ; nous les avons vues à plusieurs reprises s'étendre
au tissu cellulaire sous-cutané et se compliquer ainsi de
phlegmon.

Ces suppurations ne s'accompagnent pas de troubles
prononcés dans la nutrition générale : c'est à peine si, dans
les moments où les désordres locaux ont été le plus accentués, la température s'est momentanément élevée un peu

au-dessus de la normale (37°,9). Jamais nous n'avons vu survenir les accès intermittents de la pyémie.

Les foyers se régénèrent le plus souvent au niveau de plaques anciennes : sans aucun doute, des agents infectieux y séjournent à l'état latent et reprennent, après une période d'incubation plus ou moins longue, une nouvelle activité, comme le font les foyers de syphilis et de tuberculose.

L'examen bactériologique, pratiqué à quatre reprises différentes par M. L. Wickham, interne du service, a dénoté presque constamment la présence de staphylocoques et particulièrement de l'albus. Des recherches réitérées n'ont pu faire découvrir d'autres éléments parasitaires.

La marche de la maladie, les récidives au niveau et au voisinage des anciens foyers, les auto-inoculations ne permettent guère de douter qu'il ne s'agisse là d'une affection parasitaire. »

Le diagnostic de l'affection n'est pas sans présenter de sérieuses difficultés ; elle ressemble à certaines *syphilides vésiculo-pustuleuses annulaires, impétigineuses, pustulo-crustacées.*

Quelles que soient les ressemblances objectives, l'inutilité du traitement spécifique éclairera le diagnostic.

La *dermatite herpétiforme* de Duhring, dans sa forme pustuleuse, en diffère par sa marche toute spéciale et la polymorphie des lésions comparées à la lésion toujours vésico-pustuleuse de la dermatite d'Hallopeau.

Enfin, l'*impétigo herpétiforme* de Hébra ressemble beaucoup à cette dermatite qui en diffère par « sa durée, ses récidives incessantes, les altérations profondes que subit la muqueuse buccale, l'extension au tissu cellulaire des suppurations, l'épaississement et l'induration du derme qu'elles entraînent à leur suite, la perte de substance qu'elles

peuvent provoquer, l'absence de troubles de la nutrition
générale, enfin sa bénignité. » (H. HALLOPEAU.)

DERMATOLYMPHANGIOMES

« Les dermatolymphangiomes (*angiomes lymphatiques
de la peau*), disent. E. BESNIER et A. DOYON, représentent
des néoformations du système lymphatique, des aberra-
tions formatives, ayant leur origine et leur principe dans
la constitution du tissu qui en est le siège — constitutionnelles — innées, bien que leur évolution ou leur apparition
puissent être postérieures à la naissance.

Les varices lymphatiques, simples ou parasitaires (filariose), les lésions des lymphatiques dans l'éléphantiasis,
les tumeurs diverses, ne sont pas des lymphangiomes;
ce sont des *lymphangiectasies* » (voir ce mot).

D'après WEGNER, les lymphangiomes reconnaissent trois
formes :

1° Le lymphangiome simple ;

2° Le lymphangiome caverneux ;

3° Le lymphangiome cystoïde (kystique).

Voici, d'après E. BESNIER et A. DOYON, les principaux caractères de chacune de ces trois formes :

1° LYMPHANGIOME SIMPLE :

S'observe sur tous les points du corps; sa localisation, sa
limitation, son caractère circonscrit, le distinguent assez
aisément de la *pachydermie éléphantiasique simple* avec
laquelle il peut être et il a été confondu, particulièrement
dans les cas que l'on a rapportés à une pachydermie congénitale (*éléphantiasis congénital*).

Aux lèvres, il constitue la *macrochilie congénitale*, et, à la langue, une variété de *macroglossie*.

2° LYMPHANGIOME CAVERNEUX (*lymphangiome circonscrit* de MALCOM MORRIS, lymphangiectodes) :

S'observe sur des régions variables mais limitées ; il est constitué par des groupes d'éléments miliaires, rarement pisiformes, jaune rougeâtre ou rougeâtres, dont la base est plus ou moins opaque et le sommet transparent, parfois translucides, dysidrosoïdes, dans certains cas hématiques ; ils forment des amas mûriformes, de petits conglomérats verruciformes, papuliformes, avec des télangiectasies veineuses, et prennent dans les parties déclives un aspect gélatiniforme, phlycténoïde ; autour du groupe central, on rencontre toujours des îlots détachés et des éléments isolés.

La piqûre ou la rupture de tous ces éléments laisse écouler un liquide clair, séreux, chargé de cellules lymphatiques et dépourvues d'hématies s'il n'y a pas de vaisseaux sanguins intéressés dans le traumatisme.

La partie épidermique et sus-dermique (épiderme et étage papillaire du derme de la région atteinte) est constituée par un agglomérat de lymphatiques papillaires et sous-papillaires considérablement ectasiés.

Le lymphangiome peut être observé en tous pays ; on l'observe surtout dans les pays chauds avec la filariose, l'éléphantiasis endémique, etc.

Ce seraient des cas de ce genre qu'ont décrit JONATHAN HUTCHINSON sous le nom de *lupus lymphaticus lymph-lupus* et RINDFLEISCH sous le nom de *pachydermie lymphangiectasique*.

3° LYMPHANGIOME CYSTOIDE :

Cette forme est constituée par des tumeurs parfois volumineuses, « kystes séreux multiloculaires congénitaux », rencontrées surtout au cou, mais pouvant s'observer sur toutes les régions du corps.

DERMATOLYSIE (Alibert)

Synonymie. — Chaladozermie. — Cutis pendula. — Cutis lapsus. — Cutis laxa. — Molluscum pendulum. — Nævus mollusciforme.

Définition. — Symptomatologie. — Ce nom désigne un état spécial du tégument caractérisé par une extension considérable de la peau qui arrive à former des plis plus ou moins profonds sans altération des tissus qui conservent à peu près leurs caractères normaux.

C'est une difformité soit congénitale, soit acquise, quelquefois généralisée, ordinairement partielle : *dermatolysie palpébrale, faciale, cervicale, ventrale, génitale* (tablier des Hottentotes).

Elle est complètement indolente, sauf en cas de complications dues à l'adossement des replis cutanés (intertrigo, exulcérations).

Tout récemment chez un malade de Kaposi dont la peau du front et du cou étaient assez flasques pour recouvrir, la première toute la moitié supérieure du visage, et la seconde le visage entier, Seiffert a excisé un fragment de peau et a constaté qu'il y avait une absence complète de tissu conjonctif fibrillaire ; le tégument n'étant constitué que par du tissu muqueux.

DERMATONEUROSES

Définition. — Par dermatoneuroses, disent H. Leloir et E. Vidal, nous entendons toute affection cutanée secondaire à une modification du système nerveux central, ganglionnaire ou périphérique.

Ces auteurs en distinguent un certain nombre de classes et en font une étude que nous résumons ici.

Première classe : les DERMATONEUROSES SENSITIVES PURES, constituées seulement par des troubles de la sensibilité.

1° Les différentes variétés de l'hyperesthésie cutanée : hyperesthésie proprement dite, dermalgie, prurit, hyperalgie, paresthésie, etc.

2° Les différentes variétés de l'anesthésie cutanée.

Deuxième classe : les DERMATONEUROSES MOTRICES PURES, caractérisées par un seul phénomène : la contraction des fibres musculaires cutanées, et en particulier des fibres musculaires glandulaires des follicules pilo-sébacés, et dont le type est la « cutis anserina ».

Troisième classe : les DERMATONEUROSES VASCULAIRES OU DERMATONEUROSES VASO-MOTRICES PURES, caractérisées par les phénomènes résultant de la dilatation ou de la constriction anormale des vaisseaux sanguins et des troubles de nutrition qui peuvent en être la conséquence, comme certaines hyperémies cutanées, certains érythèmes, certaines anémies cutanées, l'urticaire, certaines hémorrhagies cutanées.

Quatrième classe : les DERMATONEUROSES TROPHIQUES OU

Trophonévroses cutanées proprement dites, en général liées à des modifications assez permanentes et prononcées de l'influx nerveux, comprenant :

1° Des érythèmes chroniques (érythème trophoneurotique, glossy-skin (1), pellagre).

Des dermites plus ou moins superficielles (panaris nerveux de Morvan, de Quinquaud), certaines dermatites encore mal connues (2) ;

2° Des affections papuleuses (certains eczémas) ;

3° Des affections vésiculeuses (certains eczémas, certains herpès, le zona) ;

4° Des affections bulleuses (certaines éruptions bulleuses localisées, certains pemphigus) ;

5° Des affections pustuleuses (certains ecthymas) ;

6° Des ulcérations (certaines ulcérations trophiques peu étudiées, le mal perforant) ;

7° Des gangrènes (gangrènes symétriques des extrémités, gangrènes d'origine nerveuse centrale comme le décubitus aigu, gangrènes d'origine nerveuse périphérique) ;

8° Certains œdèmes chroniques durs ou demi-durs ; certains états éléphantiasiformes ;

9° Certains sclérèmes ;

10° La sclérodermie ? la morphée ? la trophonévrose faciale ? certaines atrophies cutanées ?

11° La lèpre systématisée nerveuse ; la lèpre mixte ;

12° Certains états ichthyosiques de la peau ;

13° Certaines hyperkératinisations ; callosités ;

14° Des troubles de la pigmentation cutanée (aug-

____

(1) Peau parcheminée, peau luisante, Liodermie essentielle d'Auspitz, Dermite nerveuse essentielle de Kaposi, affection décrite par Weir Mitchell et constituant un état spécial de la peau des extrémités, lisse, luisante, amincie, atrophiée, avec altérations glandulaires unguéales, etc., douleurs névralgiques (*causalgie*).

(2) Dermatite exfoliative généralisée ?

mentation du pigment, diminution du pigment, vitiligo).

Cinquième classe : les DERMATONEUROSES GLANDULAIRES, caractérisées par une perturbation de la sécrétion glandulaire secondaire à un trouble de fonctionnement du système nerveux, comprenant :

1° Les dermatoneuroses glandulaires sudorales (hyperidrose, anidrose? hématidrose ?);

2° Les dermatoneuroses glandulaires sébacées (certaines acnés rosées? certaines séborrhées?) ;

3° Les dermatoneuroses glandulaires pilaires (certaines variétés de canitie, certaines variétés d'alopécie, les peladoïdes trophoneurotiques) ;

4° Les dermatoneuroses glandulaires unguéales (chute des ongles, déformations et altérations diverses des ongles).

Les lésions du système nerveux central ou périphérique qui ont présidé aux dermatoneuroses ont été constatées anatomiquement (DERMATONEUROSES CUM MATERIÂ) ou non (DERMATONEUROSES SINE MATERIÂ).

Les premières sont des affections permanentes, en général des dermatoneuroses trophoneurotiques, des trophonévroses ; sous la dépendance de lésions de l'encéphale, de la moelle (en particulier des zones radiculaires postérieures et de la substance grise postérieure et centrale), des racines postérieures, des ganglions spinaux, des nerfs périphériques (nerfs sensitifs et peut-être sympathiques).

Les secondes sont en général caractérisées par de simples troubles sensitifs, vaso-moteurs, moteurs, isolés ou concomitants. Lorsque l'action nerveuse a été plus intense, assez intense pour produire une véritable lésion trophique permanente de la peau, l'affection cutanée est néanmoins toujours superficielle, non destructive, et encore peut-on se demander si, dans ce cas, il n'existe pas de lésions du système nerveux tellement légères parfois, qu'elles échappent à nos moyens actuels d'investigation. Telles les dermato-neuroses réflexes (eczémas de la dentition, eczéma, urticaire, acné rosée secondaires aux affections utérines), les derma-toneuroses par choc moral (des anémies et hyperémies cuta-nées, érythèmes, urticaire, hémorrhagies cutanées, eczéma et psoriasis, herpès, dermatoses bulleuses et pemphigoïdes, troubles pigmentaires de la peau et des poils, peladoïdes trophoneurotiques, etc.).

Les lésions cutanées précitées peuvent, dans certains cas, faire diagnostiquer une affection nerveuse qui, sans elles, serait passée inaperçue ou n'aurait été reconnue que plus tard ; le traitement et le pronostic se trouvent ainsi com-plètement modifiés.

Ces dermatoneuroses ont été désignées sous le nom de *dermatoneuroses indicatrices* (H. LELOIR et E. VIDAL).

Traitement. — Le traitement doit avoir pour but d'agir sur le système nerveux soit par une médication interne (arsenic, sulfate de quinine, atropine, ergotine, bromures), soit par une médication externe (électricité, révulsion) dont les éléments varieront dans chaque cas particulier.

DIABÉTIDES

Définition. — M. le professeur A. FOURNIER désigne sous le nom de *diabétides* les éruptions cutanées qui se manifes-tent chez les sujets diabétiques.

Symptomatologie. — Ces manifestations peuvent être

d'ordre érythémateux, vésiculeux, pustuleux, papuleux, gangréneux, etc.; les plus intéressantes et les plus fréquentes sont, sans contredit, les éruptions eczématiformes ou le simple prurit généralisé ou localisé aux organes génitaux. On a constaté l'astéatose et l'anidrose diabétiques.

Traitement. — Les diabétides réclament, outre le traitement local variable suivant la lésion, et une hygiène appropriée, le traitement général du diabète.

DYSIDROSE

Synonymie. — Dysidrosis de Tilbury Fox. — Cheiro-pompholix d'Hutchinson. — Pompholix de Robinson.

Définition. — C'est une affection qui se présente sous l'aspect de vésicules plus ou moins volumineuses (voir la planche I, fig. 3, *c*), parfois même de bulles, contenant un liquide limpide et siégeant surtout aux extrémités des membres.

Symptomatologie. — Les éléments éruptifs sont souvent précédés par des démangeaisons, des sensations de brûlure, de cuisson, variables d'intensité, mais qui manquent rarement. Les vésicules sont perlées, comparables à des grains de sagou cuit, d'un volume variant de celui d'une tête d'épingle à celui d'une lentille et situées profondément sous l'épiderme.

Isolées et discrètes au début, elles se groupent ensuite,

deviennent confluentes, formant par leur cohérence des ampoules de couleur jaunâtre; elles se multiplient sous l'influence des grattages (L. BROCQ) et finissent, à la longue, par se rompre en laissant le derme à nu.

Siège. — La dysidrose siège surtout à la paume des mains, dans les espaces interdigitaux, sur les bords latéraux des doigts et à la plante des pieds, souvent d'une façon symétrique, on l'a notée à leur face dorsale (BROAMHEAD) et au visage (JACKSON, ROSENTHAL), une fois au nez (H. HALLOPEAU).

Marche. — **Durée.** — La dysidrose dont les récidives sont fréquentes, se termine généralement en deux septénaires.

Diagnostic. — Les vésicules de l'*eczéma* plus petites, éphémères, reposant sur une surface inflammatoire, ne ressemblent en rien à celles de la dysidrose qui peut toutefois être compliquée d'un véritable eczéma.

Les *sudamina* se différencient des vésicules dysidrosiques par leur généralisation, leur volume moindre et leur durée plus longue.

Étiologie. — Plus fréquente au printemps et en été, la dysidrose semble atteindre de préférence les arthritiques; elle est, en tout cas, sensiblement en rapport avec les sueurs profuses; les sujets qui en sont atteints ont souvent les mains humides, moites, froides et gluantes.

Nature. — On a placé le siège de la dysidrose dans les glandes sudoripares (TILBURY FOX et CROCKER); on en a fait de l'eczéma (HARDY, HÉBRA, KAPOSI) ou des sudamina, ou

bien encore la résultante de troubles trophiques (J. Hutchinson et Robinson).

Traitement. — La médication générale a pour but de
ralentir la transpiration ; c'est dans cet ordre d'idées que
l'on a donné la tisane de feuilles de sauge.

Localement, le mieux est de ponctionner et de vider les
vésicules, puis d'envelopper les régions malades dans du
coton hydrophile imbibé de liniment oléo-calcaire boriqué
ou de les recouvrir d'une pommade à l'oléate de zinc
(R. Crocker).

ECTHYMA

(Voir la planche IV)

Définition. — On désigne, encore actuellement, sous ce nom une lésion de la peau à marche aiguë, caractérisée cliniquement par une pustule souvent isolée, volumineuse, régulière, arrondie, entourée d'une aréole inflammatoire (*pustule phlyzaciée* d'Alibert), dont le contenu, inoculable, se répand sur le tégument et forme, assez rapidement, une croûte brune ou jaunâtre qui laisse après elle une cicatrice indélébile plus ou moins marquée.

Symptomatologie. — Au début, la pustule d'ecthyma est précédée d'une petite tache rouge, punctiforme, prurigineuse, devenant bientôt papuleuse, puis vésiculeuse ; ce n'est que le quatrième jour, environ, que le contenu de la vésicule devenant louche et purulent, la pustule se trouve véritablement constituée ; sa grosseur est alors variable, elle peut avoir la dimension d'une tête d'épingle, le volume d'un pois ou même atteindre quelques centimètres de diamètre.

Quelques jours encore, et l'épiderme qui formait l'enveloppe extérieure de la pustule se rompt, le pus s'épanche au dehors pour se concréter en forme de croûte jaune ou brune, épaisse et assez saillante ; au-dessous d'elle, existent une exulcération (*ecthyma simple, ecthyma vulgare,* de

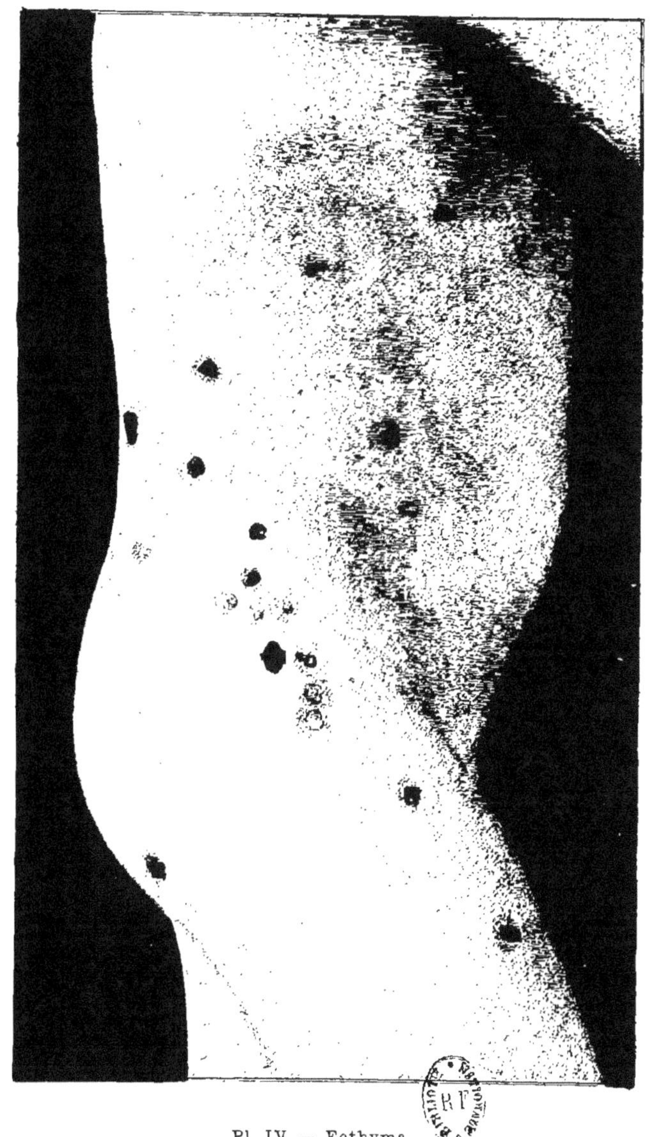

Pl. IV. — Ecthyma.

Willan et Bateman, *ecthyma à ulcération superficielle* de H. Leloir et E. Vidal) ou une ulcération (*ecthyma ulcéreux*) très douloureuse au contact de l'air.

Suivant la profondeur de l'ulcération, l'affection ne laisse comme trace, quand la croûte est tombée, qu'une tache violette s'effaçant peu à peu, ou une cicatrice déprimée.

Les pustules d'ecthyma sont en général discrètes, se succédant souvent les unes aux autres, formant cependant parfois de véritables placards plus ou moins larges; elles sont ordinairement volumineuses, entourées d'un cercle érythémateux.

Les symptômes subjectifs consistent en un peu de cuisson, de chaleur, de démangeaison, de picotement, de douleur, qui cessent lorsque la croûte est formée.

Comme symptômes généraux, on note, dans certains cas, des frissons, du malaise, de l'inappétence, de la fièvre et, comme complications, des lymphangites, adénites, phlegmons, etc.

Siège. — L'ecthyma se développe sur toutes les régions, mais de préférence sur les mains, les pieds, les fesses et les membres; il est plus rare au tronc, exceptionnel à la face et au cuir chevelu (Hardy).

Durée. — Dans l'ecthyma vulgaire, la durée d'une pustule prise en particulier est relativement courte, chaque élément évoluant en seize ou vingt jours, mais l'affection peut persister longtemps grâce aux auto-inoculations successives (*ecthyma diutinum* de Devergie).

Variétés. — On a distingué plusieurs espèces d'ecthyma dans lesquelles la marche de l'affection est modifiée surtout par le terrain sur lequel elle se développe.

C'est ainsi que chez les enfants très jeunes, âgés de quelques mois, on a décrit sous le nom d'*ecthyma chronique des enfants*, d'*ecthyma infantile*, d'*ecthyma ulcéreux des nouveau-nés* (LAILLER et JARRY), d'*ecthyma térébrant*, de *rupia escharotica* (BATEMAN), *de pemphigus gangréneux* (BAZIN), une forme d'ecthyma caractérisée par des pustules petites, souvent sans aréole rouge ou entourées d'un cercle livide et violacé (*ecthyma luridum* de BATEMAN, *ecthyma constitutionnel scrofuleux* de BAZIN), donnant naissance à des ulcérations profondes, à marche lente, suivies de cicatrices indélébiles et déprimées.

En même temps existent des phénomènes généraux graves : douleurs violentes, fièvre, gastro-entérite et phénomènes athrepsiques, comportant un pronostic grave, souvent fatal.

Cet ecthyma, ordinairement plus ou moins généralisé, siège surtout aux cuisses, aux fesses, aux régions inguinales, au dos; on l'a observé sur le tronc et, d'une façon exceptionnelle, à la face et à la tête.

Les muqueuses buccale et labiale sont fréquemment atteintes d'ulcérations.

Cette forme, ainsi que la suivante, est désignée par H. LELOIR et E. VIDAL sous le nom d'*ecthyma à ulcération profonde*.

Chez les sujets débilités (*ecthyma cachecticum, ecthyma arthritique* ou *dartreux* de BAZIN), les pustules, qui siègent surtout aux membres inférieurs, sont discrètes mais larges et contenant un liquide formé de pus, de sang et de sérosité mélangés qui se dessèche sous forme de croûte noirâtre; elles sont entourées d'une aréole inflammatoire (cercle escharotique), s'étendant peu à peu sur l'épiderme avoisinant qui se soulève, distendu par le liquide sécrété; ce dernier forme bientôt une croûte saillante, de dimension plus considérable que la première (*rupia proeminens* de HARDY); sous ces croûtes existent des ulcérations atoniques, profondes, qui suppurent indéfiniment; c'est à cette forme que l'on peut rattacher l'*ecthyma gangréneux* de HARDY.

Les symptômes généraux sont rares; les symptômes subjectifs, bénins; mais les membres atteints sont souvent le siège de lymphangite et de phlébite. Le pronostic est mauvais.

Pronostic. — Ce qui rend le pronostic de l'ecthyma essentiellement variable suivant ses diverses formes, c'est qu'il dépend absolument de ses conditions pathogénétiques.

Diagnostic. — Assez facile à diagnostiquer dans les cas ordinaires, l'ecthyma peut néanmoins offrir quelquefois certaines ressemblances avec plusieurs affections :

Le *furoncle*, au début, ressemble à l'ecthyma, mais sa pustule initiale est plus petite, plus acuminée, l'aréole inflammatoire est plus étendue et de couleur plus foncée; la douleur est beaucoup plus forte.

L'*acné pustuleuse* vulgaire a des pustules petites et acuminées; l'*acné indurée* a une base résistante qui n'existe pas dans l'ecthyma; enfin, l'acné a des sièges de prédilection tout autres.

Les pustules de l'*impétigo* sont plus petites, plus nombreuses, plus confluentes; les croûtes forment de vastes placards jaunâtres et réguliers; l'affection siège habituellement à la face.

Le *pemphigus*, lorsque le contenu des bulles est transformé en croûtes, ressemble à l'ecthyma; mais, dans le premier, les croûtes sont moins volumineuses et moins adhérentes; les ulcérations consécutives sont moins profondes et donnent lieu à une suppuration moins considérable ; enfin, l'affection est plus généralisée et l'on constate, soit *de visu*, soit dans les renseignements fournis par le malade, l'existence de lésions bulleuses.

Les *syphilides ulcéreuses* diffèrent de l'ecthyma par la profondeur de leurs ulcérations, l'aspect de leurs croûtes inégales, verdâtres, leur mode de groupement, leur aréole brune et cuivrée.

Toutefois, il est quelquefois impossible de différencier objectivement l'un de l'autre le *chancre induré* et l'*ecthyma scabieux*.

Étiologie. — L'ecthyma est toujours dû à l'inoculation. Celle-ci est favorisée par la débilité du sujet atteint, que cette débilité tienne à la vieillesse, aux excès, aux maladies (*ecthyma symptomatique* de Bazin).

Les parasites (pous et acares), en déterminant des lésions de grattage, ouvrent des portes d'entrée aux microbes pyogènes vulgaires et favorisent la production de l'ecthyma (*ecthyma de cause externe* de Bazin).

Anatomie pathologique. — La pustule de l'ecthyma forme dans le corps de Malpighi une « petite cavité anfractueuse, remplie de pus, de liquide fibrineux... et de microcci » (H. Leloir et E. Vidal).

C'est une pustule renfermant des micro-organismes.

Traitement. — En dehors des soins spéciaux que peut exiger l'état général du malade et qui consistent surtout en toniques, l'ecthyma réclame un traitement antiseptique. Après la chute des croûtes, les ulcérations seront lavées avec les solutions de sublimé ou phéniquées, l'alcool salolé à 1/100°, saupoudrées de poudre d'iodoforme, d'aristol, d'iodol, etc., ou recouvertes de bandelettes imbriquées d'emplâtre rouge d'E. VIDAL ou, ce qui nous a réussi plusieurs fois, d'épithème adhésif à l'ichthyol. Chez les enfants, les pansements se font surtout avec les poudres astringentes : ratanhia, quinquina, écorce de chêne.

Dans les cas d'ecthyma gangréneux, il y a lieu de se servir de lotions toniques avec l'alcool camphré, le vin aromatique, et de couvrir les plaies d'onguent Canet.

Dans tous les cas, le repos de la région affectée est absolument indispensable.

ECZÉMA

Synonymie. — Herpès squameux (ALIBERT). — Dartres squameuses humides (ALIBERT). — Crusta lactea (PLENCK). — Herpès miliaire. — — Dartres vives, etc.

Définition. — On décrit encore aujourd'hui, tant en France qu'à l'étranger, sous le nom d'eczéma des affections qui, objectivement plus ou moins semblables, diffèrent cependant d'une façon considérable par leur cause, leur nature, leur marche, leur durée, leur terminaison et les indications thérapeutiques qu'elles comportent.

Depuis quelques années, néanmoins, l'immense groupe des eczémas tend à se dissocier et, en France particulièrement, existe une tendance à réserver le nom d'eczéma à une affection de nature inflammatoire, aiguë, subaiguë ou chronique, caractérisée par des rougeurs, des vésicules, des croûtes et des squames existant simultanément ou successivement, accompagnée de prurit et prenant sa source dans la constitution propre de l'individu lui-même.

Pratiquement, les eczémas doivent être étudiés surtout au point de vue de leur siège ; c'est celui-ci, en effet, qui, la plupart du temps, détermine l'aspect objectif, influe considérablement sur la marche, la thérapeutique, etc., de l'affection ; toutefois, il est bon de décrire classiquement l'*eczéma en soi*, afin d'en faire bien saisir les aspects multiples et divers, véritablement protéiformes.

L'eczéma est aigu ou chronique, généralisé ou localisé et peut affecter toutes les formes connues des lésions élémentaires.

ECZÉMA AIGU

PREMIÈRE PÉRIODE. — PÉRIODE DE VÉSICULATION

Symptomatologie. — Précédé ou non de symptômes généraux : anorexie, malaise, courbature, fièvre, frissons, — et locaux : sensations de chaleur appréciable à la main et au thermomètre qui montre une différence de un et même de deux degrés entre la température des régions saines et celle de la région malade, de tension, de démangeaisons, etc., l'eczéma débute sur une partie limitée ou sur plusieurs points du corps à la fois par une tuméfaction de la peau brûlante et douloureuse et une rougeur plus ou moins accentuée (*eczéma érythémateux*), diffuse ou punctiforme, sur laquelle se manifeste un semis de vésicules (*eczéma vésiculeux*) extrêmement petites, acuminées, fines comme des pointes d'aiguille et serrées côte à côte, parfois confondues et donnant lieu à des sortes de bulles, arrondies ou irrégulières, simulant l'éruption caractéristique du pem-

phigus, comme cela se voit dans les régions du corps (pieds
et mains) où l'épiderme dur et épais se rompt difficilement.

Les vésicules contiennent un liquide clair et transparent, du moins au début, sorte de sérosité alcaline, parfois
acide (dans l'arthritisme goutteux, J.-B. Hillairet), citrine,
collante et poisseuse au toucher, empesant le linge d'une
façon assez caractéristique; son odeur est fade.

DEUXIÈME PÉRIODE. — PÉRIODE DE SÉCRÉTION

Les vésicules ont une durée très courte; elles peuvent
s'effacer et disparaître par desquamation à la suite de la
résorption de leur contenu; le plus souvent, elles sont très
vite excoriées par le grattage ou se rompent spontanément
au bout de vingt-quatre ou quarante-huit heures et leur
contenu se répand sur la peau en même temps que se
forment des exulcérations superficielles; celles-ci donnent
lieu à un suintement de liquide citrin (*eczéma humide*),
jaune clair, à réaction neutre, comme gommeux, parfois
sanguinolent, empesant le linge et se concrétant sous forme
de croûtelles plus ou moins consistantes, plus ou moins
épaisses, plus ou moins colorées. Tantôt (*eczéma croûteux*),
comme chez les lymphatiques, elles sont épaisses, grises,
jaunes ou noirâtres, adhérentes; elles reposent sur une
surface rouge vif, humide, saignant avec facilité, offrant
un aspect piqueté caractéristique, parsemée qu'elle est de
petits orifices desquels sortent de fines gouttelettes de sérosité bientôt concrétée en croûtelles.

La rougeur s'étend au delà de la surface exulcérée se
confondant peu à peu avec le tégument sain par ses bords
diffus et irréguliers.

Pour quelques auteurs (H. Leloir et E. Vidal), ces deux

premières périodes, la période de vésiculation et la période
de sécrétion, forment la période érythémato-vésiculeuse.

TROISIÈME PÉRIODE. — PÉRIODE DE SÉCRÉTION SÈCHE
OU DE DESQUAMATION

Au bout d'un temps plus ou moins long, les croûtelles
se détachent d'une façon définitive ; les exulcérations se
sèchent et la surface rouge eczémateuse devient le siège
d'une desquamation épidermique qui passe par plusieurs
phases : le premier épiderme est mince, transparent, recouvre une surface lisse, luisante et comme vernissée ; il
se flétrit rapidement, se fendille (*eczéma fendillé* et *craquelé*)
et tombe sous forme de lamelles étendues superposées ou
de squames plus ou moins épaisses (*eczéma psoriasiforme,
lamelleux* d'E. Vidal), qui s'amincissent progressivement
pour ne plus consister ensuite qu'en lamelles pityriasiques
(*eczéma pityriasique*), diminuant peu à peu d'abondance
pour cesser enfin en même temps que la rougeur disparaît
et que la peau reprend sa coloration et son aspect normaux.

Comme symptômes subjectifs, on rencontre toujours des
sensations de cuisson, de démangeaison, de picotement,
plus ou moins intenses et variables selon les individus,
exagérées chez les nerveux, à peine sensibles chez les
lymphatiques.

Cette troisième période (période de formation d'épiderme
de transition et période de desquamation de H. Leloir et
E. Vidal) peut succéder immédiatement à la première.

Au point de vue objectif pur et simple, l'eczéma peut
être constitué par toutes les lésions élémentaires connues :
il peut ne consister qu'en une rougeur et une desquamation
(*eczéma sec des arthritiques*) ; les vésicules peuvent être

considérables (*eczéma bulleux* ou *phlycténoïde*); parfois la
vésicule repose sur une papule (*eczéma papulo-vésiculeux*);
dans d'autres cas, il existe seulement une papule rouge ou
pâle, dure (*eczéma papuleux*); lorsque le suintement est
très abondant (chez les lymphatiques), on voit se produire
des croûtes jaunâtres, épaisses, impétigineuses (*eczéma
impétigineux, eczéma tuberculeux des nourrissons* de UNNA,
scrofulide bénigne exsudative de BAZIN).

Parfois l'eczéma n'est constitué que par des fissures épidermiques parallèles et perpendiculaires entre elles, tantôt
superficielles et sèches, tantôt profondes; cette forme, plus
ou moins suintante, douloureuse, siège surtout aux régions
tégumentaires tiraillées par des mouvements : poignets,
articulations diverses, commissures labiales, anus (*eczéma
fissuraire*).

On constate encore une forme d'eczéma sec, plus particulièrement à la face dorsale des mains, formant de petits
placards limités, ovalaires ou arrondis, de couleur rouge
pâle et parsemés de cannelures caractéristiques (*eczéma
cannelé*).

Suivant la disposition des lésions élémentaires, on désigne l'eczéma sous les noms d'*eczéma sparsum*, lorsque les
éléments sont épars çà et là; d'*eczéma nummulaire*(DEVERGIE),
lorsque ceux-ci forment des taches arrondies et isolées,
sèches ou suintantes, à peine grandes comme une pièce de
cinq francs en argent, siégeant sur le tronc et sur les
membres, surtout les supérieurs, se continuant insensiblement avec les parties saines, variété chronique, tenace et
rebelle; on donne le nom d'*eczéma marginé* à un eczéma à
forme circinée dont le centre est sain (HARDY); l'*eczéma
marginatum* de F. HÉBRA n'est qu'une complication eczématiforme de diverses dermophyties telles que la trichophytie circinée, l'érythrasma, le pityriasis versicolor, lors-

qu'elles siègent dans certaines régions comme le pli inguino-scrotal, la face supéro-interne des cuisses, la région pubienne et quelquefois les fesses.

On a encore décrit l'eczéma *unisquamosum* (LIÉVAIN, DEVERGIE), variété très rare, cantonnée sur un espace d'un centimètre carré dans la région intersourcilière, à la racine du nez, recouvert d'une seule croûtelle toujours remplacée par une suivante lorsqu'elle vient à tomber, perpétuant ainsi l'affection pendant un temps plus ou moins long.

Parfois l'eczéma, localisé, n'est pour ainsi dire qu'indiqué (*eczéma incomplet, eczéma avorté*), ou bien il envahit la presque totalité du tégument : l'*eczéma rubrum* en est une forme ; plus fréquente chez la femme, cette variété est presque toujours précédée, comme les fièvres éruptives, de phénomènes généraux : courbature, inappétence, fièvre ; on a noté de l'agitation et du délire chez les alcooliques ; au début, ce sont des taches rouges, plus ou moins étendues, arrondies ou ovoïdes, prurigineuses, bientôt recouvertes de vésicules nombreuses, plus ou moins volumineuses, dont la confluence forme parfois des bulles (aux mains et aux pieds). La peau est rouge, tuméfiée, présentant de petites dépressions qui correspondent aux vésicules détruites (*état ponctué* de DEVERGIE) ; elle est suintante, excoriée même (*eczéma ichorosum* d'ERASMUS WILSON, *eczéma madidans* de F. HEBRA) ; la desquamation se fait par larges placards et la maladie se termine par résolution complète après une durée de quinze jours à six semaines.

Parfois, elle est le point de départ d'un eczéma chronique d'une région limitée ordinairement ; néanmoins, cette forme qui, quelles que soient les parties atteintes d'abord, envahit simultanément le visage, le cou, le tronc et le tégument presque tout entier, est généralement peu grave malgré les abcès et les adénites suppurées ainsi que les accidents pulmonaires et cérébraux que l'on a signalés (HARDY). Elle n'est sérieuse que par l'intensité de ses démangeaisons.

Bien d'autres variétés d'eczéma ont été décrites : l'*eczéma œdémateux*, dans lequel le tissu cellulaire sous-jacent est plus ou moins infiltré; l'*eczéma hypertrophique* ou *spargosiforme*, avec infiltration et induration considérables des tissus rappelant celles de l'éléphantiasis des Arabes; l'*eczéma scléreux* ou *verruqueux*, à squames sèches ou abondantes; l'*eczéma muqueux*, localisé principalement aux aisselles, aux aines, sous les seins et dans lequel la peau ramollie, rouge, humide, prend l'aspect d'une muqueuse; l'eczéma *papillomateux* ou *verruqueux* de WILSON, dans lequel on constate une tendance à la formation des saillies verruqueuses; l'*eczéma lichénoïde*, avec épaississement parfois considérable de la peau.

Enfin, trois autres variétés d'eczéma, importantes par leur nature, méritent d'être signalées plus explicitement, ce sont : l'*eczéma récidivant des arthritiques*, l'*eczéma nerveux* et l'*eczéma séborrhéique*.

Chez les arthritiques il se produit des poussées eczémateuses, accompagnées de malaise, frissons, fièvre, etc., dans lesquelles une région quelconque du corps, la figure et la tête plus particulièrement, deviennent tuméfiées, rouges, sèches ou couvertes de bulles, véritable *eczéma récidivant des arthritiques*, dit L. BROCQ.

ERASMUS WILSON donnait le nom d'eczéma nerveux à une variété d'eczéma s'accompagnant de névralgies intenses; c'est encore sous ce nom que l'on décrit, actuellement, diverses formes d'eczéma dont la pathogénie semble prendre sa source dans le système nerveux central ou périphérique (dermatoneuroses), tel l'*eczéma de dentition* de UNNA.

La troisième variété comprend l'*eczéma séborrhéique* de UNNA (*eczéma sec, circonscrit* des AUTEURS, *lichen annulaire serpigineux* d'ERASMUS WILSON et COLCOTT FOX, *eczéma ou pityriasis acnéique* de BAZIN, *eczéma acnéique* de LAILLER, *circinaria* de PAYNE, *séborrhée sèche du cuir chevelu, lichen acnéique circiné, eczéma érythémateux à bordures circinées* d'E. BESNIER et A. DOYON, *eczéma marginé* de HARDY) dans lequel le célèbre dermatologiste de Hambourg range l'eczéma séborrhéique du thorax (*eczéma flanellaire*, voir la planche XLIV), l'eczéma séborrhéique de la face (*pityriasis simplex*), étudiés actuellement sous le nom de séborrhée, et surtout cette forme d'eczéma à éruption suintante avec infiltration et rougeur des téguments, localisé au cuir chevelu (tempes), au sillon post-auriculaire (*eczéma de la ménopause*, de BOHN), aux sourcils, aux paupières, au conduit auditif, aux plis articulaires, pouvant exceptionnellement se généraliser, s'accompagner de symptômes graves et devenir mortel (cas d'E. VIDAL). Cet eczéma est, en outre, caractérisé par sa forme arrondie, circinée, festonnée, annulaire, l'épaisseur, la coloration jaunâtre et l'état graisseux de ses squames, son point de départ au cuir chevelu et sa marche descendante vers les autres régions du corps, enfin par sa nature compliquée souvent de parasitisme et sa thérapeutique spéciale.

E. BESNIER et A. DOYON rattachent à l'eczéma séborrhéique de UNNA l'*eczéma « de la portion exposée de la surface rouge des lèvres »* et l'eczéma *« en aires »* ou *eczéma marginé desquamatif de la langue* (*glossite exfoliatrice marginée* d'ALFRED FOURNIER et LEMONNIER, *exfoliation en aires de la langue* de MIBELLI).

ECZÉMA CHRONIQUE

Quelle que soit sa forme, l'eczéma peut affecter une marche rapide, quelquefois même très rapide (*eczéma fugax*), ou évoluer en quelques semaines, de trois à six environ, comme dans la forme aiguë, ou persister pendant des mois et des années (*eczéma persistant*), soit cantonné aux mêmes régions, soit en s'étendant çà et là, avec des périodes alternées de recrudescence et de repos, sans réaction générale, ce qui constitue l'eczéma chronique. L'eczéma chronique peut s'établir primitivement sous cette forme ou succéder à l'eczéma aigu; dans les deux cas, le derme, de couleur rouge plus ou moins foncé, est épaissi, induré; les sensations subjectives (prurit, etc.), sont souvent très douloureuses avec des exacerbations au moment des poussées.

L'eczéma chronique est fréquemment symétrique.

VARIÉTÉS D'ECZÉMA SUIVANT LE SIEGE

Un des principaux facteurs de la manière d'être de l'eczéma est le siège qu'il occupe; l'étude de l'eczéma suivant le siège affecté est d'une importance capitale en raison des données qui en découlent cliniquement pour instituer un pronostic sûr ou une thérapeutique convenable.

Nous passerons donc successivement en revue les eczémas de la tête, du tronc, des membres, des régions ano-génitales, etc., etc.

ECZÉMA DU CUIR CHEVELU

Au cuir chevelu, l'étude de l'eczéma (*eczéma capitis*) se confond avec celle de la séborrhée sèche (*pityriasis capitis*) ou huileuse (*eczéma squameux* ou *eczéma impétigineux, teigne furfuracée* ou *teigne muqueuse* d'ALIBERT).

La peau est souvent rouge et suintante (*eczéma suintant*); les cheveux peuvent s'agglutiner et se feutrer (*plique*); dans certains cas rares, on a constaté, accompagnant l'eczéma, des folliculites et périfolliculites ou des placards arrondis, rouges, grands comme une pièce de cinquante centimes ou une pièce de cinq francs en argent, mamelonnés, saillants, suintants et saignants (*teigne granulée, achor, mucor granulatus*); cette forme coïncide souvent avec la phthiriase.

Le véritable eczéma du cuir chevelu peut se distinguer du *pityriasis capitis* vulgaire en ce que cette dernière affection est toujours localisée au cuir chevelu, donnant lieu à une desquamation furfuracée, sans suintement, tandis que dans l'eczéma existent toujours du suintement, des croûtes et souvent l'envahissement des oreilles.

La *séborrhée sèche* a ces croûtes molles et malléables au-dessous desquelles on peut voir l'épiderme intact et les orifices entr'ouverts des glandes sébacées.

Dans le *psoriasis*, les plaques sont nettement limitées, les squames épaisses, sèches et nacrées, tandis que dans l'eczéma, prurigineux, au-dessous des croûtes on constate du suintement; l'examen complet du malade éclairera presque toujours encore le diagnostic.

La desquamation de la *teigne tondante* est toujours bien moins abondante que celle de l'eczéma; les surfaces

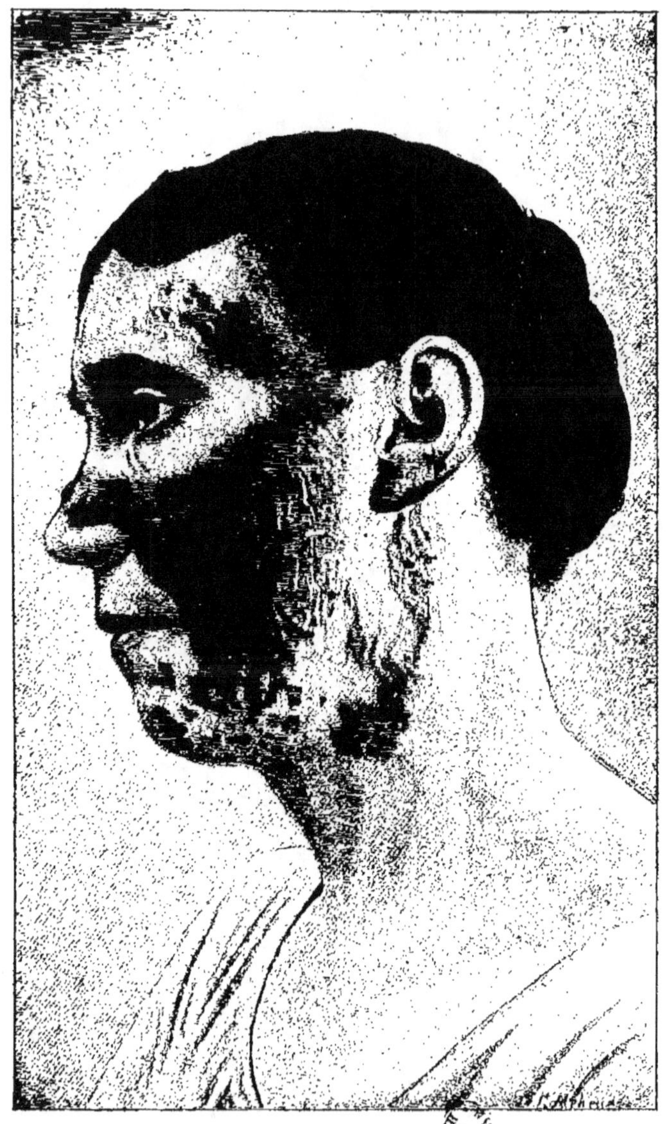

Pl. V. — Eczéma de la face.

malades sont bien arrondies et présentent des cheveux
cassés ou cassants sur la nature desquels le microscope ne
laissera pas de doute.

ECZÉMA DES OREILLES

En même temps que le cuir chevelu, les oreilles, surtout chez les enfants et les adolescents, sont souvent
atteintes de la forme d'eczéma séborrhéique décrite ci-
dessus; l'affection donne lieu à un suintement très abondant à mode impétigineux; les oreilles, rouges, sont
fortement gonflées, épaissies, déformées, chaudes, douloureuses, écartées de la tète; souvent l'inflammation
gagne le conduit auditif externe d'où une surdité relative
due à la présence du liquide sécrété, des croûtes ou
des squames.

ECZÉMA DE LA FACE

A la face, l'eczéma aigu, généralisé, par la rougeur, la
tuméfaction, le gonflement des tissus, l'œdème des paupières qui peuvent à peine s'entr'ouvrir ou restent même
complètement fermées, simule souvent l'*érysipèle* auquel
il ressemble encore par la bouffissure des oreilles et la
tuméfaction des lèvres et ses symptômes généraux, frissons
et fièvre; mais ceux-ci sont moins intenses dans l'eczéma
que dans l'érysipèle qui diffère encore de cette affection
par sa marche progressive et sa limite bien nette, alors que
l'eczéma envahit la figure d'emblée et s'unit avec les
parties saines du tégument par une dégradation insensible.

ECZÉMA DE LA BARBE ET DES SOURCILS

Lorsqu'il atteint la barbe ou les sourcils (*eczéma pilare*), l'eczéma est souvent confondu avec les folliculites et les périfolliculites du sycosis (*eczéma sycosiforme, sycosis arthritique*) grâce aux vésico-pustules qui siègent à la base des poils enchevêtrés dans les croûtes; mais, dans l'eczéma, les poils sont normaux tandis que dans le sycosis ils s'arrachent facilement, sont courts, cassés, bifides, grossis par le trichophyton dans le sycosis parasitaire; de plus, dans l'eczéma, la peau est rouge et lisse, tandis que dans le sycosis elle est parsemée de tubercules noueux. L'eczéma de la barbe peut ne consister qu'en une desquamation pityriasique avec rougeur, suintement très léger, souvent nul, sans croûtelles, forme qu'il ne faut pas confondre avec le *pityriasis alba parasitaire* qui, comme dit LAILLER, est une affection à forme circinée, à contours nettement tracés, à marche envahissante et excentrique, et dans laquelle le tégument est toujours moins rouge que dans l'eczéma.

ECZÉMA DU FRONT

Le front est souvent pris chez les enfants à la mamelle par un eczéma croûteux et squameux (*croûtes de lait, crusta lactea, porrigo larvalis, lactumen*), envahissant aussi les joues et les oreilles, avec petits furoncles dans le conduit auditif externe et fissures douloureuses aux commissures labiales et dans les sillons du nez.

ECZÉMA DES YEUX

Aux yeux, l'eczéma donne lieu à des sortes de blépharites (blépharo-conjonctivites, blépharadénites), très rebelles (*eczéma palpébral, eczéma ciliaire*); le bord des paupières est rouge, douloureux, épaissi, croûtelleux; les cils, entourés de pustulettes, tombent ou dévient (*trichiasis*) et irritent la conjonctive; les paupières, épaissies, diminuent l'ouverture de la fente palpébrale (*œil de lapin* de HEBRA).

Cette forme, fréquente chez les arthritiques et les scrofuleux, symétrique, est assez tenace; elle s'accompagne de démangeaisons violentes et envahit quelquefois le globe oculaire lui-même.

Lorsque la face cutanée des paupières supérieure et inférieure est prise en même temps, l'affection a un aspect spécial (*eczéma orbiculaire*); dans certains cas les commissures palpébrales sont le siège de fissures douloureuses.

Les oreilles, comme aussi la face, les paupières des eczémateux sont souvent envahies par voie réflexe (?) consécutivement à l'existence de placards eczémateux sur des points quelconques du tégument.

ECZÉMA DU NEZ

Au nez, l'eczéma, très fréquent chez les adolescents, facilement récidivant, souvent de nature scrofuleuse et malgré cela très prurigineux, est caractérisé par des croûtes jaunâtres, plus ou moins épaisses, siégeant habituellement près des orifices antérieurs, mais pouvant s'étendre plus ou moins loin; la muqueuse est tuméfiée, occasionnant une sensation de gêne et de cuisson, parfois fissurée; l'affection s'accompagne souvent de folliculites et coïncide fréquemment avec la *couperose variqueuse*, la *séborrhée du nez*, l'*acné hypertrophique du nez*, l'*eczéma éléphantiasique de la lèvre supérieure*, et, plus rarement, avec l'*œdème chronique gélatineux des paupières* (A. Vé-rité).

Chez l'adulte, l'eczéma narinaire, souvent la suite du coryza, soit aigu soit chronique, peut être lui-même la cause de l'*érysipèle récidivant de la face*.

ECZÉMA DES LÈVRES

Les lèvres, suivant qu'elles sont glabres ou pileuses, offrent des formes spéciales d'eczéma.

Sur les premières on constate, et cela fréquemment chez les enfants, un eczéma squameux, fendillé, craquelé, partant du bord libre des lèvres et s'étendant plus ou moins loin sur les parties voisines (*eczéma orbiculaire, rayonné*), s'éternisant aux commissures; l'alimentation et la parole peuvent être entravées par la douleur que causent les fissures incessamment tiraillées par les mouvements.

Chez les enfants scrofuleux, consécutivement au coryza chronique, la lèvre supérieure peut être le siège d'un eczéma chronique aussi, caractérisé par un gonflement souvent volumineux (*eczéma hypertrophique* ou *éléphantiasique de la lèvre supérieure, œdème lymphatique proliféatif*), une coloration rouge et des fissures linéaires si

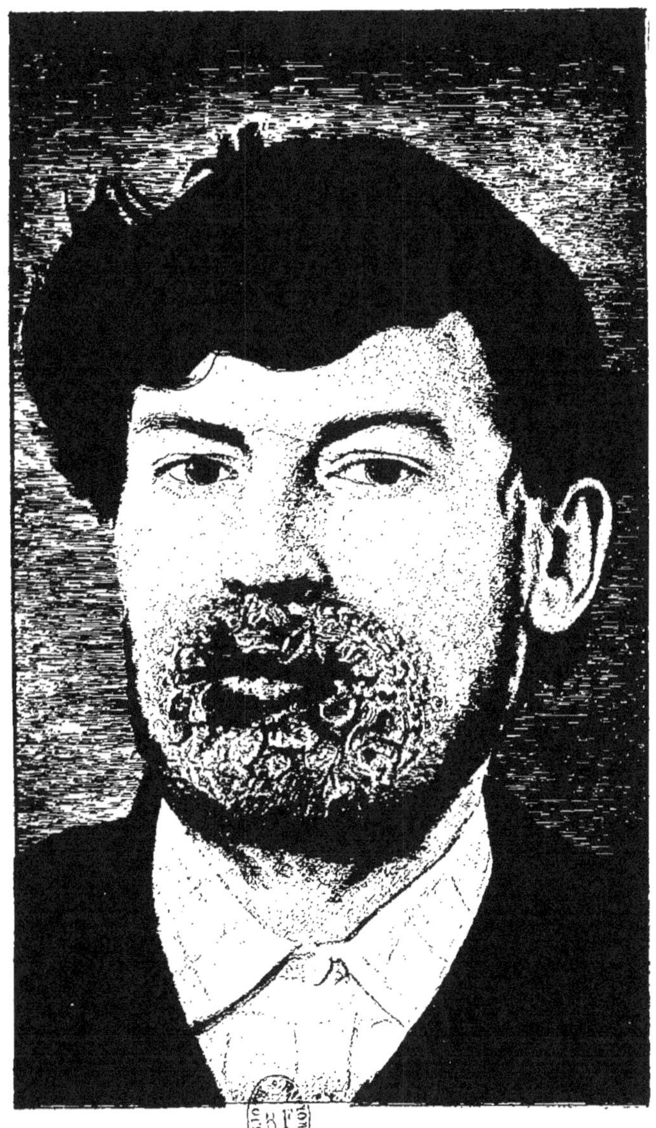

Pl. VI. — Eczéma impétigineux.

l'affection est en activité, sinon leurs cicatrices visibles à la face postérieure de la lèvre.

Chez l'homme, la lèvre supérieure, en raison des folliculites pilaires qui s'y développent, est affectée d'une lésion spéciale : *l'eczéma récidivant de la lèvre supérieure* (*eczéma sous-nasal, sous-narinaire*), provoqué le plus souvent par une rhinite chronique irritant les parties sousjacentes aux orifices du nez. La lèvre supérieure est d'abord le siège de démangeaisons et de sensations de cuisson, puis elle rougit, se couvre de vésicules, de pustules et de croûtes (*eczéma impétigineux* ou *sycosiforme*, *impetigo sycosiforme*, *sycosis* de certains auteurs, voir la planche VI), qui persistent plus ou moins longtemps; lorsqu'elles tombent, le tégument reste infiltré et cette infiltration ne disparaît pas dans la poussée des folliculites.

Cette variété spéciale est souvent sous la dépendance de l'arthritisme.

L'eczéma des lèvres peut simuler la *syphilis* et le *lupus;* la première de ces deux affections est presque toujours cantonnée aux commissures sous forme de fissures plus profondes mais moins nombreuses que celles de l'eczéma; la seconde est caractérisée par sa teinte violacée, ses lésions profondes, ses cicatrices et sa circonscription moins nette.

ECZÉMA FACIAL DES NOUVEAU-NÉS

Moritz Kaposi décrit une forme spéciale d'*eczéma facial des nouveau-nés* caractérisé par des poussées successives de vésicules nombreuses et groupées en partie, grosses comme des lentilles, transparentes, remplies d'une sérosité limpide, aplaties et en général ombiliquées, siégeant sur la peau eczémateuse et un peu sur la peau saine, (front, oreilles, cou, épaules et bras).

Cette éruption, à marche très aiguë, s'accompagne d'une grande agitation et d'une fièvre intense (40° et plus).

La terminaison de cette affection, ordinairement favorable, se fait par la guérison des vésicules et la cicatrisation des points exulcérés où elles siégeaient, laissant souvent des taches pigmentées ou même des cicatrices aplaties sans modification de l'eczéma préexistant.

Kaposi pense que cet « exanthème varicelliforme que l'on pourrait rapprocher de l'eczéma herpétiforme » est dû « à un champignon qui a trouvé sur l'épiderme ramolli par l'eczéma un terrain de culture propice et qui, par sa végétation, provoque la formation d'efflorescences spéciales et, par le nombre de celles-ci, engendre la dermite ».

ECZÉMA DES SEINS

L'eczéma des seins (mamelon et aréole) se montre d'une façon presque exclusive chez la femme et coïncide pour ainsi dire toujours avec la gale, la grossesse, l'allaitement, la galactorrhée (E. Besnier et A. Doyon), et la scrofule (J.-B. Hillairet); il envahit d'abord le mamelon qui grossit, devient saillant, puis s'étend circulairement sur les régions voisines; ses bords sont assez bien limités; sa surface est rouge, suintante, recouverte de croûtes et de croûtelles jaunâtres et de crevasses douloureuses (voir la planche VII).

Il est ordinairement symétrique, quelquefois unilatéral,

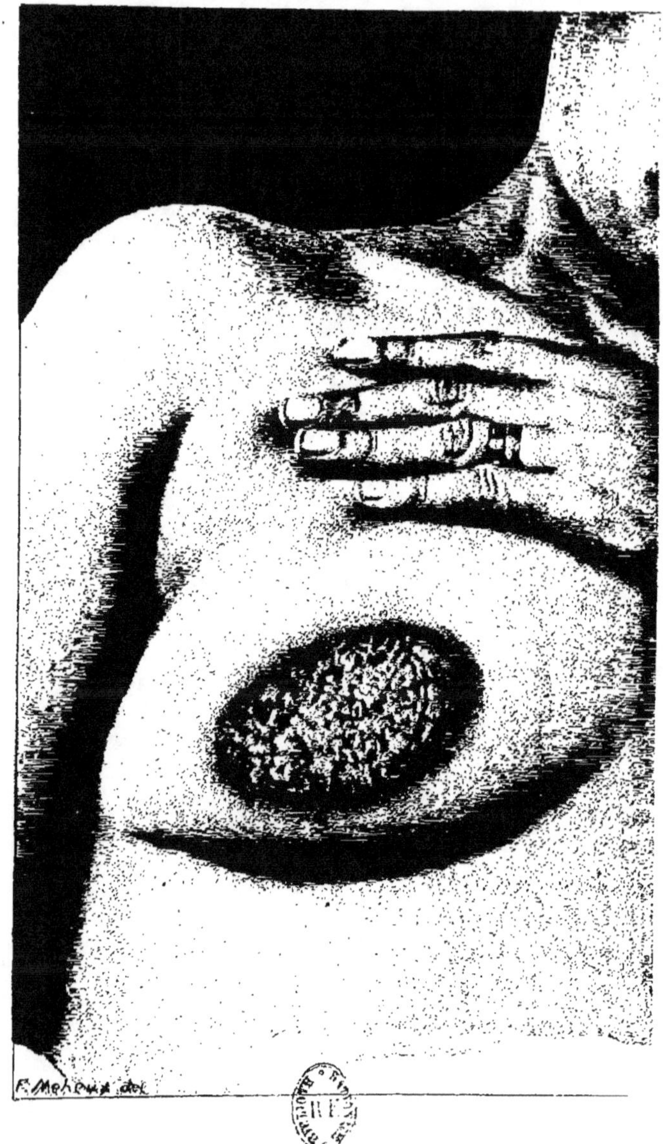

Pl. VII. — Eczéma du Sein.

s'accompagne de démangeaisons vives, surtout pendant l'époque menstruelle.

Sa durée est longue (un an quelquefois); c'est une affection d'un traitement difficile et qui, grâce à ses récidives, devient fréquemment chronique.

On a noté comme complications de petits abcès mammaires (Hardy), de la mammite dans la grossesse et l'allaitement et des folliculites dans la gale (E. Besnier et A. Doyon).

Le diagnostic est souvent facile; mais, lorsque l'orbicularité est bien nette, la coloration rouge vif, quand il existe de l'induration et surtout une rétraction du mamelon, il y a lieu de songer au diagnostic différentiel avec la *maladie de Paget*.

ECZÉMA DE L'OMBILIC

L'eczéma de l'ombilic, fréquent chez les gens obèses, dû maintes fois à l'accumulation des produits décomposés des sécrétions cutanées, parfois parasitaire, est caractérisé par de la rougeur et un suintement assez abondant pour former des croûtelles jaunâtres impétigineuses; quelquefois il se complique de fissures.

Il est fort rebelle et coïncide assez souvent avec d'autres lésions eczémateuses.

Il est plus fréquent chez les femmes, particulièrement les scrofuleuses ou les lymphatiques (J.-B. Hillairet).

Il ne faut pas confondre l'eczéma de l'ombilic avec les *plaques muqueuses syphilitiques* plus saillantes, plus fongueuses, non recouvertes de croûtes et coïncidant avec des manifestations analogues sur d'autres muqueuses.

ECZÉMA DES MAINS ET DES PIEDS

L'eczéma se montre aux pieds et aux mains sous des formes particulières en raison des causes spéciales d'irritations diverses auxquelles ces organes sont continuellement soumis.

C'est aux mains, particulièrement à leur face dorsale et à la partie latérale des doigts, que l'on observe cette variété spéciale d'*eczéma* (*eczéma manuale*) *professionnel*, appelée *gale des épiciers*, que l'on considère aujourd'hui comme une éruption artificielle, mais qui peut être étudiée ici en raison de sa connexion intime avec un eczéma dont elle est souvent le point de départ.

Cet eczéma que l'on rencontre chez les gens qui manipulent des substances irritantes : sucre, produits chimiques, etc., ou sont en contact prolongé avec l'eau (*eczéma des blanchisseuses*), est caractérisé par des placards plus ou moins étendus, arrondis, plus ou moins nets, secs ou suintants et alors couverts de croûtelles, au niveau desquels la peau est rouge et épaissie. De la face dorsale des mains, l'eczéma s'étend jusque sur les avant-bras ; les doigts sont le siège de nombreuses crevasses quelquefois profondes et alors douloureuses (voir la planche VIII).

Il n'y a, en général, que peu de symptômes subjectifs.

L'affection est souvent symétrique, chronique, avec poussées récidivantes.

Chez les cuisinières, on remarque un eczéma fendillé (*ichthyose professionnelle*), succédant souvent à la forme vésiculeuse ou papuleuse et caractérisé par une peau sèche, rugueuse, desquamante, sur laquelle s'entre-croisent,

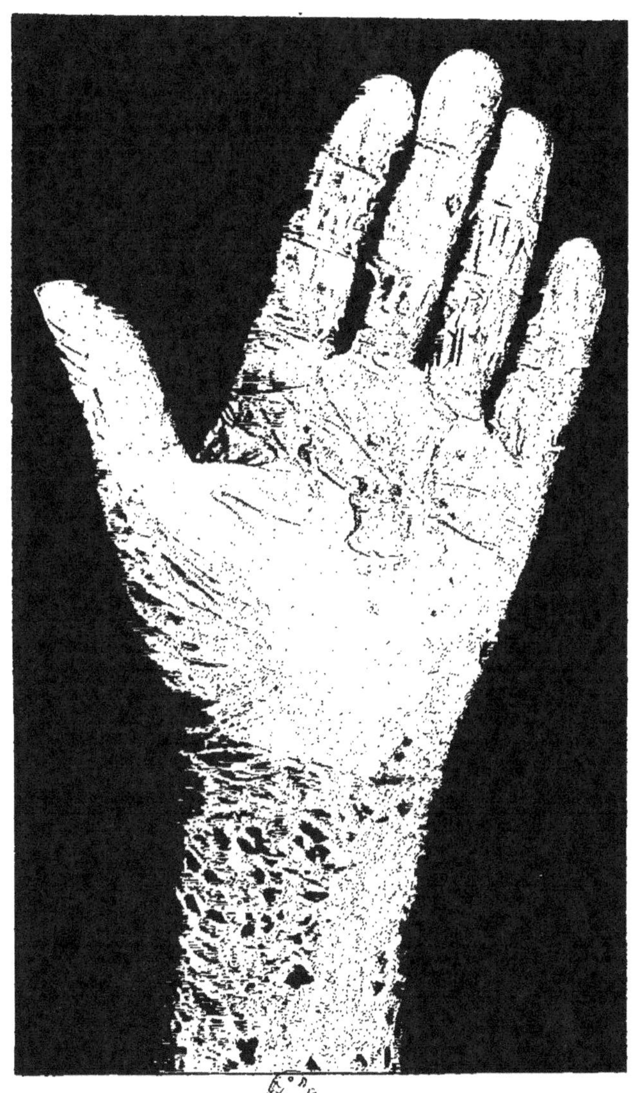

Pl. VIII. — Eczéma de la main et de l'avant-bras.

surtout à la paume de la main et à la face palmaire des doigts, des plis nombreux.

Kaposi signale : un eczéma non artificiel de la face palmaire, observé surtout chez les femmes, dans lequel l'épiderme, à la paume des mains et sur les doigts, du côté de la flexion, est calleux mais lisse, d'une couleur brun sale (*eczéma tylosique*); et un eczéma chronique à poussées successives bulleuses et pustuleuses, particulier aux mains cyanosées des sujets chlorotiques.

Chez les strumeux et les arthritiques, les mains et les pieds sont souvent le siège d'eczémas rebelles, à placards nummulaires, rouges, indurés, secs ou suintants et alors couverts de croûtes ou de squames; d'autres fois, la peau est sèche, fendillée, calleuse, épaissie avec fissures douloureuses qui gênent les mouvements des articulations.

C'est dans l'eczéma palmaire et plantaire que, grâce à l'épaisseur de l'épiderme, on voit la desquamation se faire par larges lambeaux laissant à nu un épiderme nouveau, rouge et violacé, parce que le liquide des vésicules s'est absorbé sans que celles-ci soient rompues (voir la planche VIII).

A la paume des mains et à la plante des pieds, les lésions eczémateuses ressemblent souvent aux *syphilides;* mais celles-ci sont constituées par des placards d'un rouge cuivré, à bords nets, circulaires ou annulaires, s'étendant excentriquement et qui sont le siège de fissures profondes à base indurée; en outre, les lésions de la syphilis ne sont pas prurigineuses et sont souvent asymétriques, mais ce dernier caractère est loin d'être aussi constant qu'on l'écrit généralement.

Le diagnostic du *psoriasis* limité aux régions palmaires et plantaires est difficile; on se rappellera que ses squames sont sèches, épaisses, blanches, abondantes, tandis que dans l'eczéma elles sont jaunâtres ou grisâtres, moins épaisses. Les placards eczémateux sont plus diffus que ceux du psoriasis; ils sont le siège de fissures humides, suintantes et saignantes, tandis que les fissures psoriasiques sont toujours d'une sécheresse remarquable.

ECZÉMA DES ONGLES

DYSTROPHIES UNGUÉALES DES ECZÉMATEUX D'E. BESNIER ET A. DOYON

Les ongles participent assez fréquemment au processus eczémateux; ils sont ordinairement secs, rugueux, cassants, dépolis, épaissis, quelquefois amincis, fendillés, sillonnés de points ou de stries longitudinales ou transversales.

L'ongle peut être atteint primitivement d'eczéma (*eczéma unguium*); parfois il est le siège, à sa face interne, d'une production squameuse très intense qui le soulève et le détache.

Dans certains cas aigus, le derme péri-unguéal s'enflamme, le tégument devient trop étroit pour les tissus (sensation de doigtier); l'ongle est terne, opaque, quelquefois d'un brun noirâtre (*eczéma péri-onyxique* de H. Leloir et E. Vidal), parfois il se détache et tombe; il en est de même dans l'*eczéma tourniolique* de H. Leloir.

Ces phénomènes s'accompagnent de douleurs alors que, généralement, l'eczéma des ongles est indolent, du moins aux mains, car, aux pieds, la pression des chaussures sur les orteils peut rendre l'eczéma extrêmement douloureux.

Le diagnostic de l'eczéma unguéal et du *psoriasis unguéal* est impossible si les lésions sont limitées aux ongles.

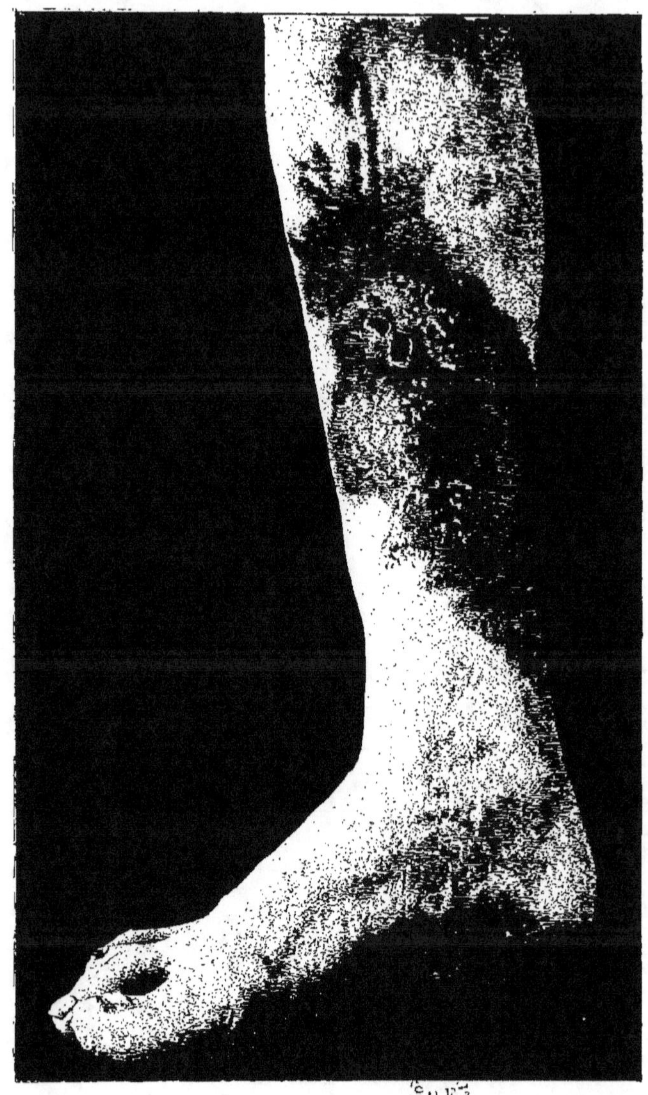

Pl. IX. — Eczéma variqueux.

ECZÉMA DES JAMBES

Aux jambes, l'eczéma n'est remarquable que par sa coïncidence fréquente avec les dilatations variqueuses (*eczéma variqueux*), d'où le développement d'ulcères variqueux concomitants. (Voir la planche IX.)

Ce que l'on désigne sous le nom d'eczéma variqueux consiste en une inflammation chronique de toutes les parties du derme qui est infiltré, d'une couleur rouge sombre ou brune, quelquefois sec, lisse, luisant et squameux, d'autres fois couvert de croûtes épaisses (*eczéma crustosum, eczéma squamosum*).

Il existe souvent des démangeaisons violentes.

L'affection est de longue durée et laisse après elle une coloration brunâtre de la peau, une pigmentation noirâtre qui persiste indéfiniment; dans certains cas, l'hypertrophie incessante du derme avec production de saillies papillomateuses (*transformation papillomateuse* de J.-B. HILLAIRET, *eczéma dégénéré* de BAZIN, *lichen hypertrophique* de HARDY, *eczéma papillomateux, eczéma verruqueux*) amène même une véritable pachydermie (*eczéma spargosiforme* de H. LELOIR et E. VIDAL).

ECZÉMA DES ORGANES GÉNITAUX

Les lésions eczémateuses des organes génitaux doivent être étudiées séparément chez l'homme et chez la femme.

ECZÉMA DES ORGANES GÉNITAUX DE LA FEMME

Les régions génitales externes : orifice vulvaire, grandes et petites lèvres, surtout les grandes, sont rouges, suintantes, tuméfiées, épaissies, souvent exulcérées et dépilées par le grattage.

L'éruption peut envahir le vagin, dont la muqueuse est alors rouge, infiltrée, donnant lieu à une sécrétion séro-purulente, poisseuse, grisâtre, abondante, à odeur fade (*vaginite herpétique*) : le col utérin lui-même participe quelquefois à l'irritation voisine.

La démangeaison est très violente : les malades se grattent et se déchirent avec les ongles, d'où parfois un onanisme spécial ; la miction est quelquefois douloureuse.

L'eczéma des régions génitales chez la femme reconnaît souvent comme causes le diabète, les écoulements leu-corrhéiques vaginaux ou utérins, diverses affections vési-cales et la grossesse.

ECZÉMA DES ORGANES GÉNITAUX DE L'HOMME

Chez l'homme, l'eczéma peut siéger séparément au scrotum, au pénis, au gland et au prépuce (HARDY fait rentrer dans ce groupe l'*herpès récidivant des parties géni-tales* d'A. DOYON). (Voir cet article.)

Chez les arthritiques et chez les diabétiques, le gland et le prépuce peuvent être atteints d'eczéma vrai ou d'une eczématisation, provoqués chez ceux dont le prépuce est long, par une irritation que détermine le séjour de l'urine ; le gland et le prépuce sont alors rouges et suintants, parfois exulcérés superficiellement ; assez souvent, le gland est recouvert d'une fausse membrane caractéristique, tous signes importants pour le diagnostic de la glycosurie.

Les démangeaisons et sensations de cuisson qui accompagnent ces lésions sont d'ordinaire très vives.

Dans les cas d'eczéma aigu (souvent artificiel et dû aux parasites), le pénis et le scrotum sont extrêmement œdématiés et suintent abondamment ; mais, dans l'eczéma du scrotum, rare dans l'enfance, l'aspect est ordinairement celui de l'eczéma chronique : la peau, qui n'était au début que rouge et desquamante s'excorie, s'indure et s'épaissit à un degré plus ou moins élevé ; parfois, elle se fendille ; souvent les replis cutanés se développent d'une façon exagérée.

L'affection, toujours lente, s'accompagne de démangeaisons véritablement insupportables, se reproduisant plusieurs fois par jour sous forme d'accès avec exacerbations nocturnes.

Souvent cet eczéma s'étend progressivement au périnée, à l'anus, au pli interfessier, ce qui constitue la variété d'eczéma nommée *eczéma en 8 de chiffre*, remontant quelquefois vers le sacrum qui est fréquemment alors le siège d'une fissure très douloureuse.

ECZÉMA ANAL

Lorsque l'eczéma gagne l'intérieur de l'anus qui devient rouge, tuméfié, brûlant, le grattage effectué par le malade provoque une sorte de sécrétion séreuse, suivie d'un soulagement momentané ; dans ce cas, l'anus est le siège de fissures et d'exulcérations superficielles qui rendent la défécation difficile, d'où alternatives de constipation et de diarrhée.

L'eczéma anal, consécutif à la diarrhée chronique, aux hémorrhoïdes, ou primitif (arthritisme) doit être distingué du *prurit anal*, dans lequel il n'y a pas d'éruption, et de la *syphilis*, dans laquelle, dit LAILLER, « la marge de l'anus présente une apparence laiteuse spéciale qu'on ne trouve pas dans l'eczéma » ; en outre, les lésions anales de la syphilis sont presque toujours hypertrophiques.

ECZÉMA DES RÉGIONS PILEUSES

Le pubis et certaines autres régions pileuses, comme les aisselles, peuvent être le siège d'un eczéma presque toujours chronique, suintant et croûteux ; on constate fréquemment en même temps que lui une inflammation des glandes sudoripares, provoquant de petits abcès (*hydrosadénites* d'A. VERNEUIL).

ECZÉMA DES PLIS CUTANÉS

Dans les plis de flexion des articulations, dans les plis génitaux, à la face inférieure des seins chez la femme, on constate une forme d'eczéma rouge et suintant (*eczéma intertrigineux*).

ECZÉMA DES PLIS ARTICULAIRES

Au niveau des plis articulaires des membres supérieurs et inférieurs, on observe souvent un eczéma chronique, se développant fréquemment d'une façon symétrique, limité par des bords nets très prurigineux dans la forme sèche, compliqué de fissures (*eczéma fissuraire des plis de flexion*), qui rendent l'extension douloureuse ou l'empêchent complètement (pseudo-contractures par douleur fonctionnelle souvent non diagnostiquées, et sur lesquelles E. Besnier et A. Doyon appellent tout particulièrement l'attention pour qu'on ne les confonde point avec les contractures vraies).

ECZÉMA DES MUQUEUSES

Sur les muqueuses, l'eczéma n'est souvent que consécutif à des lésions eczémateuses du voisinage ; les surfaces atteintes sont rouges, gonflées, luisantes, douloureuses, souvent exulcérées.

Aux yeux (*eczéma conjonctival*), l'eczéma est presque toujours la conséquence de l'eczéma des paupières.

Au nez, chez les enfants strumeux, les narines sont le siège de croûtes qui encombrent les fosses nasales.

Aux lèvres, E. Besnier et A. Doyon signalent tout spécialement l'*eczéma exfoliant des lèvres* (*psoriasis labialis* de Bateman ; *psoriasis* et *pityriasis des lèvres* de Rayer), localisation particulière de l'eczéma séborrhéique, s'observant sur les deux lèvres, surtout la lèvre inférieure qui rougit, s'épaissit, se gerce et desquame.

C'est une variété rare et peu connue, notée principalement chez les femmes nerveuses atteintes de séborrhée du cuir chevelu ou du visage. Elle est tenace et rebelle.

E. Vidal a observé l'eczéma primitif de la muqueuse palatine à la période vésiculeuse.

(Voir, pour l'eczéma des muqueuses anale, vaginale, etc., les paragraphes : eczéma anal, génital, etc.)

ECZÉMA GÉNÉRALISÉ

Ce que l'on désigne sous le nom d'eczéma généralisé est une forme d'eczéma aigu ou chronique dans laquelle les téguments sont envahis non pas d'une façon tout à fait générale, mais en plus ou moins grande partie, présentant alors, suivant les régions, tous les aspects et toutes les formes de l'eczéma précédemment décrits.

Cet eczéma est accompagné de fièvre ordinairement assez intense avec exacerbation vespérale, d'inappétence, d'insomnie ; les démangeaisons sont absolument insupportables : les malades qui frissonnent continuellement sont forcés de garder le lit par suite du suintement et de la desquamation dont la peau est le siège.

L'affection peut durer très longtemps et présente souvent une série de complications diverses.

Complications. — Les complications qui peuvent survenir dans le cours d'un eczéma sont de deux ordres bien distincts ; les unes, externes ou d'origine extérieure ; les autres, internes. Les premières, peu sérieuses par elles-mêmes, souvent dues au grattage, aux traumatismes cutanés répétés, etc., consistent en lésions ecthymateuses, impétigineuses, en éruptions furonculeuses que E. Vidal regarde « comme un signe annonçant la guérison ou la rémission prochaine de l'éruption eczémateuse », ou en œdèmes et en dermite dans l'eczéma chronique, n'ayant toutes, en somme, qu'une importance relativement secondaire ; les secondes, qui consistent en manifestations bronchitiques, pulmonaires, stomacales, vésicales (phénomènes métastatiques), présentent une gravité beaucoup plus considérable, parfois extrême et ont, avec l'eczéma, des relations encore mal expliquées, mais admises par presque tous les dermatologistes.

Marche. — Pronostic. — La marche et le pronostic des eczémas sont extrêmement variables suivant les formes, les sièges, les variétés de l'affection ; d'une façon générale, on peut dire que l'eczéma, soit aigu, soit chronique, a une marche variable et irrégulière, une durée souvent difficile à préciser et qu'il est sujet à des récidives fréquentes.

Comme maladie prise en elle-même, l'eczéma n'est pas une maladie grave, puisque, quelque grande qu'ait été son intensité, il disparaît sans laisser de traces ou peut persister pendant très longtemps avec la conservation d'un bon état général ; mais ses symptômes subjectifs divers, en particulier ses démangeaisons, sa marche souvent chronique, ses récidives fréquentes en font une affection désagréable. Il comporte même un pronostic réservé, parfois très sérieux, particulièrement chez les enfants ou les vieillards chez lesquels il peut devenir mortel, et, dans certains cas, chez les adultes, puisque, comme le font justement remarquer E. Besnier et A. Doyon, il peut être ici le point de départ de dermatoses mortelles (*mycosis fongoïde, herpétide maligne exfoliatrice* de Bazin).

Diagnostic. — Le diagnostic de l'eczéma est parfois entouré d'une véritable difficulté.

Ce n'est pas seulement sur l'aspect des lésions élémentaires que l'on doit, comme cela est enseigné par la plupart des classiques, se baser pour établir le diagnostic de l'eczéma : un grand nombre de maladies cutanées ressemblent en effet objectivement, à s'y méprendre, à l'eczéma dans ses diverses périodes ; la marche seule de l'affection et l'étude complète de la maladie et du malade peuvent assurer le diagnostic (voir le diagnostic différentiel aux divers paragraphes de l'*eczéma* suivant le siège).

Étiologie. — L'eczéma est de tous les âges ; il atteint plus souvent les hommes que les femmes, l'enfant et le vieillard que l'adulte, chez lequel il se montre de vingt à trente ans ; il est dû soit à des causes constitutionnelles ou prédisposantes, comme l'arthritisme (maladie par ralentissement de la nutrition de C.-H. Bouchard), le lymphatisme, le diabète, l'hérédité ; soit à des causes occasionnelles créées par la dentition, les professions, l'alimentation, les saisons, les émotions morales, la ménopause, etc.

Anatomie pathologique (J.-B. Hillairet et E. Gaucher, H. Leloir et E. Vidal). — Il est admis que l'eczéma est une inflammation de la peau : les vaisseaux superficiels du derme et des papilles sont congestionnés ; parfois le derme est infiltré de globules rouges (*eczéma purpurique*), les papilles et le derme sont hypertrophiés par suite de l'infiltration d'éléments embryonnaires au début, se transformant plus tard en tissu fibreux.

Un certain nombre de cellules du corps de Malpighi ont subi une dégénérescence caractéristique des lésions inflammatoires et dégénératives de l'épiderme (transformation vésiculeuse, Vulpian, J. Renaut, E. Gaucher). Les cellules centrales des colonnes interpapillaires sont plus ou moins détruites, et dans leurs intervalles s'accumule la sérosité qui produit la vésicule ; celle-ci peut aussi naître au-dessous de la couche cornée.

L'épiderme, dont le stratum granulosum et le stratum lucidum ont disparu et dans la couche cornée duquel se montrent des noyaux (Buchanan Baxter, E. Vidal et L. Brocq, H. Leloir, Suchard) se décolle en masse (E. Gaucher et E. Chambard) et se trouve par places complètement séparé du corps papillaire.

Traitement. — « Il n'y a pas de traitement général de l'eczéma, disent E. Besnier et A. Doyon, il n'y a que des eczémateux qu'il faut traiter non seulement selon l'espèce particulière d'eczéma dont ils souffrent, mais encore selon leur état diathésique, selon les conditions d'organes et de fonctions qu'ils présentent. Celui qui traitera le mieux un eczémateux, au point de vue général, sera celui qui analysera avec le plus de sollicitude et de compétence la situation particulière de chaque malade, et qui fera le nécessaire pour rectifier dans son hygiène, dans sa situation locale, dans ses conditions morales, en même temps que dans ses organes et ses fonctions, tout ce qui peut être défectueux. »

Il n'y a rien à ajouter à ces éloquentes paroles qui sont l'expression exacte et supérieure des idées et des opinions de presque tous les représentants actuels de la dermatologie française, en opposition la plus complète avec les dermatologistes étrangers, en particulier les Allemands, pour lesquels le traitement externe de l'eczéma est de beaucoup le plus important.

Hygiène. — L'eczémateux devra se soumettre à une hygiène sévère, éviter la fatigue morale ou physique, mener une vie régulière, s'abstenir de liqueurs alcooliques, de vin pur, de thé, de café ; supprimer dans le régime les aliments trop épicés ou trop salés, la charcuterie, les poissons de mer, les coquillages, les crustacés, le gibier, les viandes faisandées, les fromages fermentés ou salés, les noix, les fraises, etc., etc., etc.

Traitement interne. — A l'intérieur, suivant la constitution de l'individu, on prescrira : aux arthritiques les alcalins, le bicarbonate de soude, le benzoate de soude, le salicylate de soude, l'acétate de potasse, le benzoate de lithine, les eaux minérales alcalines, Vichy, Vals, Royat, Châteauneuf, Renlaigue ; aux lymphatiques, l'huile de foie de morue, le sirop d'iodure de fer, les sulfureux en poudre ou en sirop, les eaux minérales sulfureuses : Enghien, Labassère, Saint-Gervais, Luchon, Cauterets ; aux nerveux, les médicaments sédatifs.

Quant à l'arsenic, qui a ses détracteurs comme ses partisans, il semble être non pas seulement inutile, mais nuisible à la période aiguë d'un eczéma. On le prescrira, dans l'eczéma chronique, sous forme de liqueur de Fowler, de solution d'arséniate de soude, d'eaux minérales arsenicales, comme la Bourboule.

Les tisanes, désignées sous le nom de dépuratives, sont souvent utiles, ne fût-ce que pour aider à la régularisation des garde-robes. On recommande habituellement les tisanes de saponaire, de houblon, de gentiane, de douce-amère, etc. Nous prescrivons le plus ordinairement l'absorption quotidienne, le matin à jeun, d'un verre ou d'un demi-verre de tisane obtenue en faisant infuser pendant une demi-heure dans un demi-litre d'eau l'un des paquets suivants :

> Follicules de séné. . . . . . 3 grammes.
> Pensées sauvages . . . . . . 6 —
> (Pour un paquet.)

Traitement externe :

Eczéma aigu. — A la période aiguë de l'eczéma, il faut

employer une médication émolliente : cataplasmes de fécule de pommes de terre, lotions avec les décoctions de camomille, d'eau de son, d'eau de sureau, une infusion de mélilot, l'enveloppement dans la toile fine caoutchoutée; ce dernier moyen n'est applicable qu'à la condition d'être surveillé directement par le médecin.

Lorsque l'eczéma est très étendu, il sera plus facile d'employer le glycéré d'amidon, la vaseline lorsqu'elle n'irrite pas, le liniment oléo-calcaire, parfois les bains tièdes d'amidon, de son, de camomille, de gélatine.

Chez certains malades, il vaut mieux se servir des poudres inertes : talc, oxyde de zinc, amidon, kaolin, etc., etc.

A la période croûteuse, il faut employer les agents cités plus haut : cataplasmes, caoutchouc, etc.

Un peu plus tard, on essaiera les pommades à l'oxyde de zinc :

```
Oxyde de zinc. . .     3 grammes.
Vaseline . . . . .    30      —
Ess. menthe. de V à  X  gouttes (en cas de prurit seul¹).
```

A l'oxyde de zinc benzoïné :

```
Axonge lavée et purifiée. . . . .  240 grammes.
Poudre de benjoin. . . . . . . .    5      —
Oxyde de zinc purifié . . . . . .   50      —
```

Par-dessus ces applications, on saupoudre avec les agents indiqués ci-dessus.

Dans les eczémas humides, divers auteurs, Heinz, Liebrecht, Eichhoff, recommandent l'usage du dermatol.

O. Rosenthal conseille la pommade :

```
Dermatol . . . . . . . . . . . }
Oxyde blanc de zinc. . . . . . }  aa   2 grammes.
Vaseline jaune. . . . . . . . . . . 20      —
```

ou la pâte :

    Dermatol. . . . .   5 grammes.
    Oxyde blanc de zinc . . . . ⎱ aa   2gr,50
    Amidon. . . . . ⎰
    Vaseline jaune. . . . .   50 grammes.

Si la guérison se fait attendre, il faut recourir aux pommades plus énergiques :

    Ichthyol. . . . .   3 grammes.
    Vaseline. . . . . ⎱ aa   15   —
    Lanoline. . . . . ⎰
    Tuménol . . . . de   2gr,50 à   5 grammes.
    Oxyde de zinc. . . . . ⎱ aa   2   —
    Sous-nitrate de bismuth . . . . ⎰
    Cold-cream. . . . . ⎱ aa 25 grammes.
    Axonge. . . . . ⎰
                              (A. Neisser, de Breslau.)

    Huile de cade vraie. . . . . de 1 à   3 grammes.
    Extrait fluide de Panama. . . . . .   q. s. (pour émulsionner).
    Vaseline. . . . .   30 grammes.
ou :
    Lanoline. . . . .   30 grammes.
ou :
    Axonge fraîche. . . . .   30 grammes.
ou :
    Cérat, sans eau. . . . .   30 grammes.
ou :
    Glycéré d'amidon à la glycérine neutre à 30°   30 grammes.
    Calomel . . . .   0gr,25 centigr.
    Excipient. . . . .   30 grammes.
    Oxyde rouge de mercure. . . . de 0gr,5 à   10 centigr.
    Excipient. . . . .   30 grammes.
    Précipité jaune. . . . . . de 50 centigr. à   1 gramme.
    Excipient.   30   —
    Naphtol. . . . .   0gr,50 centigr.
    Excipient. . . . .   50 grammes.
                    (A surveiller.)

Dans plusieurs cas d'eczéma subaigu, rebelles aux procédés usuels de traitement, B. Richardson a obtenu une guérison rapide au moyen de badigeonnages des parties atteintes pratiqués quotidiennement à l'aide d'un pinceau mou avec une solution saturée de tanin et de fulmicoton dans l'alcool absolu et l'éther sulfurique pur.

Le collodion forme avec les croûtes eczémateuses une couche qui, lorsqu'elle tombe, laisse une surface cutanée complètement saine.

Eczéma chronique. — Après l'emploi des moyens désignés plus haut contre les poussées inflammatoires possibles, il faut employer les médications plus fortes.

Le glycéré tartrique d'E. Vidal :

    Acide tartrique. . . . .   1 gramme.
    Glycéré d'amidon à la glycérine neutre à 30°   20   —

L. Brocq y ajoute un peu d'acide salicylique :

    Acide tartrique. . . . .   1 gramme.
    Acide salicylique. . .   de 0^{gr},50 centigr. à   1   —
    Glycéré d'amidon à la glycérine neutre. . .   25   —

Nous nous servons souvent de la formule suivante qui n'est pas irritante :

    Acide tartrique. . . . .   1 gramme.
    Huile d'amandes douces.   30   —

Dans les variétés très prurigineuses, avec infiltration profonde de la peau, Unna emploie :

    Lanoline. . . . .   20 grammes.
    Chlorure de calcium liquide.   40   —
    Huile de cade.   10   —
    Pommade de zinc.   30   —

Dans les cas d'eczéma chronique avec épaississement de l'épiderme, H. von Hébra conseille la pommade suivante :

Craie préparée. . . . . } aa   2 grammes.
Soufre sublimé. . . . . }
Goudron.   8   —
Amidon. 20   —
Mucilage de gomme arabique. } aa 15   —
Glycérine . . . . }

(Mêlez. — Usage externe.)

Si l'épaississement de l'épiderme est très considérable, constituant ainsi une véritable kératose, il use de

Acide salicylique. . . . . . .) aa 20 grammes.
Glycérine . . . .)
Mucilage de gomme arabique . . . 30   —
Huile de ricin 10   —

(Mêlez. — Usage externe.)

On peut encore employer les pommades ou les badigeonnages avec l'huile de cade, le naphtol, le savon mou de potasse, le nitrate d'argent, conseillé même dans l'eczéma humide, et employé par Leven, d'Elberfeld, qui s'en servait sous forme de compresses imbibées d'une solution à 1 p. 100 et appliquées pendant une demi-heure au moins plusieurs fois par jour.

Enfin, les vernis de Unna et les épithèmes adhésifs, les emplâtres, les épithèmes antiseptiques, comme ceux de Josset, de Rogé-Cavaillès, de Vigier, fabriqués sur le modèle de ceux de Unna, de Hambourg, et de Beiersdorf, d'Altona, peuvent, dans bien des cas, remplacer les pommades ordinaires ; ils assurent une action plus constante du médicament et sont d'un maniement et d'une application généralement plus commodes sur les parties glabres.

C'est contre l'eczéma chronique qu'agiront surtout les eaux minérales.

On prescrira aux arthritiques les eaux bicarbonatées chlorurées, comme Royat, ou les sulfatées calciques, comme Louèche, Bagnères-de-Bigorre ; aux nerveux, les eaux de Néris et de Schlangenbad. Les lymphatiques seront envoyés à Uriage, à Saint-Gervais (chlorurées sodiques sulfureuses) ; les scrofuleux, à Salins, à Cauterets, etc., selon les cas ; enfin comme eaux arsenicales, c'est la Bourboule qu'il faudra souvent choisir.

Eczéma séborrhéique. (Voir l'article Séborrhée.)

Eczéma du cuir chevelu. — Au cuir chevelu, il faut ramollir les croûtes avec le bonnet de caoutchouc, les douches de vapeur, les pulvérisations, les onctions huileuses, etc. ; puis employer les pommades soufrées, à l'huile de cade, à l'ichthyol.

Eczéma des oreilles. — Aux oreilles, si l'eczéma est aigu, on fait des lotions avec l'infusion de têtes de camomille, on emploie les cataplasmes de fécule de pommes de terre, les injections émollientes dans le conduit auditif ; plus tard la vaseline boriquée.

Eczéma de la face. — A la face, traitement émollient dans l'eczéma aigu, pommade d'E. Vidal dans l'eczéma impétigineux :

<pre>
Précipité jaune . . . .   1 gramme.
Huile de cade vraie   5   —
Glycéré d'amidon.   30   —
</pre>

Lavages avec l'eau tiède et le savon d'ichthyol, pommades à l'ichthyol, dans l'eczéma squameux.

Eczéma de la barbe et des sourcils. — A la barbe et aux sourcils, les pulvérisations, les cataplasmes lorsqu'il se produit de l'irritation ; dans le cas contraire, les pommades soufrées et à l'huile de cade sont particulièrement recommandées. Quand l'affection est sycosiforme, il faut épiler (E. BESNIER) et, au besoin, scarifier (E. VIDAL).

Eczéma du front. — Au front, chez les jeunes enfants, l'eczéma croûteux sera traité par les moyens ordinaires pour faire tomber les croûtes, suivis de l'application de pommades légèrement excitantes.

Eczéma des paupières. — L'eczéma du bord des paupières sera traité par les lotions boriquées chaudes, la pommade à l'oxyde de zinc, plus tard la pommade au précipité jaune.

Nous avons chez deux malades femmes, chez lesquelles un eczéma squameux avait envahi complètement la face cutanée des paupières, obtenu un résultat rapide et complet au moyen de badigeonnages à l'ichthyol pur.

Eczéma des narines. — Contre l'eczéma des narines, E. BESNIER conseille les lotions avec une solution de sulfate de cuivre au millième ou avec l'eau de Saint-Christau, puis on met dans l'intérieur des fosses nasales des tampons de coton hydrophile enduits de :

> Acide salicylique. . . . . . . 0^{gr},10 centigr.
> Huile d'amandes douces . . . 100 grammes.
>
> (E. BESNIER.)

ou de :

> Sulfate de zinc pulvérisé . . . 0^{gr},50 centigr.
> Hydrolat de laurier-cerise . . . 5 grammes.
> Glycérine à 30° . . . . 10 —
>
> (HÉBRA.)

ou de :

Précipité blanc.	2 grammes.
Lanoline.	30 —
Axonge	3 —

(L. Brocq.)

ou de :

Sous-nitrate de bismuth. . . . . . }		
Précipité blanc. . . . . } aa	1 gramme.	
Vaseline.	10 —	

(Sublinski.)

Kohn, de Wurtzbourg, a obtenu une guérison rapide avec :

Myrrhe.	1 partie.
Cire et huile.	10 —

Noldenhauer emploie les scarifications; elles ne nous ont donné aucun résultat.

Eczéma des lèvres. — Dans la forme squameuse on peut employer la pommade d'E. Vidal :

Beurre de cacao.	4 grammes.
Huile d'amandes douces..	1 —
Acide tartrique de..	$0^{gr},25$ à $0^{gr},30$

S'il y a des fissures, on emploie :

Tanin ou extrait de cachou. . de $0^{gr},50$ à	1 gramme.	
Huile de bouleau.	II gouttes.	
Beurre de cacao.	10 grammes.	
Huile de ricin..	3 —	
Essence de badiane.	V gouttes.	

(L. Brocq.)

Dans la forme chronique et hypertrophique des scrofuleux on fait des onctions avec une pommade au précipité jaune, on exerce une compression avec les divers emplâtres ou épithèmes ou la bandelette de caoutchouc d'E. Besnier.

Dans l'eczéma pilaire de la lèvre supérieure, cette même

bandelette est excessivement utile ; il faut y joindre l'épilation (nous nous contentons parfois de faire couper la moustache au ras de la peau avec des ciseaux courbes et fins comme dans la rasure juive), les pulvérisations tièdes, les cataplasmes ; plus tard, les emplâtres, l'épithème adhésif à l'ichthyol en particulier, et, au besoin, les scarifications.

Eczéma de la langue. — Contre l'eczéma de la langue (*glossite exfoliatrice marginée*), E. Besnier conseille l'application bi-quotidienne, au moyen d'un pinceau, de la pommade suivante :

<pre>
Chlorhydrate de cocaïne. . . . . .   0^{gr},05 centigr.
Baume du Pérou. . . . . . .)
Acide borique pulvérisé . . . } aa   1 gramme.
Vaseline. 40   —
</pre>

Eczéma facial des nouveau-nés. — Dans l'eczéma facial des nouveau-nés de Kaposi, il faudrait surtout insister sur un traitement légèrement antiseptique.

Eczéma de dentition. — Contre cette variété d'eczéma, E. Besnier prescrit une pommade à l'oxyde de zinc :

<pre>
Oxyde de zinc . . . .   5 grammes.
Vaseline. 15   —
</pre>

puis, pour calmer l'irritation des gencives, des attouchements fréquents (toutes les heures) avec la pulpe du doigt trempée dans la solution suivante :

<pre>
Chlorhydrate de cocaïne. . . . . .   0^{gr},10 centigr.
Bromure de potassium. . . . .   1 gramme.
Eau distillée. . . . .)
Glycérine à 30°. . . . . } aa 20   —
</pre>

et, s'il y a lieu, une cuillerée à soupe toutes les heures de :

<pre>
Bromure de potassium . . . . . .   0^{gr},50 centigr.
Sirop de fleurs d'oranger. . . . . 60 grammes.
</pre>

Eczéma des seins. — Dans cette région, l'eczéma, souvent chronique, doit être traité par les pommades au goudron, à l'huile de cade, les badigeonnages au nitrate d'argent, le savon noir, le collodion au sublimé :

> Sublimé.. . . . . 0gr,50 centigr.
> Collodion. . . . . 50 grammes.
>
> (KAPOSI.)

la pommade à l'acide pyrogallique (L. BROCQ) :

> Acide pyrogallique . . . . de 1 à 2 grammes.
> Axonge fraîche ou vaseline . . . . 20 grammes.

la pommade suivante (dans l'eczéma de l'allaitement) :

> Calomel. . . . . 3 grammes.
> Carbonate de magnésie. 2gr,50
> Onguent rosat . . . . 30 grammes.
>   (Nettoyer le sein, avant la tétée.)
>
> (BRAUN.)

Eczéma de l'ombilic. — Ici, ce qui réussit le mieux, ce sont ou bien les poudres inertes ou soufrées, ou bien les tampons imprégnés de pommade à l'huile de cade, au goudron, à l'ichthyol.

Eczéma des mains et des pieds. — Dans presque tous les cas, il y a lieu d'employer d'abord l'enveloppement dans la toile fine de caoutchouc, les gants en caoutchouc non vulcanisé, fréquemment lavés dans une solution boriquée faible. Les régions malades seront elles-mêmes lavées ou baignées plusieurs fois par jour dans des décoctions émollientes ; plus tard, on emploiera les pommades d'abord à l'oxyde de zinc, ensuite à l'ichthyol ; aux orteils, il sera souvent utile de se servir de poudres sèches ; dans certains cas rebelles, on fera des badigeonnages au nitrate d'argent.

Dans les cas d'eczéma calleux il faut ramollir l'épiderme par les bains, les cataplasmes, le caoutchouc; faire des frictions ou des applications de savon noir jusqu'à irritation. A la fin du traitement, on emploie les pommades à l'huile de cade, au goudron, à l'ichthyol.

Quand il s'agit d'eczéma professionnel des mains, il faut d'abord interdire aux malades de s'exposer aux causes qui engendrent leur affection.

Eczéma des ongles. — Contre l'eczéma des ongles, L. Brocq conseille les badigeonnages fréquents avec une solution au cinquième d'acide salicylique dans l'alcool, les applications de la pommade suivante :

> Acide salicylique. . . . . 1 gramme.
> Glycérine à 30°. . . . . . q. s.
> Huile de foie de morue. . 10 grammes.
> Cire blanche. 5   —

Il faut aussi employer les doigtiers en caoutchouc, les épithèmes, les pommades fortes et, au besoin, le raclage.

Eczéma des jambes. — Contre l'eczéma variqueux, il faut prescrire le repos du membre affecté, le caoutchouc, parfois avec compression, les enveloppements humides. Les emplâtres, les pommades fortes sont toujours d'un grand secours.

Eczéma des organes génitaux. —Chez la femme, lotions fréquentes légèrement boriquées, au sublimé, au chloral, suivies d'applications d'une légère couche de pommade à l'acide tartrique, à l'essence de menthe, à la cocaïne :

> Oléate de cocaïne. . . de 1 à   2 grammes.
> Lanoline 40   —
> Huile d'olive. 10   —

(LUSTGARTEN.)

saupoudrée d'oxyde de zinc, de sous-nitrate de bismuth, etc. Pendant la nuit, on emploie les cataplasmes froids ou les suppositoires vaginaux à la cocaïne, à l'opium, à la belladone :

Extrait thébaïque.......... 0^{gr},05 centigr.
Oxyde de zinc............ 0^{gr},10   —
Beurre de cacao..........   q. s.

(Pour un suppositoire.)

Dans le jour, les tampons imprégnés de baume de Gurjum et d'eau de chaux à parties égales (E. VIDAL) sont d'une utilité incontestable.

LUSCH conseille matin et soir les lavages avec :

Bicarbonate de soude.....   32 grammes.
Bicarbonate de potasse   16   —
Glycérine.............   24   —
Laudanum de Sydenham. ...   32   —
Eau distillée.........   1 litre.

suivis d'une application de la poudre suivante :

Camphre pulvérisé........   2 grammes.
Poudre d'amidon........   98   —

Dans certains cas rebelles, nous avons constaté souvent l'efficacité des badigeonnages avec une solution de nitrate d'argent au dixième.

Enfin, E. BESNIER signale comme très utile la cure aux eaux de Saint-Gervais (Haute-Savoie).

Chez l'homme, l'eczéma aigu sera traité par les émollients, puis par les poudres isolantes. Au scrotum, dans la forme chronique, le mieux est, lorsqu'il est supporté, d'employer le suspensoir en toile fine caoutchoutée ; ici encore les badigeonnages au nitrate d'argent sont très efficaces ; plus tard, le port d'un suspensoir et l'usage des poudres absorbantes sont indispensables pendant un certain temps.

Eczéma anal. — A l'anus, comme au périnée, il faut employer le caoutchouc pendant le jour, les cataplasmes froids pendant la nuit, les suppositoires calmants ; chaque jour, un lavement froid suivi d'un lavage légèrement antiseptique. Les pommades à l'huile de cade, au goudron, etc., seront souvent remplacées avantageusement par les badigeonnages au nitrate d'argent.

Eczéma des régions pileuses. — Au pubis et aux aisselles, les applications de pommades au soufre et au goudron réussissent ordinairement; les adénites sudoripares du creux de l'aisselle seront traitées par les moyens ordinaires.

Eczéma des plis cutanés. — Dans ces régions, ce qui convient le mieux ce sont les lotions très légèrement astringentes, les poudres absorbantes, parfois les pommades fortes.

Eczéma des plis articulaires. — Cet eczéma, souvent de forme séborrhéique, réclame le traitement par les pommades au goudron, à l'huile de cade et particulièrement à l'ichthyol.

Quelle que soit la médication employée, il est bon de se rappeler qu'il n'y a point de règle fixe à imposer dans le traitement de cette affection protéiforme qu'on nomme eczéma et que le meilleur juge dans le choix des diverses médications proposées sera toujours celui qui se conformera aux principes énoncés au début de ce chapitre.

ECZÉMA DES FOLLICULES

Synonymie. — Eczéma folliculorum de Malcom Morris.
— Eczéma flavum de Unna.

Définition. — L'eczéma des follicules est une variété
spéciale d'eczéma papuleux à localisation folliculaire.

Symptomatologie. — Parfois isolés et disséminés çà et
là sur le tronc et les membres, les éléments éruptifs sont
plus ordinairement réunis en petits groupes grands comme
une pièce de cinquante centimes, de un franc, une pièce
de cinq francs en argent; les plaques ainsi constituées
s'étendent excentriquement par un bord érythémateux et
saillant, formé de trois, quatre, six rangées de follicules,
pendant que le centre devient jaunâtre, s'affaisse et desquame finement.

Pronostic. — C'est une affection rebelle, récidivant facilement.

Diagnostic. — L'eczéma folliculorum est souvent décrit
sous le nom de *lichen;* il pourrait être confondu au début
avec le *pityriasis rubra pilaire.* La localisation aux follicules, la marche analogue à celle des dermatoses parasitaires éclairent le diagnostic.

Étiologie. — Pour Malcom Morris, ce serait une affection
parasitaire.

Traitement. — Le traitement doit consister en applications soufrées, de goudron, d'ichthyol, etc., sous forme de pommades et d'emplâtres.

ÉLÉPHANTIASIS

(Voir la planche X.)

Synonymie. — Éléphantopus. — Jambe de Cochinchine. — Mal de Surinam. — Pachydermie (Fuchs). — Jambe des Barbades. — Éléphantiasis des Arabes. — Morbus elephas. — Bucnemia tropica de Masson Good et Wilson. — Spargosis (E. Wilson). — Mal des Barbades.

Définition. — On désigne aujourd'hui sous le nom d'éléphantiasis une affection qui intéresse autant les tissus sous-cutanés que la peau elle-même et qui est caractérisée par une hypertrophie considérable des régions atteintes.

Symptomatologie. — Le début des éléphantiasis observés en France consiste souvent en poussées de dermatites profondes érysipélateuses, lymphangitiques, érythémateuses, se manifestant sur la région qui va être envahie et accompagnées ou non d'un état général fébrile : chaleur, sueur, malaise, vomissements, etc. (*fièvre de l'éléphantiasis, érysipèle à répétition, synochus lymphaticus*).

Chaque poussée laisse après elle une induration, un œdème, un gonflement de la région qui gênent plus ou moins le patient; à cette poussée en succèdent de nouvelles à intervalles de plus en plus rapprochés.

Ces lésions progressent peu à peu et la peau qui, au début, avait, quoique sèche, son aspect normal, s'épaissit, devient rugueuse, semblable à la peau des pachydermes.

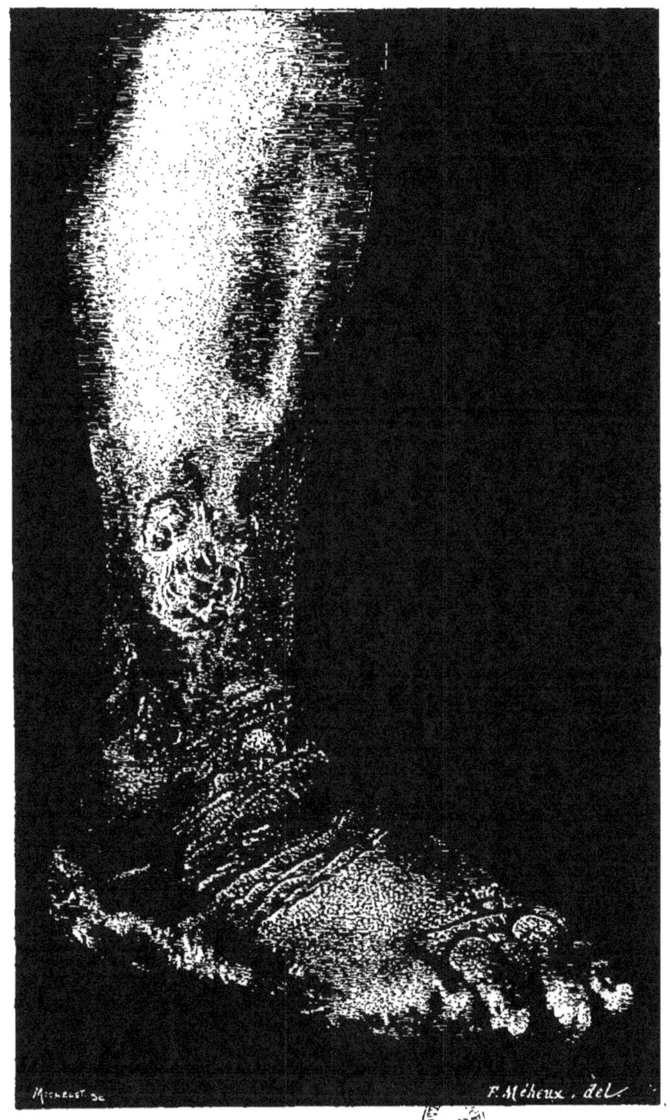

Pl. X. — Éléphantiasis.

Sa couleur varie : elle va du rouge au brun (*éléphantiasis brun, éléphantiasis noir, pachydermia nigra, éléphantiasis jaune, pachydermia fusca*) ; elle reste lisse (*éléphantiasis glabre, pachydermia lævis seu glabra*) ou devient noueuse (*éléphantiasis noueux, éléphantiasis tubéreux, pachydermia nodosa seu tuberosa*), mamelonnée ou papillomateuse, verruqueuse (*éléphantiasis papillomateux, éléphantiasis villeux, éléphantiasis framboesiforme, pachydermia papillosis seu verrucosa, pachydermia framboesioides*) ; l'épiderme aminci, feuilleté, se fissure çà et là, d'où production d'ulcérations rebelles (*éléphantiasis ulcéreux*), quelquefois, mais rarement d'eschares (*éléphantiasis gangréneux*), d'abcès (*éléphantiasis phlegmoneux*), influant à leur tour sur le développement de l'affection qui peut atteindre des dimensions énormes.

Les ganglions lymphatiques, plus rarement les vaisseaux lymphatiques sont envahis parfois au début (*maladie ganglionnaire des Barbades*), les ganglions inguinaux atteignent quelquefois un volume relativement considérable.

Comme formes spéciales, L. Brocq signale : l'*éléphantiasis lymphangiectodes*, de Rindfleisch, constitué par de véritables varices lymphatiques et l'*éléphantiasis télangiectodes* ou *angio-éléphantiasis* de Neumann et Virchow, caractérisé par le développement de nouveaux vaisseaux ou par une hypertrophie considérable des vaisseaux normaux.

Siège. — L'éléphantiasis est souvent unilatéral ; ce sont les membres inférieurs (pieds et jambes) et les organes génitaux qui sont le plus fréquemment affectés ; cette maladie peut néanmoins siéger sur toutes les régions du corps : le membre supérieur, les seins chez la femme, plus rarement la face, exceptionnellement le tronc.

Aux membres inférieurs, lorsqu'elle n'est pas unilatérale, l'affection est toujours plus accentuée d'un côté, le pied et la moitié inférieure de la jambe, deux ou trois fois plus gros qu'à l'état normal, sont absolument déformés ; ils ressemblent à un gros bourrelet coudé et séparé, au niveau de l'articulation du cou-de-pied, par un sillon profond qui en indique la place ; les orteils, aplatis les uns contre les autres, ne sont plus indiqués à leur face dorsale que par des rainures superficielles.

Quand les parties génitales sont envahies, ce qui est assez rare dans nos climats, la verge et le scrotum peuvent être atteints simultanément ou séparément : le pénis est volumineux, œdématié, en tire-bouchon ; le scrotum peut descendre jusqu'aux genoux.

Chez la femme, ce sont les grandes et les petites lèvres et le clitoris qui sont pris.

Aux membres supérieurs, le gonflement intéresse surtout les doigts et la face dorsale de la main.

A la face, ce sont plutôt des hypertrophies et des bouffissures circonscrites que l'on observe aux paupières, aux lèvres, au nez.

Marche. — Durée. — Terminaison. — C'est une maladie chronique mettant dix, quinze, vingt ans à atteindre son maximum d'intensité et persistant alors indéfiniment, sauf complications capables d'entraîner la mort.

Pronostic. — L'éléphantiasis, maladie incurable, comporte donc un pronostic grave, assombri encore par les complications locales.

Diagnostic. — Le diagnostic est facile. Au cas où l'on songerait à un *œdème*, il suffirait de se rappeler que, dans ce dernier cas, la peau est amincie, d'une couleur plutôt pâle et qu'enfin la durée de l'affection n'est jamais aussi longue que celle de l'éléphantiasis.

Étiologie. — L'éléphantiasis s'observe plus fréquemment chez les individus qui habitent les climats chauds et qui sont soumis à une très mauvaise hygiène; il se développe principalement à l'âge adulte et est plus fréquent chez l'homme que chez la femme.

L'éléphantiasis est souvent consécutif à des états divers : ulcères de jambe, eczémas, lésions chroniques de la scrofule et du lymphatisme; il est fréquemment dû à la *filariose*, maladie produite par un parasite microscopique, la filaire du sang (*filaria sanguinis hominis*).

Anatomie pathologique. — Les lésions de l'éléphantiasis sont multiples; elles intéressent la peau qui est hyperpigmentée, le derme et le tissu cellulaire sous-cutané qui sont indurés, lardacés (*éléphantiasis scléreux*), les vaisseaux qui sont dilatés, parfois oblitérés, les lymphatiques qui sont épaissis, dilatés, indurés; enfin, les os eux-mêmes ont été rencontrés augmentés de volume, parfois nécrosés.

Traitement. — Le traitement général de l'éléphantiasis ne comprend que la prescription d'une hygiène rigoureuse, au point de vue de l'habitation, du vêtement, de l'alimentation, etc.

Au moment des accès, on donnera le sulfate de quinine, un purgatif ou un vomitif suivant le cas, les diaphorétiques; on prescrira le repos absolu au lit et l'élévation du membre atteint que l'on recouvrira de cataplasmes de fécule de pommes de terre, de compresses imbibées d'eau blanche, etc.

Contre l'éléphantiasis à la période d'état, le traitement le plus communément employé consiste en une compression élastique appliquée méthodiquement sur tout le membre malade, après que les surfaces atteintes ont été mises en état.

Comme moyens adjuvants, on conseille le repos et l'élévation du membre atteint, le massage, la faradisation, les courants continus.

D'autres traitements ont été appliqués : la ligature et la compression digitale de l'artère du membre, l'ablation de la partie malade, les scarifications, l'ignipuncture, les incisions (Le Dentu), les vésicatoires, les cautères, l'électrolyse, etc., etc.; ils ne sont pas employés en France, tout au moins par le plus grand nombre des dermatologistes, sauf en ce qui concerne l'éléphantiasis localisé aux parties génitales qui est absolument justiciable du traitement chirurgical.

ÉPHÉLIDES

Définition. — D'après Hardy on doit réserver le nom d'éphélides « à des taches grises ou brunes, circonscrites, plus ou moins étendues, plus ou moins régulières, mais uniformément arrondies, ne présentant ni desquamation, ni démangeaison et déterminées par l'accumulation anormale du pigment cutané dans diverses régions ».

Symptomatologie. — La coloration des taches varie du gris jaunâtre (couleur pain d'épice) au brun jaunâtre;

leur forme est irrégulière, leur dimension allant de celle d'une pièce de cinquante centimes à celle de la paume de la main.

Leur surface est complètement lisse, non desquamante.

Elles ne sont le siège d'aucune sensation de chaleur ni de douleur.

Siège. — On rencontre les éphélides principalement sur les régions découvertes : face, cou, face dorsale des mains où elles affectent une forme arrondie et une coloration brune ou noire augmentant avec les années, ce qui les aurait fait désigner, dit HARDY, sous le nom de taches de mort.

J. HUTCHINSON et W. DUBREUILH ont observé chez les vieillards des taches noires au voisinage desquelles finit par naître un épithélioma. J. Hutchinson a nommé cette affection *lentigo infectieux des vieillards*.

Marche. — Elles persistent parfois indéfiniment, mais sont bien plus marquées pendant l'été que pendant l'hiver.

Pronostic. — C'est plutôt une infirmité qu'une maladie.

Diagnostic. — HARDY range dans les éphélides les taches de la grossesse (*chloasma*).

On peut distinguer les éphélides (*éphélides solaires* de G. THIBIERGE) du *lentigo* (*éphélides lentigineuses* du même auteur), dont les taches sont arrondies, petites et habituellement très nombreuses.

Le *pityriasis versicolor*, par son siège et surtout sa desquamation, ne se confondra pas avec les éphélides.

Étiologie. — Les éphélides paraissent surtout influencées dans leur évolution par les rayons solaires et les agents atmosphériques.

Traitement. — Voir le traitement du chloasma.

ÉPHIDROSES

Synonymie. — Hyperidroses locales.

L'éphidrose ou hyperidrose localisée est beaucoup plus commune que l'hyperidrose généralisée; ses diverses formes ont reçu le nom générique d'éphidroses; on la rencontre plus particulièrement aux mains (*éphidrose palmaire*), aux pieds (*éphidrose plantaire*), aux aisselles (*éphidrose axillaire*), au cuir chevelu (*éphidrose cranienne*), à la face (*éphidrose faciale*).On a décrit l'*hémidrose*, variété dans laquelle l'hyperidrose était limitée à une moitié du corps.

ÉPHIDROSE PALMAIRE

Aux mains, la sueur est surtout abondante sur leur face palmaire et sur les bords latéraux des doigts; on la voit perler des orifices glandulaires.

Les mains sont humides, gluantes, froides au toucher, s'accompagnant parfois d'une véritable acromégalie localisée (E. Besnier et A. Doyon); dans certains cas se produisent des éruptions vésiculeuses ou bulleuses (voir l'article *Dysidrose*).

L'éphidrose palmaire est une véritable infirmité gênant considérablement les personnes qui y sont sujettes dans leurs relations mondaines, leurs professions qu'il leur est parfois impossible d'exercer.

On l'observe surtout chez les jeunes filles chlorotiques, anémiques, etc.

ÉPHIDROSE PLANTAIRE

Cette forme, dont beaucoup d'individus peuvent être atteints par hasard, après une longue marche, à l'époque des chaleurs, est pour ainsi dire constante chez d'autres, datant alors de l'enfance.

Par suite de l'humidité et de la chaleur due à l'enveloppement constant par les chaussures, l'épiderme se macère, surtout entre les orteils, se soulève sous forme de bulles; les pieds se gercent et s'écorchent, et la marche devient extrêmement pénible, parfois même complètement impossible.

L'éphidrose plantaire s'accompagne communément de *bromidrose* (voir ce mot).

ÉPHIDROSE AXILLAIRE

C'est à l'aisselle, « le centre de la sudation » (E. Besnier et A. Doyon), que l'hyperidrose localisée est la plus fréquente.

Elle est commune chez la femme, accompagnée fréquemment de complications d'ordre érythémateux ou eczémateux, d'hydrosadénites, et, très souvent, de bromidrose (voir ce mot).

L'éphidrose axillaire, d'origine réflexe, provoquée certainement en partie par l'émotion, est excessivement commune.

ÉPHIDROSES CRANIENNE ET FACIALE

(front et menton).

Ces variétés, surtout la première, sont fréquentes chez les arthritiques et l'éphidrose cranienne accompagne souvent la séborrhée et amène une calvitie précoce (*alopécie arthritique*).

L'éphidrose faciale, comme Brown-Séquard l'a constaté sur lui-même, peut être due, par action réflexe, à l'excitation des nerfs du goût.

L'éphidrose, quelle qu'en soit la cause, est toujours plutôt une infirmité qu'une maladie. Elle semble être sous l'influence du système nerveux agissant sur les vaisseaux capillaires et cutanés, les glandes sudoripares et les papilles.

Traitement. — En dehors de l'éphidrose plantaire, toutes les autres formes de l'hyperidrose localisée sont généralement amendées par les lavages avec l'alcool, les solutions astringentes :

> Alcool ou eau. . . . . . .   250 grammes.
> Tanin ou alun.   1   —

le permanganate de potasse à la dose de 1 gramme pour

100 grammes d'eau, les lavages avec une solution de naphtol :

         Naphtol. . . . .   10 grammes.
         Eau de Cologne.   25   —
         Esprit-de-vin..   175   —
                                          (KAPOSI.)

Après ces lavages, on saupoudre avec les poudres d'amidon, de riz, de salicylate de bismuth, de talc, additionnées ou non d'oxyde de zinc, de naphtol, etc.

FRANK SCOTT s'est servi avec succès, dans l'éphidrose palmaire, du liniment suivant, en frictions trois fois par jour :

         Biborate de soude.. . . . . . . |
         Acide salicylique. . . . . | aa $7^{gr},50$
         Acide borique.. . . . .   2 grammes.
         Glycérine à 30°. . . . . |
         Alcool. . . . . | aa   30   —

Contre l'éphidrose plantaire, on conseille d'abord les mêmes traitements, puis l'emploi de badigeonnages avec une solution de permanganate de potasse.

         Eau . . . .   500 grammes.
         Permanganate de potasse. de 1 à   5 parties.
                                          (L. BROCQ.)

l'usage des poudres suivantes :

         Talc. . . . .   40 grammes.
         Sous-nitrate de bismuth..   45   —
         Permanganate de potasse.   3   . —
         Salicylate de soude.   2   —

ou :

         Acide salicylique. . . . .   3 grammes.
         Amidon..   10   —
         Talc pulvérisé..   87   —
                                          (L. BROCQ.)

Enfin, dans les cas plus rebelles, on pourrait avoir recours aux traitements de UNNA ou de HÉBRA.

Unna, suivant que les pieds sont chauds ou froids, donne, le soir, dans le premier cas, des bains tièdes simples suivis d'onctions avec :

Ichthyol. . . . . ⎫ aa 50 grammes.
Eau. . . . . ⎭
Lanoline..   20   —

le matin, lavage à l'eau tiède et au savon d'ichthyol; laisser sécher; dans le second cas, il prescrit des bains de pieds chauds vinaigrés ou sinapisés et l'application de l'emplâtre :

Ol. térébenthine . . . . ⎫ aa   5 grammes.
Ichthyol. . . . . ⎭
Unguentum zinci..   10   —

le matin, friction à l'eau glacée, suivie de l'application de poudre d'amidon sinapisée.

Hébra conseille l'emploi de la pommade suivante (onguent de Hébra) :

Litharge. . . . . 100 grammes.
Huile d'olive..   40   —

faire chauffer doucement et ajouter :

Aqua fontis. . . . .   q. s.

pour obtenir un onguent de consistance assez ferme, auquel on ajoute :

Huile de lavande.. . . . .   10 grammes.

On enveloppe complètement le pied (faces dorsale et plantaire, doigts séparément) dans cet emplâtre dont on a étalé sur un linge une épaisseur de 2 millimètres environ, le malade se chausse avec des bas et des souliers neufs; le lendemain, on enlève le linge, on frotte le pied sans le laver et on refait un nouveau pansement, cela pendant dix ou quinze jours. Au bout de ce temps, on poudre avec des poudres inertes ; quelques jours après l'épiderme tombe et l'affection est guérie, sauf dans certains cas, où l'on doit recommencer le même traitement immédiatement.

Ce traitement, infaillible d'après Hébra, Kaposi, etc., a échoué entre les mains de L. Brocq.

ÉPITHÉLIOME

Synonymie. — Épithélioma. — Cancroïde — Cancer épithélial. — Ulcère chancreux. — Ulcère rongeant. — Ulcère cancéreux primitif. — Carcinome épithélial. — Chancre malin. — Cancer bâtard. — Cancer faux. — Noli me tangere. — Cancer des ramoneurs. — Cancer cutané. — Cancer cellulaire plat. — Ulcère cancroïdal.

Définition. — C'est une lésion du tégument due à la prolifération dans l'épaisseur des tissus d'éléments plus ou moins semblables à l'épithélium normal.

Symptomatologie. — A sa période d'état, l'épithéliome consiste en une ulcération plus ou moins grande, de forme arrondie ou allongée, parfois irrégulière, inégale, dont le fond, d'un rouge sombre, granuleux, bourgeonne et fournit une suppuration peu abondante, quelquefois sanguinolente ; les bords de l'ulcération sont saillants, durs, renversés en dehors, recouverts de petites croûtelles.

L'épithéliome est ordinairement unique ; lorsqu'il en existe plusieurs, ils sont presque toujours voisins les uns des autres, quelquefois même confluents.

L'affection ne provoque aucun symptôme subjectif accentué : rarement de la douleur, parfois quelques élancements ou une légère sensation de prurit.

Siège. — L'épithéliome se rencontre ordinairement à la face : nez, front, joues, angles des paupières, lèvres, surtout l'inférieure ; on l'a vu au pénis, sur les orteils, sur les doigts.

Marche. — La marche de cette affection, quelquefois rapide, est le plus souvent très lente, l'épithéliome mettant dix ou vingt ans à évoluer. La guérison spontanée a été observée (Hardy) ; dans la plupart des cas, l'ulcération gagne en surface et en profondeur, les ganglions lymphatiques se prennent en même temps que les tissus sous-jacents sont envahis et bientôt survient la cachexie cancéreuse (*épithéliome térébrant, malin, phagédénique, mutilant*, etc.).

Pronostic. — Toujours grave, le pronostic varie suivant le siège de l'affection, plus grave lorsqu'elle est située au voisinage des muqueuses.

Diagnostic. — L'épithéliome diffère de la *verrue* simple en ce que celle-ci ne desquame ni ne s'ulcère.

Il se différencie de l'*acné sébacée concrète* et de la *séborrhée* en ce que, dans ces affections, lorsqu'on enlève la plaque grise, on constate qu'au-dessous d'elle l'épiderme n'est pas ulcéré. Enfin, le diagnostic des ulcérations épithéliomateuses et des *ulcérations syphilitiques* et *scrofulo-tuberculeuses* se fera grâce aux caractères suivants : dans l'épithéliome, les bords de l'ulcération, qui saignent facilement, sont durs, saillants, renversés en dehors ; dans la syphilis, les bords sont limités, à pic, taillés à l'emporte-pièce, non saillants ; dans la scrofule, les bords sont minces, déchiquetés et décollés ; la douleur, lancinante, dans l'épithéliome, lorsqu'elle existe, manque dans la syphilis. Dans tous les cas, l'âge du malade, la dimension, le siège et la longue durée de l'affection aideront singulièrement à établir le diagnostic.

Étiologie. — L'épithéliome ne s'observe guère que chez les gens ayant dépassé la cinquantaine ; ce sont les hommes qui en sont le plus fréquemment atteints.

Depuis quelques années, on tend à démontrer que l'épithéliome est de nature parasitaire.

Un point acquis, c'est que les irritants locaux ont sur sa production une influence considérable, comme on a pu le constater très fréquemment chez les fumeurs, les ramoneurs, les raffineurs, etc.

Variétés. — L'épithéliome comprend deux variétés principales : l'ÉPITHÉLIOME PAPILLAIRE et l'ÉPITHÉLIOME PERLÉ.

1° L'épithéliome papillaire ressemble pendant longtemps à un papillome, qui devient un peu douloureux, saignant, se recouvre de croûtelles noirâtres.

Cette forme est rangée par E. BESNIER et A. DOYON dans l'épithéliome multiforme (*épithéliomes maculeux, papillaire, verruqueux, rhagadique, papyracé, hyperkératosique, corné, eczématoïde, végétant* (*épithéliome papillomateux, papillome malin* (KAPOSI), *ulcérant, cratériforme*, etc., etc.)

2° L'épithéliome perlé consiste en une plaque souvent arrondie, couverte au niveau de ses bords, légèrement saillants, de petites tubérosités blanches, nacrées, lisses et brillantes, véritables perles épithéliomateuses ; le centre en est squameux ou ulcéreux (*épithéliome perlé, ulcérant, rongeant, crateriform-ulcer* de JONATHAN HUTCHINSON, *rodent ulcer* des auteurs anglais (ARTHUR JACOB, W. TILBURY FOX, T. COLCOTT FOX, etc.), ou cicatriciel (*épithéliome perlé, superficiel, plan, syphiloïde, lupoïde*).

Cette forme est généralement bénigne et superficielle.

E. Besnier range sous les noms d'*épithéliome acnéique*, *séborrhéique*, *sébacé*, *sudoripare*, les épithéliomes « à début acnéiforme » comme l'*acné sébacée concrète* (*cancroïde* d'Audouard), dans lesquels des croûtes, molles et graisseuses, possèdent des prolongements qui partent de l'intérieur des follicules et recouvrent une surface rouge, saignant facilement et bordée ou non de perles.

Ces formes prolifèrent souvent plus ou moins (*épithéliome végétant en tumeur, fongueux*, etc.) avant de s'ulcérer.

Ce sont des variétés analogues qui se développent sur les *verrues plates séborrhéiques* ou la *crasse des vieillards*.

Anatomie pathologique. — L'anatomie pathologique de l'épithéliome est encore à l'étude ; on le considère comme un épithéliome lobulé ou tubulé.

Traitement. — La destruction complète de l'épithéliome est la base du traitement, quels que soient les moyens employés.

On peut détruire la lésion à l'aide de tous les caustiques connus, mais ils doivent être maniés par le médecin, seul capable de les utiliser avec assez d'énergie pour détruire la lésion et non l'irriter, ce qui irait contre le but et aggraverait la maladie ; les caustiques les plus usuels dans ce cas sont la pâte de Vienne, ou de Canquoin, la pâte du Frère Côme, l'acide lactique (Mosetig), la pommade à l'acide pyrogallique au dixième (Kaposi), le mélange de Manec :

Acide arsénieux	2	parties.
Sulfure de mercure.	6	—
Éponge calcinée	12	—

Tous ces caustiques, appliqués sur la lésion préalablement nettoyée, y sont maintenus pendant un temps variable au bout duquel le néoplasme se détache et tombe spontanément.

Contre les épithéliomes ulcérés, E. BESNIER et A. DOYON recommandent le bromure de potassium et le nitrate de plomb en poudre.

Lorsque les malades y consentent, la cautérisation ignée est préférable aux caustiques; on se sert du galvano-cautère ou de la pointe fine du thermo-cautère et l'on panse avec la pommade boriquée ou aristolée, la poudre de salol, d'aristol, les emplâtres de même nature, etc.

Enfin, le meilleur traitement consiste dans la rugination à fond, enlevant complètement tous les tissus malades, l'hémorrhagie est arrêtée avec le coton hydrophile et l'on panse avec le chlorate de potasse (très douloureux), les poudres de bismuth, d'aristol, de salol, etc.

ÉRUPTIONS ARTIFICIELLES

ÉRUPTIONS TOXIDERMIQUES

(PRINCE A. MORROW et JAMES C. WHITE)

Définition. — Ces éruptions peuvent être dues à des causes externes, à des contacts irritants divers appliqués directement sur la peau (*éruptions artificielles par action locale* de HARDY; *éruptions artificielles provoquées directes* de BAZIN; *dermatites traumatiques et vénéneuses des dermatologistes américains*) ou à des causes internes, ingestions d'aliments ou de médicaments (*éruptions artificielles de* *cause interne ou provoquées indirectes ou pathogénétiques* de BAZIN; *dermatites toxiques des Américains*).

ÉRUPTIONS ARTIFICIELLES DE CAUSE EXTERNE

Symptomatologie. — Les éruptions peuvent être érythémateuses, urticariennes, purpuriques, papuleuses, vésiculeuses, pustuleuses, bulleuses, escharotiques, et ces lésions coïncident souvent les unes avec les autres; certaines d'entre elles sont toutefois plus spéciales à certains irritants déterminés, exemple : la bulle pour la cantharide, la pustule pour l'huile de cade, le tartre stibié.

Enfin, on voit parfois de véritables affections cutanées (eczémas, lichens, etc.) s'établir chez des sujets prédisposés atteints pendant longtemps ou fréquemment d'éruptions artificielles.

Les symptômes subjectifs varient avec l'agent producteur de la lésion, avec l'intensité de cette dernière et avec la sensibilité de l'individu atteint.

Ce sont, en général, des sensations de chaleur, de cuisson, de démangeaison; parfois, lorsqu'elles sont intenses, on a constaté de la fièvre, de l'anorexie, de la céphalalgie, etc.

Siège. — Ces éruptions siègent toujours aux endroits irrités, mais peuvent, dans certains cas spéciaux, se généraliser.

Pronostic. — Le pronostic est toujours favorable en raison de l'adage : *tollatâ causâ, sublatur effectus;* il peut néanmoins être assombri par suite d'une complication, qui peut se produire, consistant dans le développement d'une dermatose véritable.

Diagnostic. — En dehors des commémoratifs, les éruptions artificielles de cause externe possèdent des caractères qui leur sont propres et qui permettent de les distinguer; ce sont :

1° Le siège : régions découvertes comme la face, les mains, les avant-bras, ou facilement accessibles comme les régions génitales;

2° La limitation à la région sur laquelle a agi la cause productive;

3° La forme bien nette dans certains cas;

4° La symétrie complète dans certains autres;

5° Enfin l'évolution.

Étiologie. — Ces éruptions se produisent sous l'influence d'agents irritants d'ordres différents :

Agents atmosphériques : froid, chaud, vent, chaleur du feu, soleil (*eczéma solaire, érythème calorique, dermatitis calorica, eczéma caloricum*), électricité.

Parasites animaux : puces, poux, acares, guêpes, cantharides, scorpions, méduses, etc., etc.

Parasites végétaux : trichophyton tonsurans, microsporon furfur, achorion Schoenleini, dermanyssus gallinæ (*prurigo dermanyssique* de Mégnin).

Substances âcres : farine de moutarde, sucs végétaux divers, poils de chenilles ou de plantes (*erythema venenosum*).

Irritants divers végétaux : arnica montana, canne de Provence, lin, quinine, etc.

Et chimiques : goudrons et dérivés, acide chrysophanique, iode, iodoforme, salol, arsenic, mercure (*hydrargyrie,* fréquente à la suite de frictions avec les onguents mercuriels, *hydrargyria mitis, febrilis, maligna, scarlatiniformis*), nitrate d'argent, bichromate de potasse, etc., etc., constituant les éruptions professionnelles ou dermatoses professionnelles (*gale des épiciers, eczéma professionnel,* etc.).

Le vernis, la chaux (*lichen polymorphe mitis* d'E. VIDAL).

Liquides et sécrétions de l'organisme comme la sueur (*intertrigo*), la crasse, l'urine (*diabétides génitales*), les matières fécales (*érythème paratrimme*), le pus de la blennorrhagie, de la vaginite, du coryza.

ÉRUPTIONS ARTIFICIELLES DE CAUSE INTERNE

Symptomatologie. — Ces éruptions peuvent affecter tous les types; elles se présentent sous forme d'érythèmes (copahu, antipyrine, chloral, opium, quinine, mercure); de papules (iodures et bromures); de vésicules (iodoforme); de pustules (iodures et bromures); de bulles (iodures, bromures, copahu); elles peuvent ressembler à l'urticaire (moules, copahu, antipyrine, chloral), à l'acné (iodures et bromures), à l'anthrax (iodures et bromures), au purpura (quinine, iodure de potassium, acide salicylique); elles peuvent être simplement pigmentaires (arsenic, nitrate d'argent), ou s'accompagner de gangrène (arsenic, ergot de seigle).

En dehors de l'éruption urticarienne provoquée par l'ingestion de moules, les plus communes et les plus connues sont les éruptions copahique, iodiques et bromiques, arsenicales.

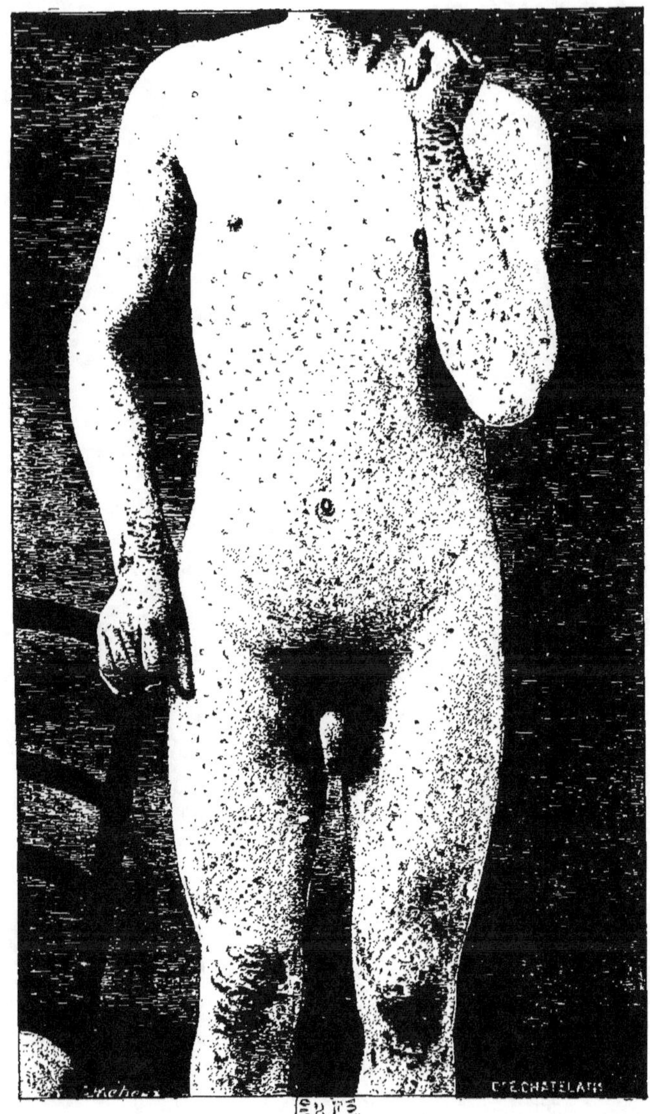

Pl. XI. — Erythème copahique.

ÉRYTHÈME COPAHIQUE

(Voir la planche XI.)

Occasionné par l'absorption d'une dose faible ou modérée de copahu ou de substances résineuses du même ordre (térébenthine, matico, cubèbe), cet érythème, qui est souvent précédé ou accompagné au début d'un peu de fièvre, d'anorexie, de malaise général, se présente sous la forme d'une éruption composée de taches rouges plus ou moins arrondies, plus ou moins larges, plus ou moins saillantes, disséminées çà et là ou confluentes. Ces taches, dans certains cas, se localisent à des régions bien spéciales : poignets, mains, coudes, pieds, malléoles, genoux; dans d'autres cas l'éruption est généralisée.

En même temps que la rougeur apparaît, le malade ressent des sensations de chaleur et des démangeaisons provoquant un grattage assez intense parfois pour amener l'insomnie.

L'éruption, dès que l'on cesse l'emploi du médicament, disparaît en moins d'une semaine.

La guérison spontanée est donc toujours la règle.

On pourra calmer les démangeaisons par des moyens appropriés et débarrasser au besoin le tube digestif à l'aide d'un purgatif.

ÉRUPTIONS IODIQUES ET BROMIQUES OU IODURIQUES ET BROMURIQUES. ÉRUPTIONS IODO-POTASSIQUE ET BROMO-POTASSIQUE

L'iodure et le bromure de potassium donnent lieu à des éruptions d'aspects divers : érythèmes, pustules, bulles, purpura, furoncles, urticaire, abcès.

L'éruption survient au début ou dans le cours du traitement.

Au début, elle indique une prédisposition particulière du malade et est alors érythémateuse, papuleuse ou bulleuse; souvent, dans ce cas, coexistent de la fièvre, un malaise général et des phénomènes d'iodisme (coryza, larmoiement, céphalalgie, etc.).

Plus généralement, l'éruption iodo-potassique survient dans le cours du traitement; elle indique alors une saturation de l'organisme et se présente sous la forme de pustules acnéiques, isolées, dont le siège est la face principalement, puis les membres et le tronc.

Si l'emploi du médicament est continué, les éruptions persistent; elles disparaissent dans le cas contraire.

Le pronostic est donc en général peu grave puisqu'il suffit pour enrayer l'affection de suspendre l'usage du médicament.

ÉRUPTIONS ARSENICALES

Ce sont : des taches grises pigmentaires, comme on l'a observé chez les psoriasiques traités par l'arsenic à l'intérieur; des éruptions eczémateuses, vésico-pustuleuses, pustuleuses, ecthymateuses, des ulcérations à aspect chancreux siégeant aux mains, aux avant-bras, à la face et sur les parties génitales chez les ouvriers qui manipulent des substances arsenicales.

On constate en outre de la sécheresse de la gorge, de l'inappétence et des troubles de la digestion.

Traitement. — Dans les éruptions artificielles, qu'elles soient de cause externe ou de cause interne, la première indication à remplir est la suppression de l'agent provocateur de l'éruption.

Quant à la lésion elle-même, il faut s'attacher à diminuer l'irritation qu'elle a pu déterminer; on emploiera à cet effet des cataplasmes émollients de fécule de pommes de terre, des lotions boriquées ou légèrement astringentes suivant les cas; on saupoudrera avec des poudres inertes, ou bien on se servira de pommades boriquées, parfois de glycérolé cadique. Il est impossible de tracer des règles générales.

A l'intérieur on peut essayer, contre les intoxications médicamenteuses, les laxatifs et les diurétiques. On a recommandé d'une façon particulière contre les iodures, l'arsenic, l'atropine, la belladone, l'eau de Vichy; contre les bromures, l'arsenic (à titre préventif), et le sulfure de calcium; contre la quinine, l'acide bromhydrique; contre la chrysarobine, le pyrogallol, le soufre, l'acide chlorhydrique.

ÉRYTHÈME NOUEUX

(Voir la planche XII.

Synonymie. — Dermatite ou dermite contusiforme. — Urticaire tubéreuse (FRANCK, WILLAN). — Érythème tubéreux.

Définition. — L'érythème noueux, qu'il soit ou non, comme nous le croyons d'ailleurs, une simple variété de l'érythème polymorphe, forme très évidemment une entité morbide bien individualisée.

C'est une affection inflammatoire caractérisée par la production sur les membres et principalement sur les membres inférieurs de saillies rouges et dures.

Symptomatologie. — Les nodosités de l'érythème noueux peuvent être plus ou moins nombreuses, plus ou moins volumineuses, plus ou moins saillantes ; elles ont une forme oblongue, arrondie ou ovalaire, une coloration rouge foncé au début, variable ensuite ; elles sont toujours dures et parfois rénitentes au toucher.

Quelquefois douloureuses spontanément, elles le sont toujours plus ou moins à la pression.

Leur apparition s'accompagne, dans la plupart des cas, de malaise, courbature, fièvre, phénomènes gastriques et de douleurs rhumatoïdes, parfois même de véritable arthrite.

Fréquemment, existent des complications analogues à

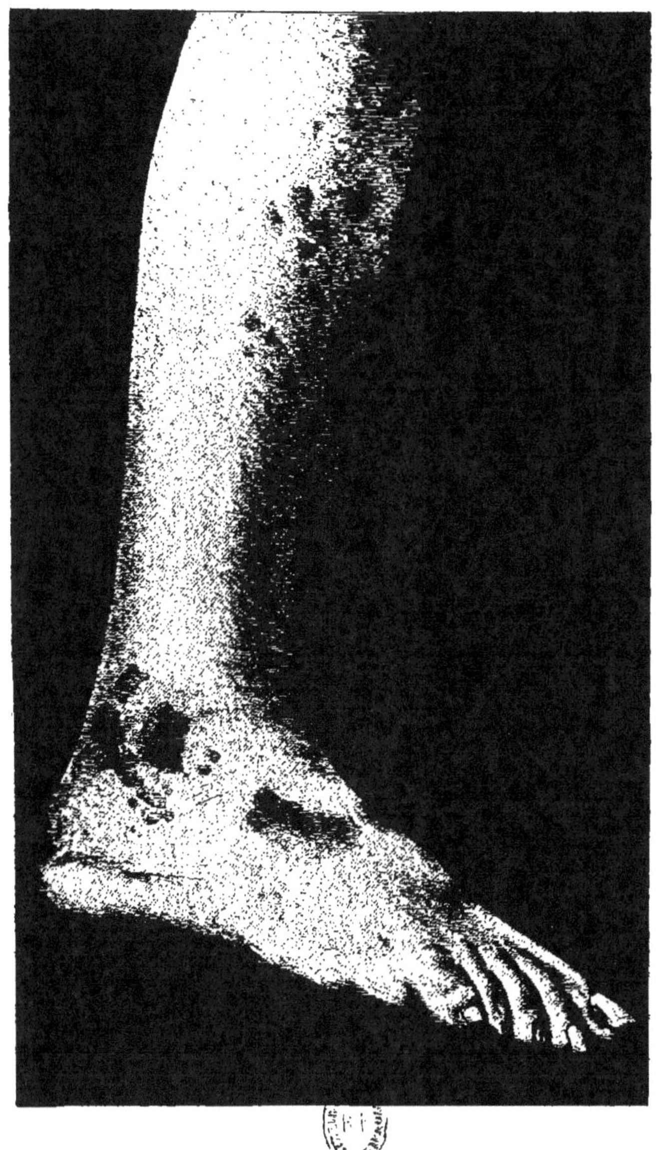

Pl. XII. — Erythème noueux.

celles que l'on observe dans l'érythème polymorphe (péricardites, endocardites, pleuro-pneumonie).

Siège. — L'érythème noueux siège surtout aux deux jambes, à la face antérieure du tibia, à la face dorsale des pieds; on le voit plus rarement aux cuisses et aux bras, jamais sur le tronc.

Marche. — L'affection a une marche aiguë; les placards, rouges au début, gardent cette coloration pendant deux ou trois jours, puis ils deviennent violets, ensuite d'un bleu jaunâtre comme les ecchymoses; ces phénomènes se produisent graduellement et se montrent du centre à la périphérie. Peu à peu, la saillie cutanée diminue, et l'élément noueux disparaît en l'espace de quinze jours environ, en laissant à sa place une pigmentation brunâtre; mais comme il se produit de nouvelles tubérosités, l'affection dure généralement plusieurs septénaires, trois, quatre, cinq, six et même davantage.

Pronostic. — Le pronostic est favorable; cependant l'affection peut incommoder le malade par ses poussées successives.

Diagnostic. — Le diagnostic repose sur la saillie des tubercules sensibles au toucher, sur le siège spécial de l'éruption, sur la transformation ecchymotique. Des *lésions de traumatisme* peuvent simuler celles de l'érythème noueux; mais, dans ce dernier cas, on trouvera toujours des éléments jeunes de couleur rouge.

Les *gommes syphilitiques* et *tuberculeuses* non ulcérées diffèrent des nodosités de l'érythème noueux en ce qu'elles sont indolentes, plus faciles à délimiter entre les doigts, et, signe fort important pour L. Brocq, « il est toujours possible dans un élément érythémateux noueux ou induré de déterminer facilement une cupule marquée par une pression digitale légère prolongée quelques minutes ».

Enfin, les *nodosités rhumatismales vraies* ne sont pas érythémateuses et sont moins faciles à circonscrire que celles de l'érythème noueux.

Étiologie. — La constitution des sujets (rhumatisants) chez qui on l'observe, son association à des plaques d'érythème papuleux, sa physionomie spéciale, l'ont fait rapporter tantôt à l'arthritisme (*dermopathie rhumatismale* d'E. Besnier), tantôt à l'érythème polymorphe et tantôt l'ont fait considérer comme une affection spéciale (Hardy, etc.).

On le rencontre dans l'arthritisme et le lymphatisme, plus souvent chez les filles (en relation avec le surmenage, accompagné de violentes douleurs dans les muscles : *érythème induré des jeunes filles*, Bazin) que chez les garçons, plus fréquemment au printemps et à l'automne (influence du froid et de l'humidité).

Anatomie pathologique. — Les lésions anatomo-pathologiques de l'érythème noueux consistent en une infiltration séreuse et en une stase sanguine dans les tissus affectés.

Traitement. — L'érythème noueux ne réclame pas d'autre traitement que celui des divers érythèmes étudiés plus haut. Dans le cas de douleur violente, on pourrait user de tous les liniments calmants employés en médecine générale.

ÉRYTHÈME PERNIO (Bazin)

Synonymie. — Engelure. — Congélation. — Dermite par congélation. Érythème papuleux pernio (E. Besnier).

Définition. — L'érythème pernio est une forme d'érythème produite par l'action du froid.

Symptomatologie. — Il consiste en taches d'un rouge livide ou violacé au centre et d'un rouge vif à la périphérie, luisantes, de dimension variable allant de celle de l'ongle à celle d'une pièce de cinq francs en argent; elles sont plus ou moins saillantes ou de forme arrondie ou ovalaire.

Parfois ces taches sont le siège d'ulcérations de mauvais aspect (*érythème pernio ulcérant*) qui succèdent à des phénomènes phlycténulaires; les bords en sont déchiquetés, le fond sanieux, couvert de bourgeons charnus, pâles et sanguinolents; ces ulcérations peuvent laisser après elles des cicatrices indélébiles.

D'abord insensible, le tégument au contact de la chaleur devient chaud, brûlant; il est le siège de picotements, de démangeaisons parfois très vives.

Siège. — L'érythème pernio a pour siège les mains (doigts), les pieds (orteils, talons), le nez, les oreilles, les joues.

Marche. — Les lésions évoluent avec les changements de température; en même temps que le froid cesse, les taches sont le siège d'une exfoliation épidermique, elles s'affaissent; les ulcérations se cicatrisent et le tégument reprend son aspect antérieur sauf sur les points cicatriciels.

C'est une affection essentiellement récidivante et les sujets prédisposés, lymphatiques (Marjolin) en sont presque fatalement atteints chaque année.

Pronostic. — Le pronostic varie dans chaque cas avec l'intensité de l'affection.

Diagnostic. — L'érythème pernio et le *lupus érythémateux* pourraient parfois être pris l'un pour l'autre ; en dehors des commémoratifs, le diagnostic du lupus érythémateux s'établira surtout grâce à ses petites cicatrices superficielles caractéristiques.

Traitement. — Au point de vue général, on obéira aux indications particulières fournies par l'état du sujet atteint. En outre, L. Brocq dit s'être bien trouvé dans deux cas de l'emploi des pilules suivantes :

Sulfate de quinine . . . . . . } aa 0^{gr},05 centigr.
Ergotine. . . . . }
Poudre de feuilles de digitale . .   0^{gr},005 milligr.
Extrait de belledone. . . . . . .   0^{gr},001   —

(Pour une pilule, 4 par jour, avant les repas.)

Comme prophylaxie, on interdira l'exposition directe au feu, on prescrira l'usage quotidien de bains tièdes dans une décoction de feuilles de noyer, les frictions excitantes avec l'eau alcoolisée, suivies de l'application de la poudre suivante :

Salicylate de bismuth. . . . . .   10 grammes.
Amidon   90   —

(L. Brocq.)

ou d'un badigeonnage avec :

Glycérine pure . . . . 30 grammes.
Teinture d'iode. . . . . } aa 1 —
Teinture d'opium. . . . . . . }

(MONIN.)

On a aussi prescrit de nombreuses pommades employées en onctions deux ou trois fois par jour; telles sont les suivantes :

Graisse de bœuf . . . . } aa 25 grammes.
Graisse de porc . . . . }
Oxyde noir de fer . . . . . . } aa 3 —
Essence de térébenthine . . . }
Essence de bergamote. . . . . $0^{gr},20$ centigr.

(L. BROCQ.)

Camphre en poudre . . . . . 1 gramme.
Craie blanche . . . . 40 —
Huile de lin . . . . 80 —
Baume du Pérou. . . . . . . $1^{gr},50$

(KAPOSI.)

Menthol . . . . $1^{gr},50$
Salol . . . . 2 grammes.
Huile d'olives . . . . 2 —
Lanoline. . . . . 50 —

(STEFFEN.)

Quelques auteurs (UNNA, KLONK, LORENZ, CARL KOPP, NILS. OSN. GADDE, CHARLES ARNOLD, A. DAMIENS et DUJARDIN-BEAUMETZ et NOUS-MÊME) ont employé avec succès les préparations ichthyolées.

On a conseillé encore le collodion simple (E. VIDAL), iodé au 1/40 (BILLROTH), iodoformé.

Quand les engelures sont ulcérées, il faut faire des lavages avec des solutions boriquées, de sublimé, appliquer le liniment oléo-calcaire, les emplâtres à l'oxyde de zinc ou rouge de Vidal.

ÉRYTHÈME POLYMORPHE (Kaposi)

Synonymie. — Érythème exsudatif multiforme de Hébra.
— Maladie de Hébra. — Polymorphie aiguë de L. Brocq.

Définition. — L'érythème polymorphe est une affection à marche cyclique dont les manifestations cutanées peuvent appartenir à toutes les formes des lésions élémentaires : macules, papules, tubercules, vésicules, bulles.

Symptomatologie. — Le caractère le plus net de cet érythème, c'est la localisation des lésions qui siègent principalement au dos des mains et aux poignets, aux cous-de-pied et aux parties latérales du cou.

Ces lésions, précédées parfois par une sensation de cuisson, apparaissent à peu près simultanément et leurs formes, variables, donnent lieu à un certain nombre de variétés de la maladie.

Lorsque l'affection ne consiste qu'en simples taches, disséminées, grandes au début comme une tête d'épingle, mais s'élargissant plus tard, de couleur rouge vif ou couleur cinabre (à la période d'état, le centre, déprimé, est cyanosé, rouge, bleu et la partie périphérique rouge clair), lisses, ou très légèrement saillantes, disparaissant momentanément sous la pression du doigt, c'est l'*érythème lisse* (*érythème en taches, érythème en plaques*) pouvant être *circiné, annulaire, marginé, figuré, gyraté*.

Lorsque la lésion est constituée par une papule plus ou moins saillante, à contours plus ou moins réguliers, c'est l'*érythème papuleux* dont la coloration peut aller

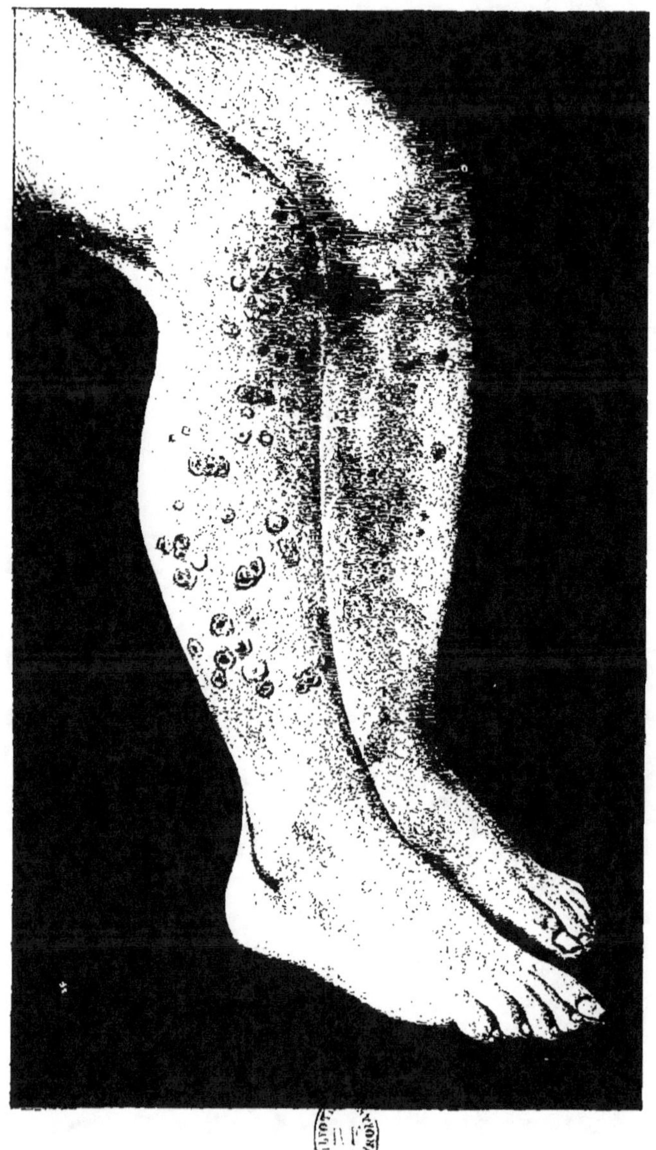

Pl. XIII. — Erythème polymorphe.

jusqu'au violet foncé (*érythème livide*, *érythème purpurique*); suivant les dimensions des papules, l'érythème peut être *miliaire*, *lenticulaire*, *pisiforme*, *papulo-tuberculeux*, etc., parfois, la papule est très étendue comme dans l'*érythème ortié* (*erythema urticatum*, *lichen urticatus*), souvent centrée d'une croûtelle sanguine, brunâtre, due au grattage occasionné par le violent prurit qui accompagne cette forme.

Quand la saillie est plus considérable, c'est l'*érythème tuberculeux*.

D'autres fois, existent des lésions vésiculeuses (*érythème vésiculeux*), ou bulleuses (*érythème bulleux*, *érythème phlycténoïde*). (Voir la planche XIII.)

Dans une forme spéciale, *érythème iris*, *érythème en cocarde*, *herpès en cocarde*, *herpès iris* de WILLAN et BATEMAN, *hydroa vésiculeux* de BAZIN, *hydroa vacciniforme* ou *en cocarde*, *herpès cerclé*, *herpès annulaire*, *hydroa vrai* (voir la planche XIV), on voit se produire d'abord une vésicule ou une bulle -se desséchant bientôt sous forme d'une petite croûtelle, puis, tout autour, une couronne de vésicules encadrée ou non par un troisième cercle d'éléments vésiculeux, le tout reposant sur un fond érythémateux de couleur plus ou moins foncée, d'où un aspect en cocarde caractéristique, cocarde formée par des cercles concentriques de vésicules et de macules.]

C'est principalement dans cette forme d'érythème que l'on rencontre les lésions des muqueuses buccale, anale, génitale, bien étudiées par E. QUINQUAUD (angines hydroïques), mais qui peuvent néanmoins coexister avec les autres formes de l'érythème polymorphe.

Toutes ces lésions érythémateuses, vésiculeuses, bulleuses, etc., peuvent coïncider les unes avec les autres, ou, comme cela arrive dans la plupart des cas, ne se montrer chez un même sujet qu'à l'état papuleux, chez un autre, à l'état érythémateux, etc.

L. Brocq isole sous le nom de *dermatite polymorphe douloureuse aiguë* (*hydroa bénigne* de Unna) une variété d'érythème polymorphe vésiculo-bulleux qu'il place à côté de la dermatite herpétiforme de Duhring et dans laquelle les phénomènes douloureux de cuisson, de prurit, de brûlure, etc., sont exceptionnellement intenses.

Souvent existent des symptômes généraux accompagnant ou mieux précédant l'éruption : courbature, céphalalgie, mélalgies, arthralgies, inappétence et embarras gastrique, fièvre, etc.

Les mains et les pieds peuvent être froids au toucher; le plus souvent, toutefois, la température locale est plus élevée qu'à l'état sain.

Un certain nombre de complications de gravité variable peuvent survenir dans le cours de l'érythème polymorphe; on a noté des douleurs rhumatoïdes, des arthrites, de l'endopéricardite, de la pleurésie, de la pneumonie, etc.

Marche. —Cette affection a une marche aiguë; elle dure en moyenne de dix à quinze jours; elle peut se perpétuer pendant cinq ou six semaines, le processus réapparaissant à l'état aigu lorsque les lésions sont à leur déclin.

Elle est fréquemment récidivante; certains sujets peuvent en être atteints deux fois par an.

En disparaissant, les lésions laissent après elles des taches pigmentaires plus ou moins foncées et, dans le cas où l'éruption affecte la forme vésiculeuse ou bulleuse, des taches de même nature si le liquide a été résorbé; des croûtes ou des squames dans le cas contraire.

Pronostic. — Le pronostic est favorable puisque, sauf

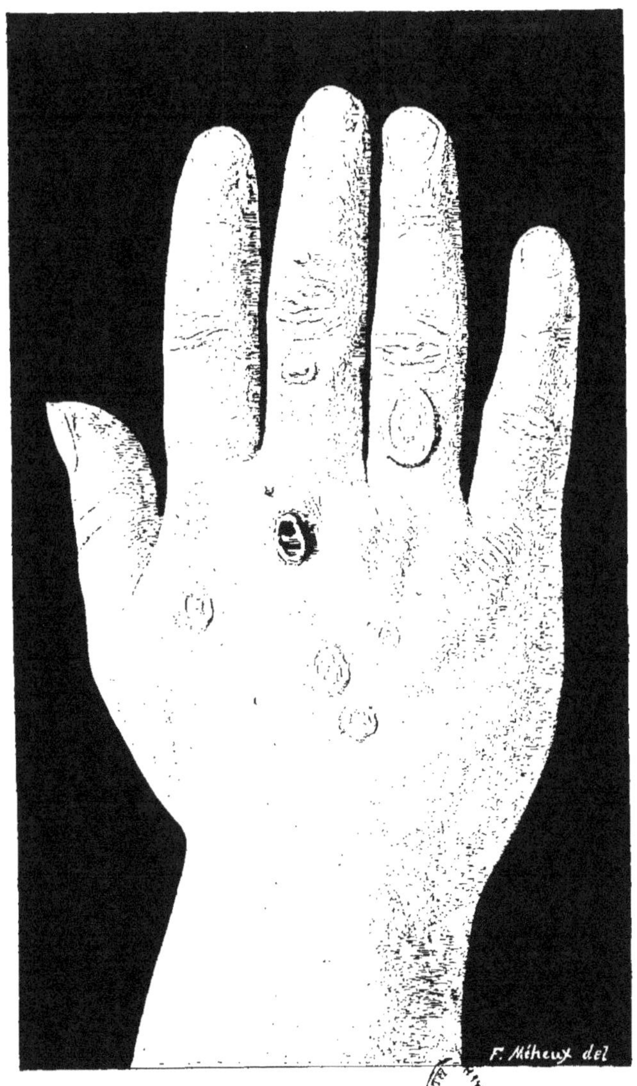

Pl. XIV. — Herpès iris.

lorsqu'il se produit des complications, l'affection se termine presque toujours d'une façon spontanée.

Diagnostic. — La marche de la maladie éclaire toujours le diagnostic; mais, s'il fallait l'établir d'une façon extemporanée, il pourrait y avoir confusion dans la forme érythémateuse avec tous les *érythèmes*, dans la forme papuleuse avec la *variole* au début; si les papules sont grosses, elles peuvent simuler les *nodosités lépreuses* ou *syphilitiques*.

L'*urticaire* s'en distingue par ses démangeaisons violentes, les sensations de cuisson, etc., qu'elle détermine.

L'*érythème noueux* diffère de la forme tuberculeuse de l'érythème polymorphe par sa localisation souvent typique à la face antérieure du tibia.

L'érythème iris, dans ses localisations sur les muqueuses buccales, peut être confondu avec les *plaques muqueuses*, la *stomatite ulcéro-membraneuse*.

Enfin E. Besnier signale « la série nombreuse des *érythèmes de la première enfance* dans lesquels une multiformité spéciale et parfois étrange donne à ces érythèmes un aspect paradoxal qui éveille l'idée d'affections absolument différentes » (*syphiloïdes* d'E. Besnier, *érythèmes papuleux fessiers post-érosifs et syphiloïde post-érosive* de L. Jacquet, *érythème papuleux et syphilide lenticulaire* de Parrot, *érythème lenticulaire* de Sevestre, *érythème simple ou vésiculeux des fesses*).

Étiologie. — Les conditions étiologiques des érythèmes polymorphes sont encore mal connues; ils peuvent être d'origine réflexe : pharyngienne (Caesar Boeck), rénale, utérine (Fuchs), uréthrale (Lewin); d'autres se rattachent soit à l'ingestion de certains médicaments, de certains

aliments; coïncident avec des maladies graves : rhumatisme, choléra, lèpre, blennorrhagie, etc., etc. formant la
classe des *érythèmes multiformes infectieux secondaires* en
opposition avec les *érythèmes polymorphes infectieux primitifs* succédant au surmenage (Dreyfus-Brisac et Dufour).

Les hommes sont moins sujets à l'érythème polymorphe
que les femmes atteintes de troubles utérins (*menokelis*
de Fuchs) et les adultes que les jeunes gens.

On l'a considéré comme une angio-névrose (Lewin), comme
une affection de nature rhumatismale (auteurs français).

Anatomie pathologique. — Il s'agit ici de lésions
inflammatoires vulgaires.

Traitement. — L'érythème polymorphe ne réclame
ordinairement que le repos et l'hygiène.

On peut et l'on doit même évidemment traiter l'état
général du sujet atteint; mais les divers médicaments
préconisés jusqu'à présent comme l'iodure de potassium
(Villemin), le salicylate de soude, le sulfate de quinine, etc.,
ne semblent pas avoir ici une action bien déterminée.

Localement, suivant les formes, on emploiera les
poudres sèches, les lotions de sublimé ou phéniquées
contre les démangeaisons, le liniment oléo-calcaire dans
les formes bulleuses.

ÉRYTHÈMES RUBÉOLOIDES

Synonymie. — Roséoles. — Érythèmes rubéoliformes.

Définition. — On décrit encore sous le nom de roséole
une série d'affections distinctes qui ont pour caractère com-

mun d'être constituées par de petites taches rosées, isolées les unes des autres, peu ou pas saillantes, discrètes ou généralisées, à évolution variable et se terminant toujours par résolution.

En dehors de la rougeole dont les dermatologistes ont l'habitude de laisser l'étude à la médecine générale, on range dans la roséole :

1° Des érythèmes saisonniers (*roséole estivale, automnale, vernale*);

2° Des éruptions artificielles à type rubéolique *(roséole copahique, iodique*, etc.);

3° Des éruptions rubéoliformes consécutives à des affections infectieuses (*roséole syphilitique, cholérique, typhique (taches lenticulaires rosées), pyohémique, rash rubéoliforme de la variole, érythème mamelonné*, etc., = *érythèmes infectieux, dermatites infectieuses, érythèmes toxiques de* KAPOSI, etc., etc.);

4° Des érythèmes dus à des troubles vaso-moteurs (*roséole pudique*);

Enfin, deux éruptions distinctes :

5° L'une décrite par les Allemands sous le nom de *Rotheln*, affection niée par les uns et admise par d'autres comme entité morbide distincte, mais qui, dans tous les cas, s'identifie presque complètement avec la rougeole;

6° L'autre, à laquelle HARDY réserve le nom de roséole, (*roséole fébrile, infantile*), véritable fièvre éruptive, affectant souvent les petits enfants, débutant par un peu de fièvre, quelques troubles digestifs, caractérisée à la période d'état par des taches rosées, distinctes, occupant la face, le tronc, les membres, et disparaissant au bout de deux ou trois jours.

Cette affection, que HARDY admet comme contagieuse, se termine toujours favorablement.

Traitement. — Le traitement ne consiste qu'en soins hygiéniques ét en un léger purgatif dans le cas d'embarras gastrique.

ÉRYTHÈMES SCARLATINIFORMES

Synonymie. — Érythrodermies exfoliantes érythémateuses. — Érythèmes desquamatifs scarlatiniformes récidivants. — Dermites érythémateuses exfoliatrices, aiguës, récidivantes.

« Aigus ou subaigus, disent E. Besnier et A. Doyon, ces érythèmes ou ces dermites érythémateuses se rapprochent des pyrexies érythémateuses par la réaction générale, parfois intense, qui les accompagne à leur début ; de la scarlatine par les caractères de l'éruption, voire même quelquefois par des localisations ou des complications qui rendent l'assimilation plus étroite ; mais leurs conditions étiologiques et pathogéniques variables, leur durée inégale, irrégulière, leur mode évolutif, leur non-contagiosité, et leur caractère récidivant les ramènent beaucoup plus près des érythèmes proprement dits. » (Voir l'article *Dermatite exfoliative aiguë, bénigne.*)

ÉRYTHÈMES SCARLATINOIDES (Besnier)

Synonymie. — Érythèmes scarlatiniformes (Hardy).

« Ce terme, disent E. Besnier et A. Doyon, s'applique à des érythèmes secondaires, vraiment scarlatinoïdes par la rapidité de l'invasion, la réaction fébrile, l'hyperthermie, les localisations muqueuses et viscérales, les accidents graves, et le mode évolutif; sauf leur desquamativité souvent hâtive, l'éruption est entièrement celle de la scarlatine.

« Toujours consécutifs à une affection infectieuse (1), le plus habituellement pyrétique, ils n'en constituent qu'une localisation à la peau, ou une complication proprement dite, selon qu'ils naissent eux-mêmes de l'élément infectieux primitif, ou qu'ils procèdent d'une autotoxémie deutéropathique, ou d'une toxémie médicamenteuse ou alimentaire. Le puerpérisme infectieux, la septicémie chirurgicale (*scarlatinoïdes traumatiques*), la gonohémie, etc., sont au premier rang des états pathologiques au cours desquels on les voit survenir sous l'action de l'un des modes divers ci-dessus indiqués. »

ÉRYTHRASMA (Bærensprung)

Définition. — L'érythrasma est une affection parasitaire de la peau, fréquente chez les arthritiques du sexe masculin, due à un parasite de très petite dimension (microsporon minutissimum), découvert par Burchardt, en 1859.

Parasite. — Le parasite est composé de spores très petites, rondes ou ovalaires, disposées en groupes ou isolées et d'un mycélium à tubes flexueux, très nombreux, très grêles, irréguliers, isolés ou en réseaux.

(1) Érythèmes infectieux, dermatites infectieuses.

Ce parasite n'envahit que la couche cornée de l'épiderme ; il est très peu irritant.

Symptomatologie. — L'affection consiste en plaques d'aspect uniforme, plus ou moins arrondies, parfois festonnées (contour géographique), circonscrites, d'un rouge orangé à l'état typique, parfois d'une couleur brune ou jaunâtre plus ou moins foncée ; les bords, légèrement saillants, sont bien nets ou se continuent avec une zone érythémateuse ; l'étendue des placards est variable ; tantôt ils ont un diamètre de un à trois ou quatre centimètres ; tantôt ils sont grands comme la paume de la main ou acquièrent des dimensions bien plus considérables encore.

Au niveau de la plaque, l'épiderme est sec, rugueux, chagriné, comme surélevé ; il desquame mais finement et difficilement.

L'affection ne provoque aucun symptôme subjectif, en dehors parfois d'une légère démangeaison qui paraît en rapport avec l'abondance de la transpiration ; la maladie n'est donc bien souvent décelée que par le médecin chez les sujets qui en sont atteints.

Siège. — L'érythrasma siège presque exclusivement dans la région inguino-scrotale ou mieux scroto-crurale ; on le trouve encore aux aisselles, aux plis des seins, d'où il peut gagner les bras, la paroi abdominale, mais on ne les rencontre presque jamais dans les régions découvertes.

Marche. — Le parasite envahit très lentement le tégument ; il faut plusieurs années pour la formation d'un placard d'érythrasma de cinq centimètres de diamètre.

Pronostic. — L'affection comporte un pronostic bénin,

sa contagion est peu fréquente, mais elle est très tenace et sujette à récidiver.

Diagnostic. — Le siège de l'érythrasma est déjà un bon signe diagnostique ; toutefois, on le confond encore avec l'*intertrigo* dont il diffère par sa coloration moins rouge, son caractère de sécheresse et de rugosité, sa forme moins en rapport avec les surfaces en contact, enfin son indolence. La *trichophytie cutanée*, le *pityriasis versicolor*, l'*eczéma séborrhéique*, les *taches pigmentaires* pourraient être pris parfois pour de l'érythrasma ; mais les cercles réguliers de la trichophytie cutanée, la couleur jaune, la desquamation épidermique produite par le coup d'ongle dans le pityriasis versicolor, l'absence de desquamation par le raclage dans les taches pigmentaires faciliteront le diagnostic, que l'examen microscopique établira, d'ailleurs, sûrement.

Traitement. — Le traitement a pour but la destruction du parasite par l'exfoliation de la couche cornée où il siège. On arrive à ce résultat par les badigeonnages iodés, les lotions de sublimé, les onctions et frictions avec les pommades soufrées, cadiques, salicyliques, ichthyolées, etc. On devra, après la disparition de la maladie, faire continuer pendant quelque temps l'usage de bains sulfureux et insister sur les soins de propreté les plus minutieux.

FARCINOSE

Certaines formes de la farcinose cutanée chronique, passée presque complètement sous silence dans les grands ouvrages de dermatologie français ou étrangers, sont cependant très importantes à signaler, ne fût-ce que pour éveiller l'attention des dermatologistes sur certaines lésions confondues le plus ordinairement avec celles de la syphilis, ressemblant parfois à la tuberculose ou à l'épithélioma.

E. Besnier et H. Hallopeau et E. Jeanselme en ont publié en 1891 et 1892 des exemples très intéressants.

Symptomatologie. — Les lésions consistent en pertes de substance, en ulcérations plus ou moins considérables. Ordinairement, on constate au début, sur une base infiltrée, d'un rouge violet ou livide, une saillie pustuleuse de petite dimension, grosse comme un grain de millet ou une lentille.

C'est à cette saillie, « gomme farineuse », que succède l'ulcération à bords décollés, creusés en dessous, renversés en dehors, irréguliers, déchiquetés, dont le fond, plus large que l'ouverture, fournit une sécrétion purulente, abondante, jaunâtre, gommeuse, dit H. Hallopeau (huile de farcin des vétérinaires).

Les ulcérations, dont la dimension varie suivant le plus ou moins de confluence des éléments primitifs, sont indolentes.

Siège. — Elles siégeaient, dans les cas relatés ici, au nez, au palais, aux lèvres.

Marche. — Au bout d'un certain temps, dans un des cas d'E. BESNIER, on voyait se produire à la périphérie de la lésion un bourgeonnement cicatriciel « laissant au milieu de vastes ulcérations composites un mélange tout à fait caractéristique de lobules, de mamelons de toutes les formes et de dimensions très variées, qui produisent un aspect irrégulièrement granuleux et déchiqueté, comme vermoulu, vraiment particulier ».

Deux des malades observés ont succombé à un accès de morve aiguë.

Pronostic. — Le pronostic est donc grave.

Diagnostic. — « Chaque fois, dit H. HALLOPEAU, que des ulcérations des fosses nasales, de la voûte palatine et des lèvres présentant les caractères spéciaux que nous avons indiqués, coïncident avec des cicatrices d'abcès qui se sont développés successivement sur diverses régions du corps, et sur les membres en particulier, il y a lieu de penser à l'infection farcino-morveuse, de faire une enquête et de recourir à l'expérimentation. »

Ce moyen de diagnostic est, en effet, couronné de succès et consiste en inoculations du pus sécrété à l'âne, au cobaye, au chien, au mulot, en cultures et en examens microscopiques.

Extemporanément, l'examen pourra faire éliminer le *lupus* dont on ne trouve pas les nodules caractéristiques et qui donne lieu, non pas à une suppuration abondante, mais plutôt à une sécrétion qui se concrète facilement en croûtelles.

La farcinose diffère de l'*épithéliome* par son indolence, sa suppuration abondante, la non-induration de ses lésions, sa tolérance au traitement ioduré et au mercure.

Cette épreuve thérapeutique différenciera encore la *syphilis* de la farcinose.

Traitement. — H. Hallopeau conseille exclusivement la cautérisation au fer rouge; E. Besnier a employé les badigeonnages ichthyolés, l'iodoforme et, particulièrement, le naphtol camphré.

FAVUS

Synonymie. — Teigne faveuse. — Tinea vera (Lorry). — Tinea favosa. — Porrigo lupinosa. — Porrigo favosa (Willan et Bateman). — Favophytie (E. Vidal).

Définition. — Le favus est une affection contagieuse siégeant de préférence au cuir chevelu caractérisée par des croûtes jaunâtres, déprimées en godets caractéristiques et produite par un parasite végétal, l'Achorion Schoenleinii, découvert en 1839.

Parasite. — Ce parasite est constitué par un mycélium abondant, à filaments ramifiés et cloisonnés et par des spores fort nombreuses, isolées ou réunies, rondes, ovalaires, etc.; l'achorion se développe d'abord sous l'épiderme, dans les follicules pileux et envahit ensuite le poil peu à peu, l'altérant en le rendant sec, de couleur sale et d'aspect lanugineux.

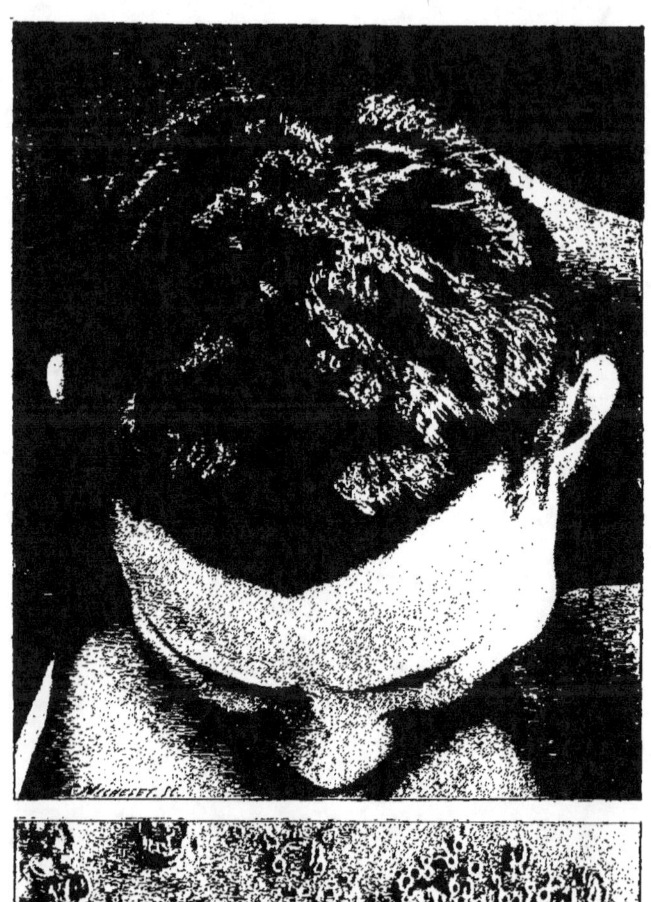

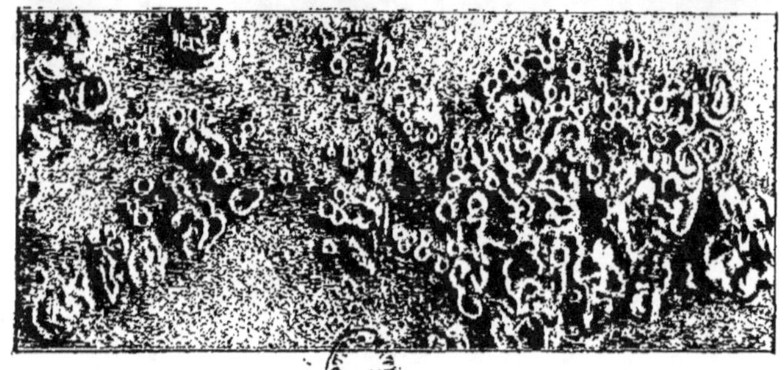

Pl. XV. — Favus de la tête et du corps.

FAVUS DU CUIR CHEVELU (Voir la planche XV)

Symptomatologie. — Pendant une première période (phase épidermique de BAZIN), l'affection ne consiste qu'en une desquamation légère et pityriasique du cuir chevelu accompagnée d'une rougeur peu vive formant des cercles érythémateux (*teigne rouge*) et d'un peu de démangeaison ; l'affection s'étend plus ou moins vite jusqu'à ce qu'on finisse par apercevoir autour d'un poil qui la traverse une petite croûte sous-épidermique, de couleur jaune soufre, d'une dimension qui varie de celle d'une lentille à celle d'un centime, s'accroissant en épaisseur et en étendue et se creusant au centre en cupule lisse ou villeuse, ce qui constitue ce que l'on a appelé le *godet favique*. Si l'on déchire alors l'épiderme avec la pointe d'un instrument mousse, on peut enlever le corps favique en le faisant glisser le long du poil ; ce corps est fragile et l'on constate qu'au contraire de sa surface supérieure qui est épidermique, sa face inférieure est dépourvue d'épiderme ; le derme, rouge et humide, reste pendant quelques instants déprimé après l'enlèvement du disque ; il est parfois, lorsque les godets sont nombreux, violacé, irrité, ulcéré par le grattage.

Quand les godets sont disséminés et isolés, ils constituent le *favus urcéolaire* (*favus typique*, *complet*, *en godets*), discret ou confluent ; quand les godets, nombreux, se pressent les uns contre les autres, deviennent confluents, le favus dit *scutiforme* est constitué par de vasset placards croûteux, jaunâtres, traversés par des poils, de forme régulière ou non (*favus scutulé*, *en disques*, *nummu-*

laire, en écu, teigne annulaire, teigne aux petits écus, teigne festonnée). Souvent alors, au bout d'un certain temps, les croûtes perdent leur couleur jaune, deviennent grises ou d'une couleur blanc jaunâtre *(favus suberinus, favus turriformis)*, dures, sèches, poussiéreuses, plâtreuses et constituent les amas inégaux et irréguliers du *favus squarrheux (favus irrégulier)*, dans lequel la matière favique englobe dans une certaine étendue la tige des poils auxquels elle adhère.

Enfin, dans les formes connues sous le nom de *favus miliaire (favus atypique, favus ambigu, favus sans favi, favus multiforme*, d'E. BESNIER et A. DOYON), la totalité du cuir chevelu est envahie, soit d'emblée, soit d'une façon progressive, par des lésions qui peuvent affecter les aspects les plus divers : poussière grise et furfuracée pityriasique de la *séborrée sèche*, croûtes lamelleuses ou grasses de la *séborrhée huileuse*, amas croûteux de l'*eczéma pédiculaire* ou de l'*impetigo granulata*.

A la période d'état, l'aspect de la tête est particulier :

Les cheveux sont secs, frisottants, lanugineux, poudreux; ils sont ternes, décolorés, de couleur gris souris et tombent spontanément ou se laissent enlever facilement.

Le cuir chevelu offre alors une odeur assez caractéristique : odeur de souris, d'urine, et qu'on reconnaît bien quand on l'a déjà perçue.

Le parasite envahissant le follicule pileux y détermine une folliculite parfois très intense *(sycosis favique)*, d'où une alopécie définitive constituant la période atrophique du favus et laissant des espaces irréguliers complètement glabres sur lesquels la peau, comprimée longtemps par les masses faviques, est luisante, mince, parcheminée, d'aspect cicatriciel, parsemée çà et là de quelques cheveux atrophiés.

Toutes les lésions dues à des inoculations quelconques peuvent survenir dans le favus et on a noté des lésions impétigineuses, ecthymateuses, eczémateuses, des adénites, des abcès, etc., qui n'ont rien de spécial à la teigne faveuse.

Marche. — La marche de l'affection est lente et sa durée pour ainsi dire indéfinie.

Pronostic. — Le favus n'entache en rien la santé générale, mais c'est une affection grave par sa ténacité, sa résistance au traitement et la facilité de ses récidives.

Diagnostic. — A la période d'état, et surtout quand les godets sont isolés, le diagnostic est facile; mais, au début, quand il n'existe que de la rougeur et de la desquamation, le diagnostic peut rester en suspens; de même, quand la maladie est ancienne, on peut en confondre les croûtes avec celles de l'*impétigo parasitaire*, de l'*eczéma*, du *psoriasis*, etc.

L'*eczéma* s'en distingue par ses bords plus ou moins figurés et les lésions eczémateuses que l'on rencontre souvent dans le sillon post-auriculaire.

L'*impétigo parasitaire* laisse toujours apercevoir des poux au milieu de ses croûtes et des lentes le long des cheveux.

Dans tous ces cas, les cheveux ne sont pas malades et l'examen microscopique tranchera d'ailleurs toujours la difficulté.

A la période alopécique, le favus devra être distingué des alopécies consécutives au *lupus érythémateux*, à la *pelade*, à la *trichophytie*, aux *folliculites*, à la *séborrhée*, etc.;

on se rappellera, pour le diagnostic, les signes indiqués plus haut.

Étiologie. — La contagion directe d'homme à homme ou des animaux à l'homme s'exerce surtout à la campagne, sur les enfants et sur les gens soumis à la misère physiologique.

FAVUS DU CORPS (Voir la planche XV)

Le favus peut affecter toutes les régions du corps sous une forme érythémateuse ou érythémato-squameuse (*favus herpétique*), (ce qui avait porté HEBRA à conclure à une identité entre le favus et la trichophytie), ou sous forme de godets; ceux-ci, plus souvent discrets que confluents, sont presque toujours typiques; ils sont entourés d'une zone érythémateuse et donnent lieu, comme à la tête mais à un degré moindre, à des démangeaisons et à une odeur symptomatique; les macules qu'ils laissent après eux disparaissent à la longue.

Cette forme est plus bénigne que l'autre; elle était grave jadis lorsqu'on rencontrait le *favus généralisé*, ce qui est rare aujourd'hui.

FAVUS DES ONGLES (onychomycose favique)

Cette localisation, fort rare, particulièrement rebelle, toujours consécutive à un favus de la tête ou du corps auxquels elle survit longtemps (KAPOSI, H. FOURNIER, J. FABRY), ne s'observe guère qu'aux mains, à un, deux ou plusieurs ongles. Elle consiste en taches de couleur jaune, lorsque l'ongle n'est atteint que partiellement ; ordinairement on constate d'abord un épaississement de la lame cornée unguéale qui devient striée longitudinalement, puis s'écaille, s'effrite et se perfore parfois au niveau d'amas gris-brunâtre ou blanc-jaunâtre de matière favique que l'on aperçoit au-dessous de l'ongle.

Traitement. — En dehors de la mise en état du cuir chevelu du sujet atteint : coupe des cheveux, enlèvement des croûtes ramollies par les cataplasmes, le bonnet de caoutchouc, les savonnages divers, etc. ; il faut tout d'abord procéder à l'épilation des cheveux malades et, comme le recommande E. Besnier, épiler autour de chaque point les cheveux *supposés sains* dans une étendue d'un centimètre environ de façon à établir une *zone de surveillance et de protection;* l'épilation peut, si l'on veut, être rendue indolore par les pulvérisations d'éther ou les applications de chlorure de méthyle ou exécutée plus facilement par des onctions préalables avec le glycéré cadique. L'épilation doit être renouvelée un certain nombre de fois dès que les cheveux ont repoussé, jusqu'à ce que soient disparus la rougeur de la base et l'engainement du poil ou que le microscope ne révèle plus la présence du parasite.

Outre l'épilation, la tête du malade doit être tous les jours lavée avec un savon antiseptique au goudron, à l'ichthyol, au naphtol, frictionnée avec une pommade parasiticide :

Huile de cade	2 grammes.	
Soufre.	4	—
Ichthyol.	6	—
Lanoline. . . . . } aa 30		—
Vaseline. . . . . }		

puis, il faut couvrir les régions malades d'épithèmes anti
septiques.

J. Estèves recommande tout particulièrement des applications d'un mélange de résorcine et d'huile d'amandes
douces dans la proportion de 1 pour 8.

Sur le corps, les savonnages comme moyen de décapage
et les badigeonnages avec la teinture d'iode sur les points
atteints suffisent pour amener la guérison.

Aux ongles, le moyen curatif par excellence consiste
dans l'avulsion de l'organe malade; sinon, on peut l'envelopper dans l'emplâtre de Vigo et le sectionner au fur et à
mesure qu'il pousse.

FOLLICULITES et PÉRIFOLLICULITES

La question des folliculites et périfolliculites, actuellement à l'étude, est extrêmement complexe.

On englobe sous ce nom, en en faisant des variétés distinctes, soit des affections nouvellement décrites comme
les *folliculites* et *périfolliculites décalvantes* de L. Brocq
(*folliculites* et *périfolliculites destructives du follicule pileux*), les *folliculites des régions velues* de Quinquaud, le
sycosis lupoïde de L. Brocq, les *alopécies cicatricielles innominées* d'E. Besnier, les *alopécies cicatricielles de la kératose pilaire*, les *folliculites suppurées* et *conglomérées en
placards* de H. Leloir et Duclaux et de Quinquaud et Pal-
lier, la *dermatite papillaire du cuir chevelu* de Kaposi
(*sycosis frambœsiforme* de Hebra), l'*acné décalvante* de
Lailler et Melchior Robert, les *pseudo-pelades* de L. Brocq,

l'*uiérythème sycosiforme* de Unna, l'*acné pilaire cicatricielle dépilante* d'E. Besnier et A. Doyon, certains *acnés lupoïdes* et *lupus acnéiques*, des *folliculites médicamenteuses*, etc., enfin une variété rare décrite par L. Brocq sous le nom de *folliculites disséminées symétriques des parties glabres à tendances cicatricielles* et deux variétés distinctes de folliculites généralisées distinguées tout récemment par T. Barthélemy et de Saint-Germain sous les noms d'*acnitis* et de *folliclis*.

Toutes ces formes cliniques, dont les unes sont encore peu connues, n'ont d'autres caractères communs que de se développer dans les follicules soit pileux soit pilo-sébacés, d'envahir ordinairement les régions pileuses (barbe et cuir chevelu) et d'aboutir le plus souvent à une chute des poils, à une destruction complète du follicule pileux amenant une alopécie définitive et la production d'un état cicatriciel plus ou moins particulier et d'être, en général, très rebelles au traitement.

Traitement. — Les divers traitements conseillés par les auteurs qui ont décrit ces folliculites comprennent presque tous l'emploi des antiseptiques : sublimé, acide phénique, pommades mercurielles ; des caustiques chimiques, du thermo ou du galvano-cautère, du curettage, des scarifications.

GALE (Voir la planche XVI)

Synonymie. — Scabies.

Définition. — La gale est une affection de la peau caractérisée par une éruption polymorphe provoquée par la présence d'un parasite, l'acare de la gale (*acarus scabiei* de DE GEER, *sarcoptes hominis* de RASPAIL, *sarcoptes scabiei* de MÉGNIN*).

Parasite. — L'acare est un petit animalcule de forme ovoïde, rappelant assez bien l'aspect d'une tortue, de couleur jaune blanchâtre.

La femelle, un peu plus grosse que le mâle, a environ un tiers de millimètre de longueur et un quart de millimètre de largeur; la tête est petite, arrondie, armée de soies; les pattes sont au nombre de huit, deux paires antérieures, munies de ventouses et deux paires postérieures, garnies de soies; le dos est rugueux, hérissé de poils et d'épines à direction oblique de bas en haut et d'avant en arrière.

Le mâle, plus rare que la femelle, est plus petit, une seule de ses quatre paires de pattes (la troisième) est munie de soies.

Les mâles vivent sous la peau, sous les écailles épidermiques ou sous les croûtes; les femelles vivent sous l'épiderme, dans des galeries ou sillons qu'elles creusent et

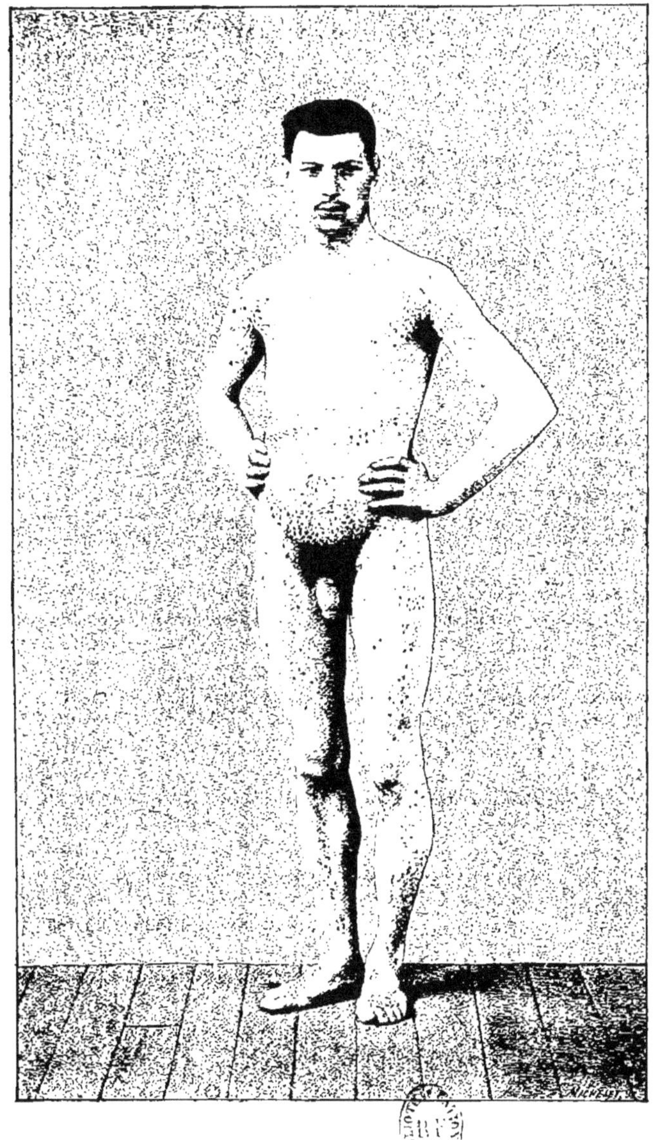

Pl. XVI. — Gale.

dans lesquels elles déposent leurs œufs au nombre de un ou de deux par jour jusqu'à concurrence de cinquante environ, pour mourir ensuite. Les œufs donnent d'abord des larves qui se transforment en nymphes (mâles et femelles), devenant ensuite des mâles et femelles pubères.

Sillon. — Le sillon, creusé sous la peau obliquement par rapport à sa surface, apparaît comme une petite ligne d'un gris noirâtre plus ou moins sinueuse (voir la planche XVIII), en virgule, en S, en fer à cheval, plus ou moins longue, ayant de deux et trois millimètres de longueur jusqu'à deux, trois centimètres et même plus. Ses extrémités diffèrent d'aspect : l'une, tête ou entrée du sillon, est plus large, l'épiderme est éraillé à son niveau ; l'autre, la queue, est légèrement saillante (*éminence acarienne* de BAZIN) et est la demeure de l'acare visible parfois sous l'apparence d'un petit point blanc que l'on peut extraire, mais quelquefois avec difficulté, en passant sous son siège l'extrémité pointue d'une épingle. Le sillon est ponctué dans sa longueur de petits points noirs que l'on a considérés comme des acares, comme des fèces ou comme de petits trous de sortie des larves.

Ce sillon constitue le signe pathognomonique de la gale.

Siège. — Il a des sièges absolument spéciaux : on le trouve sur les mains, les doigts (faces latérales), les espaces interdigitaux, la paume de la main chez les femmes, les poignets (faces antérieure et interne), la face antérieure des aisselles (voir la planche XVII) ; les seins, à côté du mamelon chez la femme, le pénis chez l'homme, les pieds (faces dorsale, plantaire et latérales en arrière des malléoles) chez les femmes et les enfants, les fesses dans les deux sexes, quelquefois même la face chez l'enfant.

Outre les sillons, le polymorphisme et les localisations
(voir la planche XVI) de l'éruption qui accompagne la gale
sont encore des signes absolument spéciaux et caractéristiques de l'affection ; on trouve dans celle-ci des vésicules
(*gale vésiculeuse*), des papules (*gale papuleuse* ou *papuliforme*), des bulles (*gale bulleuse*), des pustules (*gale pustuleuse* ou *purulente*). (Voir la planche XVIII.)

Souvent aussi coexistent de véritables dermites : prurigo, eczéma, lichen, urticaire, impétigo, ecthyma, furoncles, abcès, adénites, etc., etc., vraies complications de la
gale.

Dans une forme spéciale, dite *gale de Norvège* ou de
Boeck (*gale croûteuse*), l'affection, due suivant Furstenberg
et Mégnin au sarcopte des carnassiers (*sarcoptes crustosæ*),
est remarquable par ses amas de croûtes (*gale à croûtes
géantes* d'E. Besnier), formées de débris épidermiques,
d'acares morts, de fèces, d'œufs, etc., par les callosités
épidermiques observées aux coudes, aux genoux, à la
paume des mains et à la plante des pieds, par la chute des
poils et l'épaississement des ongles.

Marche. — L'affection ne se déclare pas aussitôt après
qu'on l'a contractée ; une période d'incubation, variant de
deux à huit jours en général, pendant laquelle le malade
n'éprouve que quelques démangeaisons, précède l'apparition des symptômes décrits plus haut. Ceux-ci, dès qu'ils
se sont produits, s'accompagnent de violentes démangeaisons qui se manifestent surtout le soir, après le cou-
cher, variables suivant les sujets et manquant parfois
totalement (*gale apruriginneuse*) ou n'incommodant point
le malade (*prurit inconscient* d'E. Besnier).

Les lésions de grattage provoquées par les démangeaisons amènent une hyperchromie de la peau (*mélano-*

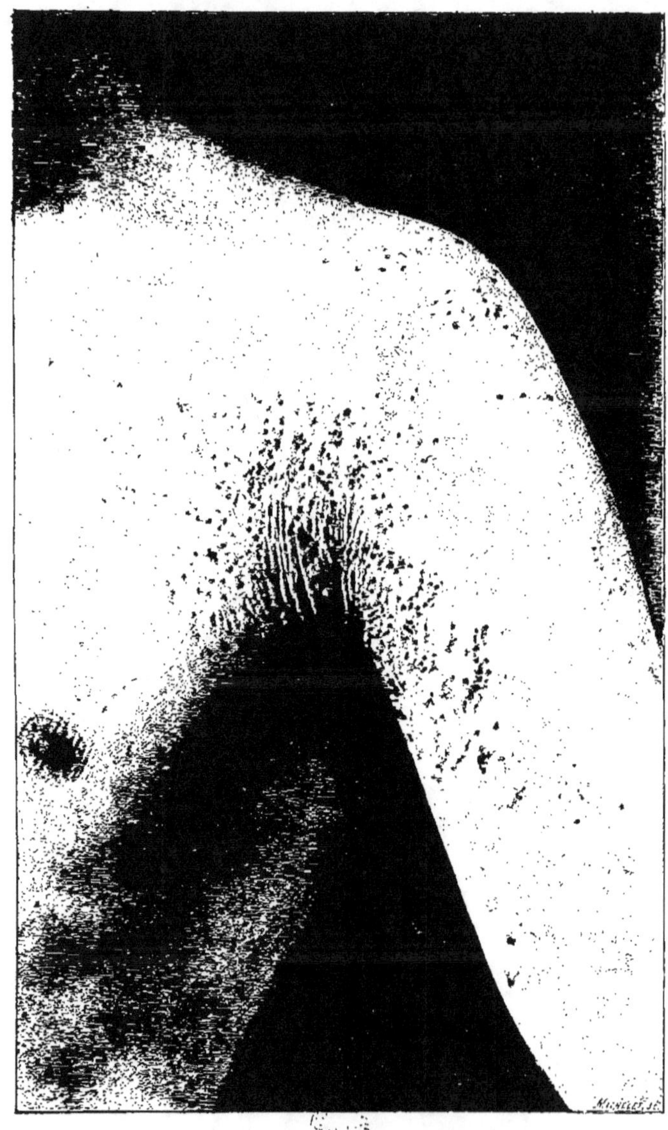

Pl. XVII. — Gale (lésions axillaires).

dermie acarienne) localisée surtout au-devant des aisselles, importante au point de vue du diagnostic.

Les symptômes s'accroissent généralement si la gale n'est pas traitée; on a même vu cette maladie entraîner à la longue une sorte de cachexie (*gale cachectique*).

Dans certains cas (maladies graves et fébriles), l'affection cutanée subit une amélioration passagère qui disparaît avec le retour à la santé.

Pronostic. — Le pronostic de la gale n'est jamais grave; il faut toutefois réserver celui des lésions concomitantes; enfin, il faut savoir qu'il existe un prurit post-scabieux (*psorophobie*) pouvant survivre à l'affection plus ou moins longtemps et créant l'*acaromanie*, suivant l'heureuse expression d'E. BESNIER.

Diagnostic. — Le diagnostic d'une gale confirmée est facile à faire; mais, au début ou chez les gens soigneux et propres, il est parfois difficile à établir.

On se basera sur l'heure à laquelle se produisent les démangeaisons, sur le siège des lésions, leur polymorphisme, la présence de l'acare et surtout celle du sillon.

On ne confondra pas la gale avec le *prurigo pédiculaire*, dont les lésions siègent surtout à la face postérieure du thorax (niveau des épaules et ceinture).

Dans certains cas, il faudra rechercher si les lésions urticariennes, eczémateuses, ecthymateuses, etc., accompagnent la gale ou constituent des affections distinctes : *urticaire vraie*, etc.

Traitement. — Parfois, l'état des téguments trop irrités soit par des traitements antérieurs mal compris, soit par les complications de la gale elle-même oblige à ne pas employer le traitement rapide dit *la frotte;* dans ce cas, après avoir calmé les symptômes aigus au moyen de bains d'amidon, de cataplasmes, on fait faire au malade tous les soirs une friction générale avec la pommade de BOURGUIGNON :

Huile de lavande. . . . . . . ⎫
Huile de menthe . . . . . . ⎪
Huile caryophyllée . . . . . ⎬ aa $1^{gr},50$
Cinnamome . . . . ⎭
Gomme adragante. . . . . . .   5 grammes.
Carbonate de potasse   35   —
Fleur de soufre.   100   —
Glycérine.   200   —

Chez les très jeunes enfants, nous avons coutume de faire tous les jours une friction avec

Onguent styrax. . . . . . . ⎱
Huile d'amandes douces. . . ⎰ aa   parties égales.

Lorsqu'on peut, ce qui est toujours préférable, recourir à la cure rapide, voici la technique à adopter analogue à celle instituée par HARDY à l'hôpital Saint-Louis.

1° Friction générale pendant vingt minutes à l'aide d'une brosse, avec de l'eau chaude et du savon (savon mou de potasse si la peau n'est pas trop irritée).

2° Bain d'une demi-heure dans lequel on continue la friction.

3° Friction générale, en insistant sur les lieux d'élection du parasite, avec la pommade d'Helmerich modifiée par HARDY :

Carbonate de potasse. . . . . . .   25 grammes.
Soufre   50   —
Axonge.   300   —

Garder la pommade pendant deux heures.
4° Bain.

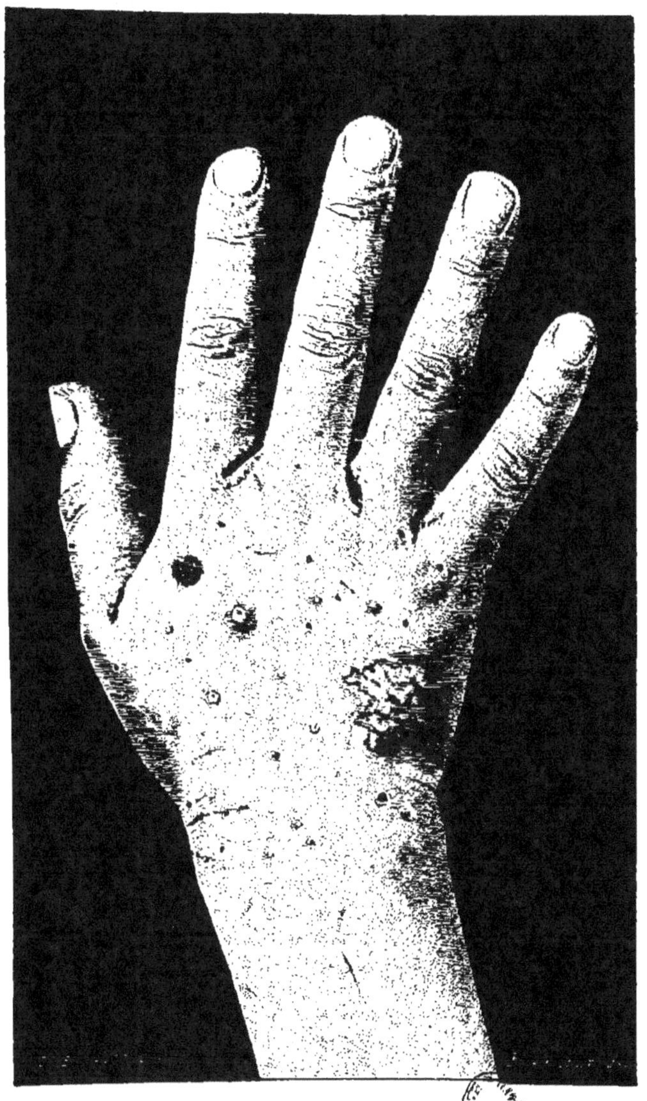

Pl. XVIII. — Gale pustuleuse.

Il est, en outre, indispensable de prescrire au malade la destruction ou la désinfection des vêtements et objets contaminés (gants, linge, vêtements, draps et couvertures de lits, etc.), ce qui, à Paris du moins, est facile grâce aux étuves municipales mises gratuitement, en général, à la disposition du public. Cette précaution, minutieusement observée, nous a permis de ne constater aucune récidive sur les 31 cas que nous avons soignés dans le cours d'une année au Dispensaire scolaire du XIIIᵉ arrondissement, alors que nous en avons observé chez nos malades de la ville ou de la clinique.

Cette récidive est néanmoins moins fréquente que les malades ne le croient, en raison du prurit qui survit souvent à la frotte et que des bains d'amidon, des onctions avec la vaseline, la lanoline additionnée d'un centième d'essence de menthe, calment le plus ordinairement.

GANGRÈNE CUTANÉE

Une seule des formes multiples de la gangrène nous paraît devoir intéresser spécialement le dermatologiste, c'est la

GANGRÈNE CACHECTIQUE MULTIPLE DE LA PEAU

décrite pour la première fois par O. Simon en 1878.

Depuis cette époque, bien des formes analogues ou similaires ont été étudiées sous des noms divers comme la *dermatitis gangraenosa infantum* (R. CROCKER), la *varicelle gangréneuse* (HUTCHINSON et ABERCROMBIE), le *pemphigus gangraenosus* (W. STOKES), le *rupia escharotica* (FAGGE), l'*ecthyma infantile gangréneux* (PINEAU), l'*ecthyma térébrant infantile* (BARTHÉLÉMY), l'*ecthyma térébrant de l'enfance* (G. BAUDOUIN et L. WICKHAM).

Cette affection, qui n'atteint que les jeunes enfants cachectiques, est constituée d'abord par des bulles apparaissant sur les régions du corps les plus diverses, simultanément ou successivement. Après la chute des croûtes qui leur succèdent, on constate l'existence d'ulcérations plus ou moins profondes, parfois dénudant même les os, ordinairement confluentes, à bords taillés à pic.

Le pronostic de cette affection considérée « comme une gangrène occasionnée par une thrombose marastique » est favorable lorsqu'on institue un traitement précoce et rationnel : fer, vin, lait ; bains, pansements au zinc et à l'iodoforme (O. SIMON).

GANGRÈNES DIVERSES

Des lésions analogues ont été observées chez les enfants et les adultes, soit à la suite de maladies générales graves : *rougeole, variole, athrepsie, diabète, tuberculose,* etc. ; soi compliquant diverses affections cutanées : *érythème noueux, psoriasis, pityriasis rubra, purpura,* etc., soit sous la dépendance d'un trouble de l'innervation comme le *décubitus acutus* de SAMUEL, la *gangrène des hystériques* (*erythema gangraenosum*), la *liodermie essentielle* d'AUSPITZ (*glossy-*

skin de Mitchell, Moorhouse, Keen, *Dermite nerveuse essentielle* de Kaposi); à citer aussi l'*érythème gangréneux des
simulateurs* de Tilbury Fox, la *gangrène symétrique* ou
asphyxie locale des extrémités (maladie de Maurice Ray-
naud).

Outre le traitement spécial de l'affection générale, on
traitera la gangrène suivant les règles de la plus minu-
tieuse antisepsie.

GOMMES SCROFULO-TUBERCULEUSES

Synonymie. — Tubercules celluleux. — Intumescences graisseuses. —
Abcès froids (Alibert). — Abcès scrofuleux (Guersent, Lebert, J. Del-
pech, Rayer). — Abcès dermiques. — Tubercules scrofuleux cutanés et
sous-cutanés.— Écrouelles cellulaires (Bazin).— Hydrosadénite scrofuleuse.
— Scrofulide phlegmoneuse (Hardy). — Scrofulides ulcéreuses. — Rupia
— scrofuleux.

E. Besnier divise les gommes scrofulo-tuberculeuses en
trois groupes :

1° Gommes scrofuleuses dermiques ;

2° Gommes scrofuleuses hypodermiques ;

3° Gommes scrofuleuses sous-aponévrotiques,
dont il donne les caractères cliniques et diagnostiques
suivants que nous résumons :

1° Gommes scrofuleuses dermiques.

Constituées au début par de petites nodosités correspondant à une tache rouge livide de la peau, douloureuses à la
pression, elles gagnent plus ou moins rapidement les
couches superficielles du derme et se ramollissent en un

ou plusieurs points constituant autant d'ulcérations en
cul-de-sac plus larges que les orifices à fond bourgeonnant
et blafard, recouvertes de croûtes fines et adhérentes,
saignantes, dont les bords, de couleur plus ou moins violacée, sont décollés, irréguliers, s'étendant parfois excentriquement d'une manière serpigineuse; la peau forme
parfois au-dessus d'elles des brides ou ponts d'un aspect
particulier.

On les rencontre isolées ou confluentes, parfois en
nappes surtout sur les parties latérales de la face, le long
des branches montantes du maxillaire inférieur, dans les
régions sous-maxillaires, au thorax, etc.

Quoique pouvant s'observer à tous les âges, elles sont
plus fréquentes chez les adolescents.

Au début, elles peuvent facilement se confondre avec
les *gommes syphilitiques;* lorsqu'elles sont ulcérées, elles
en diffèrent par leur superficialité, l'irrégularité de leurs
bords livides et non pigmentés comme dans la syphilis et
non décollés.

2° GOMMES SCROFULEUSES HYPODERMIQUES (*mélicéris scrofuleux*, etc.).

Dans cette forme, après une période relativement longue
(plusieurs semaines) pendant laquelle rien n'existe du côté
de la surface de la peau, la petite nodosité, arrondie, dure
au début, indolente, non adhérente à la face profonde du
derme, se ramollit, devient alors adhérente à la peau sur
laquelle on aperçoit à la loupe quelques fines varicosités;
bientôt, le tégument, douloureux, se colore en rouge livide;
la tumeur devient fluctuante, donnant naissance à une
petite quantité de liquide ordinairement séreux, sanguinolent, sanieux; elle s'ulcère, rappelant alors l'aspect ordinaire de l'ulcère scrofulo-tuberculeux.

3° Enfin, LES GOMMES SCROFULEUSES SOUS-APONÉVROTIQUES plus rares dans les muscles que dans la peau, se développant à la face externe des gaines tendineuses, dans le voisinage du périoste sont souvent confondues avec les *gommes syphilitiques,* les *abcès ossifluents,* les *gommes tuberculeuses vraies,* etc.

Diagnostic. — Dans les trois formes de gommes scrofulo-tuberculeuses, l'épreuve thérapeutique par l'iodure de potassium et le mercure éliminera la syphilis.

Traitement. — Ceci fait, on pourra donner le traitement interne de la médication dite anti-scrofuleuse (huile de foie de morue, fer, arsenic, iodoforme) et traiter par les caustiques, le raclage, ou chirurgicalement les foyers suppuratifs et les ulcérations.

HÉMATIDROSE

Synonymie. — Stigmates de sang.

Définition.— « La sueur sanguine, sanglante, hématique, ou hématidrose, représente une névropathie glomérulaire hémorrhagique... Le fait pathologique qu'elle constitue est aujourd'hui bien connu, nettement déterminé dans son siège, le réseau vasculaire idradénique, son mécanisme, la diapédèse sanguine, sa pathogénie, l'action nerveuse. » (E. BESNIER et A. DOYON.)

Symptomatologie. — L'écoulement sanguin qui se fait à la surface de la peau sans aucune solution de continuité des tissus peut être précédé d'une sensation de chaleur, de douleur, de picotement, de battement, parfois d'une éruption érythémateuse, vésiculeuse dans le cas de CHAMBERS; le liquide, d'une couleur rouge ou rosée, s'écoule habituellement en petite quantité et pendant peu de temps, mais l'écoulement sanguin apparaît presque toujours à plusieurs reprises.

Siège. — L'hématidrose est ordinairement localisée aux extrémités des doigts, au front, aux aisselles, etc., mais parfois ne se montre que d'un seul côté du corps.

Pronostic et Diagnostic. — Le pronostic de cette affection, dont le diagnostic s'impose, est celui de la maladie qui l'a engendrée.

Pathogénie. — Parrot a démontré qu'elle était d'origine nerveuse ; Hebra la rattachait à l'hémophilie.

HERPÈS FÉBRILE

Synonymie. — Herpès miliaire. — Olophlyctide labiale d'Alibert. — Herpès exedens de Russel. — Herpès phlycténoïde de Willan. — Herpès en groupes disséminés. — Fièvre herpétique (J.-B. Hillairet).

Définition. — On désigne actuellement sous ce nom une affection aiguë caractérisée par une éruption vésiculeuse dont les éléments, généralement groupés, reposent sur une base érythémateuse et qui évolue régulièrement en dix ou quinze jours.

Symptomatologie. — Période érythémateuse. — L'herpès fébrile, annoncé par des sensations d'élancement, de picotement, de tension, de brûlure, etc., commence par une ou plusieurs taches congestives, rouges ou rosées, ordinairement de petite dimension, un peu saillantes, arrondies, allongées ou plus souvent irrégulières, diffuses.

Période de vésiculation. — Très rapidement, au bout de quelques heures, on voit apparaître, au centre de la tache, des vésicules grosses comme des têtes d'épingle, arrondies ou acuminées, transparentes et contenant un liquide citrin, clair et transparent. Ces vésicules sont groupées côte à côte en nombre variable, de quatre à dix ou même plus, formant des placards ayant une dimension comparable à celle d'une pièce de cinquante centimes, de un ou de deux francs; lorsqu'elles sont confluentes, elles ressemblent à des bulles (*herpès phlycténoïde*).

PÉRIODE DE DESSICCATION. — Au bout de vingt-quatre heures environ, on voit le liquide devenir louche et purulent dans les vésicules; celles-ci, ou bien se dessèchent et s'affaissent du troisième au sixième jour environ et disparaissent sous forme d'exfoliation épidermique du cinquième au dixième jour, ou bien elles se transforment en croûtelles superficielles, fines, brunâtres, jaunâtres ou noirâtres qui se détachent au bout de quelques jours (de trois à huit), laissant à leur place rarement une exulcération, presque toujours une macule rosée qui ne tarde pas à disparaître sans laisser aucune trace cicatricielle.

Les malades se plaignent souvent de sensations de brûlure, de picotement, de chaleur, de démangeaison au niveau des régions sur lesquelles se développe l'éruption.

Ces symptômes sont ordinairement précédés d'un malaise général, d'anorexie, de courbature, etc. et d'un état fébrile qui cesse assez souvent au moment de l'apparition des vésicules. Dans quelques cas, les symptômes peuvent être très graves (délire, température de 40 degrés).

Marche. — **Durée.** — Les placards éruptifs peuvent se développer en même temps ou à quelques jours d'intervalle les uns des autres, ce qui allonge plus ou moins la durée totale de l'affection.

Siège. — L'herpès fébrile peut siéger sur la peau ou sur les muqueuses.

Sur la peau, on le rencontre le plus habituellement à la face, sur les lèvres (*herpes labialis*), sur le nez (*herpes nasalis*), sur les paupières (*herpes palpebralis*), sur les oreilles (*herpes auricularis*), sur les joues, le menton, toute la face en un mot (*herpes facialis* de HEBRA); on le rencontre encore sur le cou, la poitrine, les bras, les parties génitales, etc.

Sur ces dernières régions, chez la femme, il peut acquérir une intensité considérable : *herpès vulvaire confluent, vulvite couenneuse* de BRUNEAU, forme qui s'accompagne souvent de symptômes généraux et locaux assez graves : brûlure, cuisson, démangeaison, tuméfaction des régions atteintes, écoulement muco-purulent et fétide, ulcérations, adénites.

Sur les muqueuses buccale (*angine herpétique*), vulvaire, etc., les vésicules, en raison de la conformation des tissus, sont remplacées non plus par des croûtes, mais par des exulcérations recouvertes d'un enduit blanc ou grisâtre pseudo-membraneux (*angine couenneuse commune* de BRETONNEAU et TROUSSEAU, *herpès guttural* de GUBLER); dans la cavité buccale, la déglutition est souvent fort gênée.

Enfin, l'herpès peut siéger sur les régions du tégument mi-partie cutanées et mi-partie muqueuses : *herpès des régions mixtes* ou *péri-orbiculaire* ou *herpès orbiculaire* d'E. BESNIER (*herpès péri-orbitaires sourcilier, palpébral, herpès narinaire, herpès péri-buccal, herpès labial*, etc.).

Pronostic. — Le pronostic est bénin en lui-même, mais il est subordonné à l'étiologie; on a signalé la récidivité de l'éruption herpétique aux lèvres, à la bouche (*herpès récidivant buccal* de FOURNIER), aux organes génitaux (*herpès névralgique zostéroïde* de MAURIAC), aux mains, sur la peau (*herpès récidivant de la peau* de BERTHOLLE).

Diagnostic. — Les caractères de l'éruption, son siège neuf fois sur dix à la face, les symptômes généraux qui l'accompagnent, distinguent assez facilement l'herpès fébrile.

Il se différencie de l'*eczéma* par sa marche rapide ; du *zona* par sa bilatéralité fréquente et sa non-localisation à un territoire nerveux, par l'absence de douleurs névralgiques.

Aux organes génitaux, le diagnostic peut être très délicat. (Voir *herpès génital récidivant.*)

Étiologie. — L'herpès fébrile apparaît à tout âge, plus fréquemment toutefois chez les enfants ; on l'a noté dans un grand nombre d'affections générales (*herpès symptomatiques*), la pneumonie (*herpès critique des anciens*), la fièvre intermittente, l'influenza, l'embarras gastrique, la fièvre typhoïde, la méningite cérébro-spinale ; il peut être consécutif à certaines maladies nerveuses (*herpès traumatique*). On l'a signalé encore comme accompagnant la menstruation (J.-B. Hillairet), ou succédant à un traumatisme (Verneuil).

Traitement. — Sur la peau, le mieux est de laisser la lésion évoluer et se terminer spontanément ; on peut néanmoins prescrire avec quelque utilité des lotions antiseptiques et l'application d'une couche de vaseline boriquée.

Sur les muqueuses, il faut : faire pratiquer des lotions astringentes, appliquer des poudres isolantes, séparer les régions à l'aide de coton hydrophile et enfin, en dernier lieu, cautériser avec des solutions de nitrate d'argent de 1 à 3 p. 30.

HERPÈS GÉNITAL RÉCIDIVANT

Synonymie. — Herpès préputial. — Herpès progénital.
— Herpès récidivant des parties génitales de DIDAY et A. DOYON.

Définition. — Cet herpès, qui n'est pour HARDY qu'un eczéma, offre ce caractère particulier de survenir, par poussées successives, séparées par des intervalles d'accalmie plus ou moins longs, variant de deux à six mois.

Symptomatologie. — L'éruption n'est pas souvent accompagnée de symptômes généraux ; il existe parfois un peu de cuisson, de démangeaison *loco dolenti*, mais, souvent, l'apparition des vésicules sur une base rouge et tuméfiée est le seul signe de l'affection.

Les vésicules, miliaires, grosses comme une tête d'épingle, sont en nombre restreint et ne durent que peu de temps ; dans certains cas, les exulcérations consécutives persistent un temps plus ou moins long.

Siège. — Le siège de l'affection est : chez l'homme, le prépuce, le sillon balano-préputial et la peau de la verge ; chez la femme, le capuchon, les petites lèvres et la face interne des grandes lèvres.

Pronostic. — L'affection est bénigne, mais désagréable par ses caractères de récidivité et de ténacité.

Diagnostic. — La récidive est un signe caractéristique de la maladie, mais le diagnostic peut être très difficile lorsqu'il s'agit de différencier l'herpès génital à la période exulcéreuse (et c'est presque toujours le cas), des diverses *manifestations vénériennes : chancre induré* ou *chancre mou.*

Voici, résumés en un tableau, les principaux caractères différentiels de ces trois affections :

HERPÈS	CHANCRE INDURÉ	CHANCRE MOU
Base souple, sauf induration thérapeutique.	Base indurée.	Base souple, sauf induration thérapeutique.
Contours micro-polycycliques (A. FOURNIER).	Contours arrondis.	Bords déchiquetés, décollés.
Érosions multiples.	Érosion unique le plus souvent.	Érosions multiples disséminées.
Érosions superficielles.	Érosions un peu moins superficielles.	Ulcérations creusées, profondes.
Sérosité obtenue par expression.	Peu de suppuration.	Suppuration abondante.
Pas de ganglions.	Pléiade ganglionnaire.	Bubons.
Prurit, cuisson.	» »	Douleur.
Évolution rapide.	Évolution lente.	Évolution plus lente que celle de l'herpès.
Inoculation négative.		Inoculation positive.

Étiologie. — Pathogénie. — Des causes différentes ont été invoquées par divers auteurs pour expliquer la production de l'*herpès génital récidivant* : affections vénériennes chez les arthritiques (DIDAY et A. DOYON); troubles digestifs (PLUMBE et KAPOSI); on l'a regardé comme un zona (BŒRENSPRUNG); son origine nerveuse est admise par MAURIAC, VERNEUIL, UNNA; mais, disent E. BESNIER et A. DOYON, il est dû « à des causes rarement uniques, le plus souvent concomitantes, à l'ensemble desquelles un nosologiste judicieux doit impartialement faire appel ». Dans tous les cas, un fait curieux, c'est qu'il ne s'observe pas chez des sujets vierges (E. BESNIER).

Traitement. — Outre une hygiène générale appropriée,

il faut prescrire, au point de vue prophylactique, des lavages astringents fréquents; puis, dès les premiers symptômes, employer les poudres inertes, les pâtes isolantes

Oxyde de zinc. . . . } aa   parties égales.
Vaseline . . . . . . }

ou maintenir en permanence, sur la région atteinte, des compresses ou des boulettes de coton hydrophile imbibées d'alcool à 90° additionné pour 100 grammes de 2 grammes de résorcine pure, de 1 gramme de thymol, de 3 grammes de menthol, de 25 centigrammes d'acide phénique, de 3 grammes de résorcine et de 1 à 2 grammes de cocaïne, de 2 grammes de tanin et recouvertes de taffetas gommé; renouveler le pansement douze fois par jour (H. LELOIR).

On a fortement conseillé l'emploi des eaux minérales d'Uriage, de Saint-Gervais, de Luchon, etc.

HERPÉTIDE EXFOLIATRICE

Synonymie. — Dermatite maligne chronique exfoliante (H. LELOIR et E. VIDAL). — Erythrodermies exfoliantes secondaires terminales ou cachectiques, pernicieuses, malignes (E. BESNIER et A. DOYON).

Définition. — « L'herpétide exfoliatrice, dit BAZIN, est une forme d'éruption cutanée de nature herpétique, remarquable par sa généralisation et par l'abondance des squames qui sont sécrétées à la surface de la peau, et dont les caractères ne permettent pas de reconnaître la lésion primitive de l'affection.

« ... Cette forme d'éruption est éminemment tardive : elle

représente, en effet, soit comme extension, soit comme produit, le dernier terme que peuvent atteindre les manifestations cutanées de l'herpétis. »

Symptomatologie. — Quelle que soit la maladie primitive à laquelle succède l'herpétide exfoliatrice (dont H. HALLOPEAU considère l'existence comme problématique), cette dernière offre, une fois constituée, un tableau toujours le même.

La desquamation est ordinairement générale; dans certains cas, cependant, la face, les régions palmaires et plantaires, toujours envahies en dernier lieu, restent indemnes.

Les squames sont minces, légères, transparentes, noircies; elles sont sèches, de forme et de dimension variables: petites ou larges; elles se produisent sans discontinuer et tombent sans cesse en grande abondance.

La peau, d'une sécheresse remarquable, est d'un rouge plus ou moins foncé.

Parfois existent quelques démangeaisons, plus fréquentes au début que dans le cours de l'affection.

Au bout d'un temps plus ou moins long, la fièvre apparaît, le malade maigrit, s'épuise et meurt dans la cachexie ou par le fait d'une diarrhée incoercible, ou d'une complication viscérale quelconque.

Diagnostic. — Les commémoratifs permettent de faire le diagnostic : il a existé des bulles de pemphigus de plus en plus larges et aplaties, presque sans soulèvement épidermique (*pemphigus foliacé* de HARDY); des placards d'eczéma devenant de moins en moins suintants, mais couverts de squames plus ou moins abondantes et plus sèches; des plaques de psoriasis dont les squames deviennent moins épaisses, mais plus abondantes, plus larges, plus minces.

Traitement. — Il faut d'abord relever le plus possible
l'état général du malade auquel on donnera les toniques
les mieux appropriés, et qu'on entourera des soins hygiéniques les mieux compris.

Au point de vue local, ce sont les onctions grasses avec
le liniment oléo-calcaire, la vaseline, la lanoline, l'huile de
foie de morue, etc., etc., additionnées, dans le cas de démangeaisons intenses, d'essence de menthe à 1 pour 100
qui réussissent généralement le mieux.

On recommande aussi tout particulièrement l'usage des
bains continus.

HYPERIDROSE

Synonymie. — Idrose. — Sudatoria.

Définition. — On donne le nom d'hyperidrose à la production exagérée de sueur.

Pour certains dermatologistes (HARDY, KAPOSI, etc.), la
production exagérée de sueur à l'état normal due à la chaleur, aux efforts physiques : travail, danse, marche, etc.,
n'est pas de l'hyperidrose, qui, pour HARDY, est l'exagération
morbide de la sueur. E. BESNIER et A. DOYON font justement
remarquer que l'hyperidrose, pathologique dans le second
cas, est purement et simplement physiologique dans le
premier.

L'hyperidrose peut être symptomatique dans certaines

maladies comme la suette miliaire en particulier, les fièvres intermittentes, le rhumatisme, etc.; ou essentielle,
idiopathique.

Cette dernière forme, seule, intéresse plus particulièrement le dermatologiste.

Elle peut être généralisée ou localisée.

HYPERIDROSE GÉNÉRALE

La sueur est sécrétée en plus ou moins grande quantité ;
ou la voit sur le tégument sous forme de gouttes, mouil-
lant les vêtements.

La peau est chaude ou fraîche, si la sueur a séjourné
longtemps.

Quoique généralisée, la sueur est plus abondante en
certains points du corps, comme les aisselles, les aines,
les faces antérieure et postérieure du thorax, les régions
palmaires et plantaires.

L'hyperidrose est souvent précédée d'une sensation de
prurit, de cuisson, de picotement; parfois d'un sentiment
de resserrement, d'oppression que Hebra attribue à l'accumulation du sang dans les vaisseaux papillaires excitant
ainsi les nerfs cutanés, toutes sensations qui disparaissent
après l'apparition de la sueur.

Sa production est parfois accompagnée d'éruptions dites
sudorales comme la *miliaire* et les *sudamina* et, dans certaines conditions (absence de soins de propreté), d'éruptions
eczémateuses.

L'hyperidrose n'est pas continue ; elle se montre à la
suite d'un léger effort physique ou intellectuel, d'une con-
trariété, sous l'influence d'une chaleur modérée.

On la constate surtout chez les sujets gras, les arthritiques, les nerveux.

L'hyperidrose localisée constitue les éphidroses. (Voir
ce mot.)

Traitement. — On doit instituer d'abord un traitement
en rapport avec la constitution du sujet atteint; on peut
aussi prescrire certains médicaments qui agissent réellement sur la sécrétion de la sueur : le sulfate d'atropine,
la belladone, le phosphate de chaux, le tanin, l'ergot de
seigle, l'arséniate de strychnine, etc.

Localement, on lotionnera la peau avec de l'eau alcoolisée et on la saupoudrera de poudre de talc. On a conseillé
des frictions sur les régions atteintes avec un liniment
belladoné (SIDNEY-RINGER).

HYPERTRICHOSE

Synonymie. — Hypertrophie des poils. — Polytrichie. — Hypertrichiasis.
— Trichosis. — Trichauxis. — Hirsutie. — Poils accidentels, etc.

Définition. — Ces divers noms désignent le développement exagéré et anormal du système pileux.

Cet état peut être généralisé ou localisé, congénital ou
acquis.

Généralisée (*dasytes*), l'hypertrichose est rare (hommes-
chiens); même dans ce cas, les régions palmaires et plantaires, la face interne des grandes lèvres, le gland et le
prépuce ne sont jamais envahis.

Localisée, l'hypertrichose, assez fréquente, est congénitale ou acquise; elle peut ne consister qu'en bouquets de poils siégeant çà et là (extrémité du nez, espace intersourcilier, sourcils, narines, joues, oreilles, mamelon, région intermammaire, etc.), ou envahir de plus vastes surfaces : joues (femmes à barbe), partie inférieure de la colonne vertébrale, ou n'être qu'un développement exagéré des cheveux ou de la barbe.

E. Besnier et A. Doyon appellent particulièrement l'attention sur l'*hypertrichose commune* coexistant régulièrement avec l'*hyperséborrhée* et l'*hyperstéatidrose* du cuir chevelu.

Lorsqu'elle est acquise, l'hypertrichose est due souvent à des irritations locales : vésicatoires, pommades irritantes mercurielles, iodurées, pâtes épilatoires, etc.

Chez certains enfants qui naissent avec un système pileux exagérément développé (*lanugo*) sur le cuir chevelu et la face, les poils tombent en général spontanément au bout de quelque temps.

Étiologie. — En dehors des irritations extérieures dont l'influence est connue, l'étiologie de l'hypertrichose est obscure; on a dit qu'elle était héréditaire; on a noté dans l'hirsutie de la face, chez la femme, des troubles sexuels.

Traitement. — L'hypertrichose généralisée est au-dessus des ressources de la thérapeutique.

Le traitement de l'hypertrichose localisée est palliatif et curatif.

Le traitement palliatif consiste dans l'épilation par la pince, l'emploi de pâtes épilatoires (pilivores), la rasure; mais ces procédés sont plus nuisibles qu'utiles, car les poils repoussent toujours plus gros et plus foncés.

Le traitement curatif actuel consiste dans la destruction des poils par l'éléctrolyse, méthode d'une application relativement difficile due à MICHEL, de Saint-Louis, introduite en dermatologie par HARDAWAY et dont la technique a été complètement et parfaitement tracée par L. BROCQ, mais qui, en somme, ne peut encore actuellement entrer dans la pratique courante de tous les médecins.

ICHTHYOSE

(Voir la planche XIX.)

Synonymie. — Xérodermie. — Xérodermie ichthyoïde.
— Ichthyose vraie ou congénitale.

Définition. — L'ichthyose est une difformité de la peau, congénitale, mais n'apparaissant que quelques mois après la naissance, toujours avant la troisième année, caractérisée par une sécheresse et une desquamation continues du tégument.

Symptomatologie. — L'ichthyose consiste en une grande sécheresse de la peau qui est parcheminée, ridée, rugueuse et desquame incessamment.

Cette desquamation épidermique se manifeste elle-même sous diverses formes constituant par là des variétés nombreuses parmi lesquelles on peut citer :

La *xérodermie*, quand les téguments sont simplement secs et desquament insensiblement (*ichthyose furfuracée*) ;

L'*ichthyose nacrée* (*ichthyosis nitida* d'ALIBERT), quand les squames sont luisantes, argentées ; *scutulée* (*ichthyosis scutulata*), lorsqu'elles sont adhérentes ou déprimées au centre ;

L'*ichthyose pityriasique*, quand les squames sont semblables à du son ;

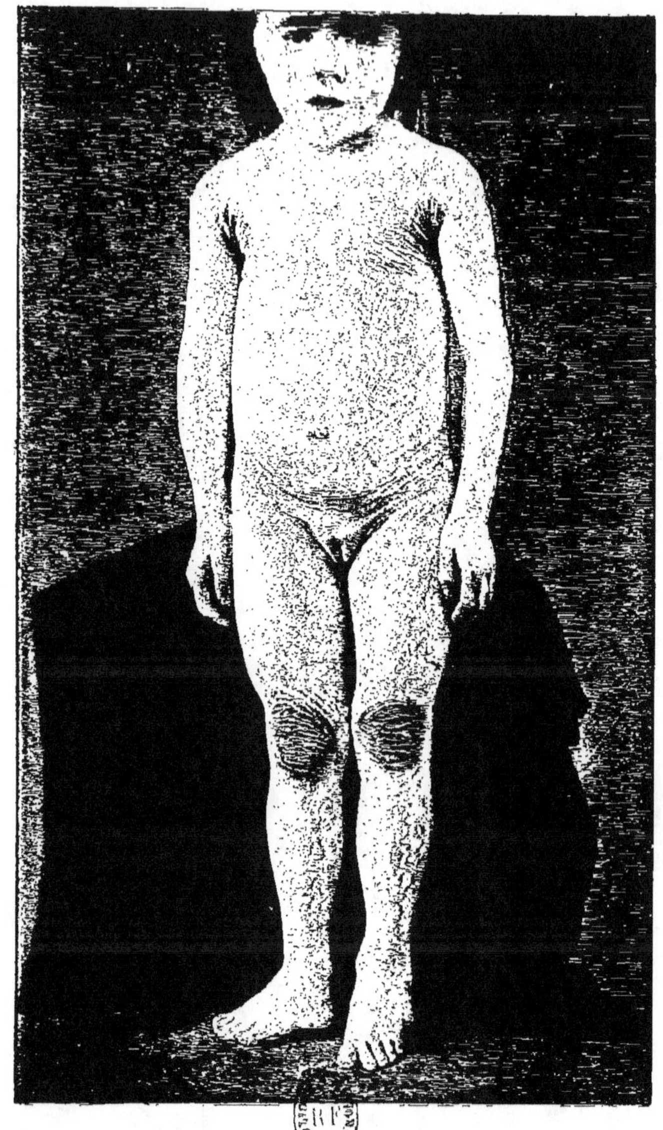

Pl. XIX. — Ichthyose.

L'*ichthyose serpentine*, quand les écailles sont larges, molles, à contours plus ou moins arrondis ;

L'*ichthyose cornée*, quand les saillies squameuses sont pleines, dures et saillantes, rappelant l'aspect de la chair de poule, de la peau de crocodile (*ichthyose sauriasique, sauriasis* d'ERASMUS WILSON, *saurodermie* de LAILLER), du porc-épic (*ichthyose hystrix, hystricisme*);

L'*ichthyose lichénoïde*, quand la peau est sillonnée de longs plis quadrillés s'entre-croisant.

Enfin, suivant la couleur des squames, on a décrit l'*ichthyose blanche* (*ichthyosis alba*) et l'*ichthyose noire* (*ichthyosis nigricans*).

Sous les squames, la peau a sa couleur normale, mais les poils sont rares, les ongles secs et cassants.

Siège. — La généralisation symétrique est la règle dans l'ichthyose avec une prédisposition pour certaines régions comme les membres du côté de l'extension (coudes et genoux), respectant ordinairement les plis articulaires (le creux poplité, le pli de l'aine, le pli du coude, le creux axillaire) qui sont quelquefois le siège d'une hyperidrose locale (AUBERT); il en est de même de la paume des mains, de la plante des pieds, du visage, des parties génitales. Au cuir chevelu et à la face, on peut observer, dans l'ichthyose nacrée, une desquamation pityriasiforme; la peau est alors sèche et écailleuse, les cheveux sont clairsemés et secs.

Il n'existe que peu ou pas de prurit, mais un sentiment de sécheresse désagréable, surtout en hiver, l'affection s'atténuant beaucoup en été.

Pronostic. — L'ichthyose constitue une difformité permanente qui, pour HEBRA et HARDY, pourrait disparaître après certaines maladies aiguës; E. Besnier est d'un avis opposé et dit qu'il s'agissait, dans ces cas, de *pseudo-ichthyoses*.

Diagnostic. — L'ancienneté de l'affection, son indolence, sa généralisation, avec les territoires qu'elle respecte, son apparition au début de la vie, sa résistance au traitement, la différencient des *fausses ichthyoses : ichthyoses sénile, tuberculeuse, cancéreuse, professionnelle* (cuisinières), *ichthyose* due à des affections nerveuses, etc.

Les mêmes caractères la distinguent des *séborrhées sèches* qui ont des squames plus ou moins graisseuses ; du *psoriasis*, dont les squames recouvrent une peau rouge qui est le siège d'un piqueté sanguinolent ; du *lichen*, formant des placards non symétriques, constitués par des groupes de papules rouges ; du *pityriasis rubra pilaire* qui offre toujours une certaine teinte rouge et envahit les plis articulaires, les faces palmaires et plantaires des mains et des pieds.

Étiologie. — L'ichthyose est une difformité congénitale, parfois mais non toujours héréditaire directement ou indirectement.

Anatomie pathologique. — Il s'agit ici d'une hyperplasie exagérée de l'épiderme avec atrophie des follicules pileux et lésions plus ou moins accentuées des glandes sudoripares et sébacées, des nerfs cutanés et des racines médullaires.

Traitement. — Pour certains dermatologistes, le traitement de l'ichthyose est simplement externe ; pour d'autres, il doit être à la fois externe et interne.

Le traitement externe a deux buts à remplir : décaper le tégument et le lubrifier au moyen de corps gras.

Le premier desideratum est rempli par l'usage des bains plus ou moins prolongés (à Louèche, dans le Valais, l'ichthyosique reste dans le bain trois ou quatre heures et même davantage), alcalins, savonneux, de glycérine, des douches, des frictions savonneuses dans les cas légers ou de moyenne intensité ; l'enveloppement dans le caoutchouc, les frictions avec la pierre ponce, les applications d'emplâtres médicamenteux à l'huile de foie de morue, à l'acide salicylique dans les cas plus graves ; le raclage et le curettage chez les sujets atteints de la forme saillante.

En second lieu, la peau a besoin d'être graissée d'abord deux fois, puis une seule fois par jour, puis tous les deux, trois, quatre, six, huit jours avec l'une des pommades suivantes, selon l'effet à obtenir : axonge, vaseline, lanoline, glycéré d'amidon, pommade au naphtol à 5 p. 100 recommandée par Kaposi, qui l'emploie une ou deux fois par jour concurremment avec un lavage fait tous les deux jours à l'aide d'un savon au naphtol ; pommade à l'acide phénique de Lassar :

Acide phénique	1 gramme.
Ung. plumbi . . . . . } aa 20 —	
Lanoline	
Ol. amyd	10 —
Essence de lavande	XXX gouttes.

Pommade de Duhring :

Axonge benzoïnée.	30 grammes.
Glycérine	2 —
Vaseline.	15 —

Pommade de L. Brocq :

    Acide salicylique. . . . ⎫
    Acide tartrique . . . . ⎬ aa 1 gramme.
    Résorcine . . . . ⎭
    Soufre précipité.   3   —
    Axonge fraîche 10   —
    Lanoline 30   —

Nous employons ordinairement la pommade suivante :

    Acide tartrique . . . . . .   1 gramme.
    Naphtol.   1,50
    Ichthyol   2   —
    Vaseline. . . . . . . ⎫
    Lanoline. . . . . . . ⎬ aa 15   —

E. Besnier et A. Doyon conseillent, comme adjuvants du traitement externe, le massage, les frictions, les exercices musculaires, la gymnastique.

Le traitement interne qui doit avoir pour but d'exciter toutes les fonctions de la peau et particulièrement de ranimer le fonctionnement des systèmes sébacé et sudoripare comprend l'usage longtemps continué de l'huile de foie de morue, de l'arsenic, du soufre, du goudron.

ICHTHYOSE FŒTALE

Synonymie. — Ichthyose intra-utérine. — Ichthyose congénitale.

Sous ce nom, Thibierge a décrit l'état d'enfants naissant avec un épiderme épais, dur, couvert et incrusté de matière sébacée desséchée; la peau est sale, fissurée; la bouche et les paupières ne peuvent se clore, les mouvements des membres sont presque impossibles.

L'enfant succombe très rapidement.

Cet état serait, disent E. Besnier et A. Doyon, un *kéra-
tome malin généralisé intra-utérin.*

Traitement. — Le traitement, palliatif, consiste en lavages répétés avec une solution boriquée à 4 p. 100, et en
onctions avec la vaseline boriquée à 1 p. 30.

IMPÉTIGO

(Voir la planche XX.)

Synonymie. — Tinea lactea (Sauvages). — Impetigo larvalis. — Porrigo
larvalis. — Porrigo contagiosa. — Porrigo favosa et lupinosa (Willan
et Bateman). — Dartres crustacées flavescentes. — Teigne granulée. —
Teigne muqueuse. — Mélitagre (Alibert). — Meliceris. — Meliceria. —
Gourmes. — Dartres croûteuses. — Galons. — Croûtes de lait.

Définition. — L'impétigo est une affection spéciale de
la peau caractérisée par de petites pustules superficielles,
groupées, auto-inoculables, qui, au bout de quelques jours
(trois ou quatre), se transforment en croûtes jaunâtres
caractéristiques, qui tombent sans laisser de cicatrices.

Symptomatologie. — Au point de vue purement objectif, l'impétigo débute par une série de taches rouges, plus
ou moins grandes, plus ou moins régulières sur lesquelles
se montrent bientôt de petites vésico-pustules, acuminées
et agglomérées (pustules psydraciées).

Très rapidement, au bout de deux ou trois jours, souvent plus tôt, les pustules se rompent, soit spontanément,

soit sous une influence quelconque et leur contenu s'épanche au dehors sous forme d'un liquide plastique, séro-
purulent, jaunâtre, ambré, melliforme, qui se concrète
facilement et rapidement en croûtes épaisses plus ou
moins dures, anfractueuses, allongées comme des stalac-
tites (*impetigo procumbens, dartre crustacée stalactiforme*)
jaunâtres, mélitagreuses, c'est-à-dire ressemblant à des
fragments de miel épaissi (*melitagra flavescens*) ou verdâtres comme certaines mousses (*melitagra musciformis*)
ou noirâtres (*impetigo nigricans*), quelquefois fendillées
(*impetigo scabida*).

Ces croûtes, détachées par l'exsudation séro-purulente
qui continue à se produire, tombent spontanément, et, au-
dessous d'elles, la région est rouge, luisante, suintante,
parfois exulcérée; d'autres croûtes se produisent alors
pour se détacher encore et ainsi de suite, jusqu'à ce
qu'elles deviennent sèches et minces et tombent pour la
dernière fois en laissant à leur place une surface légèrement desquamante, qui revient peu à peu à l'état normal.

Parfois, les pustules sont entourées d'une aréole inflammatoire; quelquefois, les vaisseaux lymphatiques et les
ganglions voisins peuvent être pris, tuméfiés et douloureux.

Il n'y a, en général, pas de réaction locale, ni chaleur,
ni douleur; toutefois, une démangeaison, légère au début,
s'accentue souvent à la période d'état et incite le malade
à se gratter, d'où auto-inoculations fréquentes.

Le plus ordinairement apyrétique pendant son évolution,
l'affection s'accompagne quelquefois au début de symptômes fébriles légers : frissons, courbature, embarras gastrique, etc.

Siège. — Théoriquement, l'impétigo peut occuper toutes

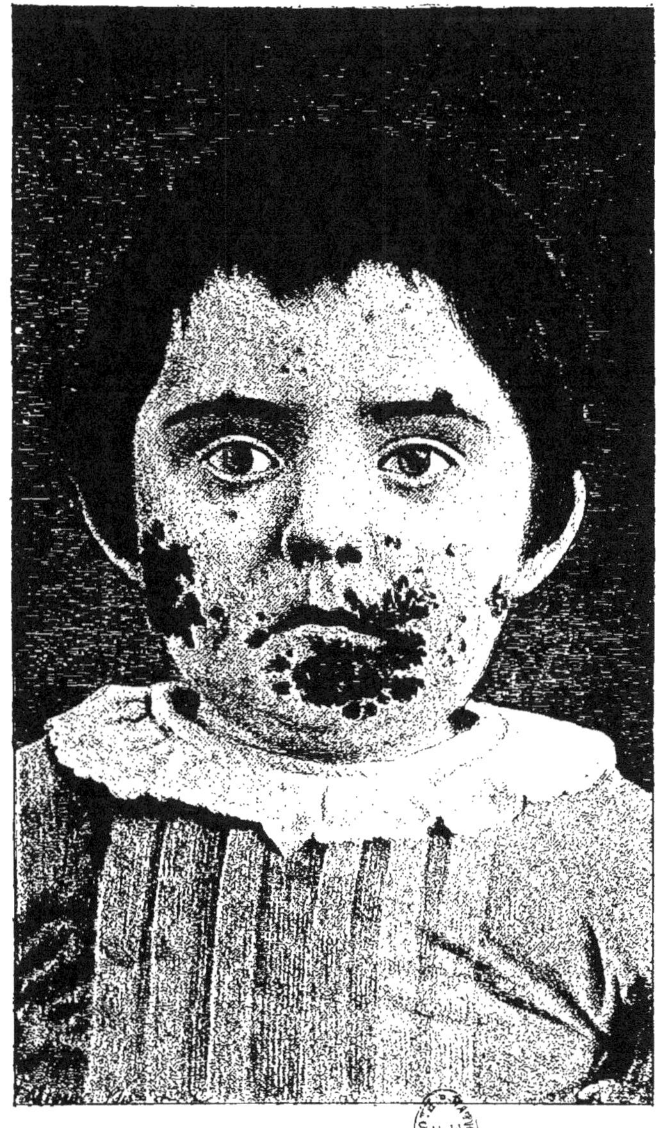

Pl. XX. — Impetigo.

les régions du corps, mais, en réalité, on l'observe presque toujours à la face, formant parfois de vastes placards (*impetigo larvalis*). (Voir la planche XX.)

Durée. — La durée de l'impétigo est variable, et cela se conçoit, en raison des poussées successives dont il est l'objet; en général, il dure deux, trois ou quatre semaines.

Variétés. — Quand les plaques d'impétigo sont circonscrites, bien délimitées en groupes plus ou moins larges, elles constituent l'impétigo *conferta* ou *figurata*, que l'on constate souvent sur la face et les joues des enfants lymphatiques (*scrofulide bénigne exsudative* de Bazin).

Disséminée çà et là, sans formes régulières, l'affection prend le nom d'*impetigo sparsa*, l'une des formes de l'eczéma professionnel (*impétigo dartreux* ou *mélitagre* de Bazin.

L'*impetigo contagiosa* de Tilbury Fox et E. Wilson, Taylor, Kaposi, etc., est évidemment une variété de l'*impetigo sparsa.*

Siégeant au cuir chevelu et constitué par de petites pustules isolées ou réunies, se desséchant sous forme de croûtes, dures, noirâtres, grisâtres, attachées aux cheveux collés ensemble et exhalant une odeur repoussante, l'*impetigo* est dit *granulata* (Biett, Cazenave, Gibert, Devergie), accompagnant presque toujours les pous de tête (*porrigine granulée* d'Alibert).

Pronostic. — Quelle que soit sa forme, la guérison de l'impétigo est toujours la règle, et l'affection, par suite du siège superficiel des éléments éruptifs, ne laisse jamais ni cicatrices ni taches, sauf quand elle a duré trop longtemps; il peut persister alors une pigmentation brunâtre, ne s'effaçant jamais ou sinon après un long laps de temps.

Diagnostic. — L'impétigo est quelquefois difficile à différencier de l'*eczéma*, avec lequel il se trouve souvent réuni, sous la forme d'*eczéma impétigineux;* outre la démangeaison qui existe plus accentuée dans l'eczéma que dans l'impétigo, dans cette dernière affection les vésico-pustules diffèrent des vésicules de l'eczéma, les croûtes en sont épaisses, rugueuses, jaunâtres, tandis que dans l'eczéma, ce sont des croûtelles lamelleuses, minces et molles; enfin l'impétigo évolue plus rapidement.

L'*ecthyma* diffère de l'impétigo par ses pustules plus volumineuses, plus enflammées, par ses croûtes plus noires, enfin par ses cicatrices.

L'impétigo du cuir chevelu ressemble quelquefois au *favus*, mais, en dehors de l'examen microscopique, l'aspect des cheveux secs, grisâtres, lanugineux, les plaques d'alopécie, l'odeur spéciale éclairent souvent le diagnostic, même en l'absence de godets caractéristiques.

Étiologie. — Dû à l'inoculation de microbes pyogènes vulgaires, l'impétigo est surtout fréquent dans le jeune âge et chez les adolescents (*impetigo juvenilis*), les sujets lymphatiques (*impetigo lymphatica*).

On l'observe plus fréquemment pendant l'été et l'hiver pour Devergie, au printemps pour Rayer.

Comme causes occasionnelles, on a cité les fatigues, les excès de boissons (*impetigo a potu*).

Il coexiste maintes fois avec les parasites, acares et poux, se développant souvent en l'absence de soins de propreté.

Traitement. — Les indications thérapeutiques qu'impose le traitement de l'impétigo sont les suivantes :

Antiseptiser la région atteinte ;

Traiter la lésion locale ;

Modifier le terrain sur lequel l'affection s'est développée.

L'antisepsie de la région atteinte sera obtenue par des lavages fréquents, des pulvérisations, avec des solutions boriquées à 4 p. 100 ou de sublimé à 1/2000.

Localement, on fera tomber les croûtes avec des cataplasmes de fécule de pommes de terre, des compresses imbibées de décoctions de guimauve ou de têtes de camomille et additionnées pour un verre d'une cuillerée à café d'acide borique et recouvertes de taffetas gommé. Ce résultat obtenu, on devra soit faire matin et soir des onctions avec la vaseline boriquée à 1/30 ou la pommade d'E. Vidal :

    Tanin. . . . .   2 grammes.
    Calomel   1   —
    Glycéré d'amidon à la glycérine neutre. .   30   —

ou celle de W. Dubreuilh :

    Vaseline. . . . . ⟩
                                                ⟩ aa 50 grammes.
    Axonge . . . . ⟩
    Oxyde de zinc.   20   —
    Acide salicylique   2   —
    Acétate de plomb cristallisé   1   —

soit, ce que nous préférons, lorsque cela est possible, faire un pansement occlusif avec des bandelettes d'épithème adhésif à l'ichthyol ou à l'aide de l'emplâtre rouge d'E. Vidal.

Dans l'eczéma impétigineux, on a préconisé (F. Cesari) des applications topiques avec :

    Acide picrique dissous dans l'éther. 0^{gr},35 à   0^{gr},70 centigr.
    Eau de roses.. . . . .   150 grammes.

ou :

    Acide picrique dissous dans l'éther . . . .   0^{gr},20 centigr.
    Lanoline.. . . . .   150 grammes.

Le traitement général s'adressera nécessairement à la constitution du sujet atteint d'impétigo : huile de foie de morue, sirop antiscorbutique chez les uns, fer et toniques chez les autres, iodure de potassium chez certains, etc.

IMPÉTIGO HERPÉTIFORME (DE HEBRA)

Synonymie. — Dermatite pustuleuse circinée et excentrique d'E. BESNIER et A. DOYON.

C'est une affection pustuleuse, rarement observée en France, atteignant plus particulièrement les femmes enceintes et ordinairement très grave.

Elle consiste en pustulettes groupées, formant des taches de la dimension d'une lentille ou de celle d'une pièce de cinquante centimes; leur contenu, d'abord opaque, puis jaune-verdâtre, se dessèche rapidement sous forme de croûte de couleur brun sale entourée bientôt de un, de deux ou de trois cercles excentriques de pustules analogues aux premières et dont les croûtes augmentent les dimensions de la croûte primitive. Les lésions qui débutent par le pli de l'aine, le nombril, les seins, les aisselles, s'étendent peu à peu de façon à envahir de grandes surfaces, sur lesquelles, après la chute des croûtes, on trouve un derme rouge ou suintant, lisse ou comme papillomateux.

Les muqueuses sont envahies dans certains cas.

Une fièvre continue rémittente et des symptômes généraux graves (troubles digestifs et nerveux, albuminurie, etc.) accompagnent cette maladie dont le pronostic est presque toujours fatal.

On la considère comme une « pustulose métastatique »

(Neumann), une infection pyogénique ou une affection d'origine réflexe d'ordre trophique (E. Besnier et A. Doyon).

Traitement. —Le sulfate de quinine contre la fièvre, les toniques, doivent constituer la base du traitement interne.

Comme médication externe on a employé les applications antiphlogistiques, les bains permanents, simples ou alcalins, les pommades anodines.

INTERTRIGO

(Voir la planche XXI.)

Synonymie. — Érythème intertrigo.

Définition. — Ce nom est appliqué à une forme d'érythème se développant dans des régions telles que les aisselles, la partie inférieure des seins, les aines, la face supéro-interne des cuisses, les régions anale et périnéale, les plis de l'abdomen, les plis du cou (chez les enfants), dans lesquelles la peau est adossée à elle-même.

Symptomatologie. — L'intertrigo, outre le symptôme érythème dont la rougeur est généralement plus vive au centre de la plaque qu'au pourtour, s'accompagne presque toujours de vives démangeaisons et de cuisson; souvent même existent des ulcérations étroites et allongées siégeant dans le fond des replis cutanés, suintantes (*intertrigo purifluens*), et produisant un liquide séro-purulent à odeur fade, parfois d'une fétidité extrême. Dans certains cas se produit une véritable dermite érythémateuse parsemée d'excoriations recouverte parfois de membranes diphthéroïdes ou d'ulcérations gangréneuses (WERTHEIMHER).

Marche. — L'intertrigo persiste souvent très longtemps en raison même de la continuité de ses causes productrices ; dans le cas contraire, lorsque celles-ci disparaissent, sa durée n'est que de quelques jours.

Pronostic. — Son pronostic varie donc suivant la nature de la cause qui l'a engendré.

Diagnostic. — L'intertrigo non suintant se distingue assez bien de l'*eczéma* en raison des régions spéciales sur lesquelles il se développe ; lorsqu'il est suintant, il se différencie de l'*eczéma* par le peu d'abondance de sa sécrétion qui ne forme pas de croûtes comme cela arrive dans les sécrétions eczémateuses.

Le microscope fera faire le diagnostic entre l'intertrigo et l'*érythrasma* où la *trichophytie cutanée* quand ces dernières maladies affectent les régions le plus ordinairement atteintes de l'éruption intertrigineuse.

Étiologie. — L'intertrigo se produit surtout chez les gens obèses, les femmes principalement, les arthritiques et lorsque les produits de sécrétions comme la sueur, l'urine, séjournent sur la peau qu'elles irritent en l'absence de soins de propreté suffisants, ce qui explique la fréquence de cette affection chez les jeunes enfants.

Il faut encore noter comme cause spéciale d'érythème intertrigineux vulvaire, l'existence du diabète ; chez les hommes diabétiques, l'intertrigo se montre sous forme de

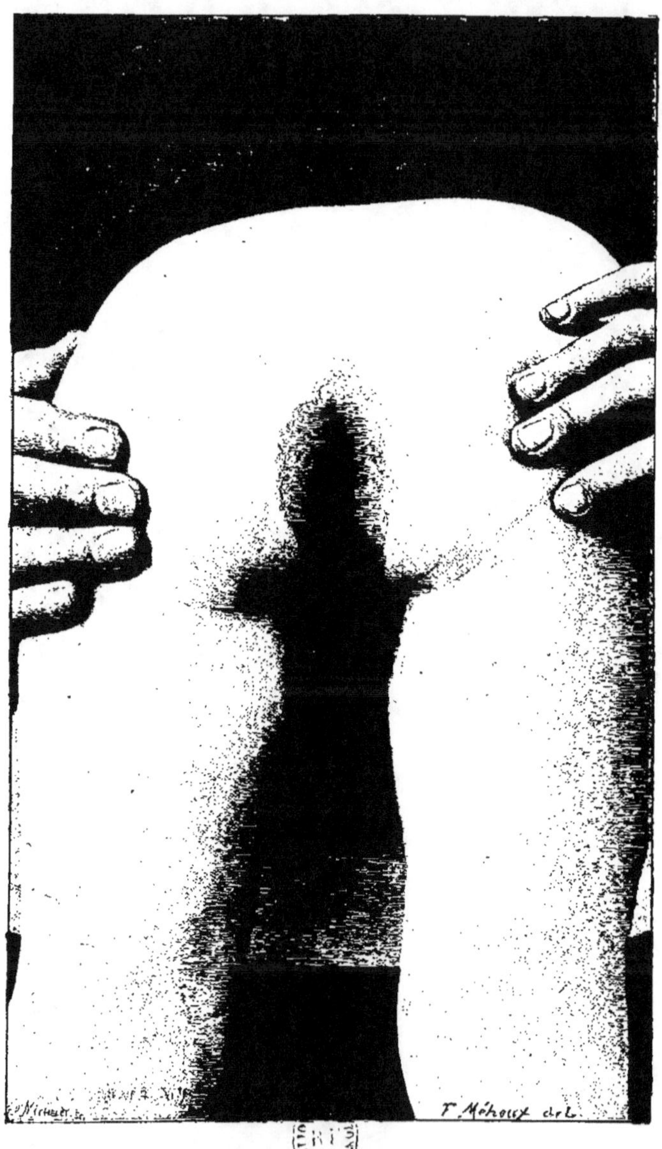

Pl. XXI. — Intertrigo.

rougeur et même d'ulcération du gland et de la face interne
du prépuce.

Traitement. — En première ligne viennent les soins de
propreté ; les lavages, fréquents, devront être pratiqués avec
de l'eau bouillie rendue légèrement astringente par l'addi-
tion d'alun, de tanin, et additionnée, si la démangeaison
est vive, d'une petite quantité d'acide salicylique, de sublimé. Les lavages seront suivis d'applications de poudres
inertes ; poudre de talc, oxyde de zinc, lycopode, sous-
nitrate de bismuth. Le mélange suivant a été conseillé par
R. HEINZ :

> Dermatol. . . . .   2 grammes.
> Poudre de talc. . . .   70   —
> Poudre d'amidon. . .   10   —

Enfin, les régions en contact seront séparées au moyen
d'une légère couche de ouate.

Le traitement général sera indispensable dans un certain
nombre de cas (chez les arthritiques, les glycosuriques,
les jeunes enfants).

KÉRATODERMIE SYMÉTRIQUE

DES EXTRÉMITÉS

Synonymie. — Kératodermies palmaires et plantaires.

E. Besnier et A. Doyon décrivent sous ce nom une affection caractérisée par des amas épidermiques plus ou moins considérables siégeant symétriquement aux régions palmaires et plantaires, et indépendantes d'une autre affection cutanée : eczéma, psoriasis, syphilis, etc.

Ces auteurs en reconnaissent quatre espèces :

1° La *kératodermie des extrémités congénitale et héréditaire*, dans laquelle la kératose occupe toute la face palmaire et une partie de la face dorsale des secondes et des troisièmes phalanges ; la peau, dont les plis sont exagérés, offre une coloration variable, jaune, brune, etc. ; aux pieds, la lésion occupe les points soumis à la pression qui sont limités par une bordure érythémateuse ; les dents et les ongles sont sains ;

2° La *kératodermie commune symétrique des extrémités* qui se développe dans la seconde enfance, érythémateuse, irritable, peut-être en rapport avec quelque nécrose centrale ; dans cette forme, les lésions, permanentes, s'accentuent en hiver ; elles sont disposées par îlots à la face palmaire de tous les doigts, au-devant de l'extrémité inférieure des métacarpiens, aux éminences thénar et hypothénar, aux faces plantaires des orteils au niveau des métatarsiens marginaux et aux talons; outre l'épaississement du tissu, on constate une hypertrophie papillaire manifeste; les lésions sont séparées de la peau saine par une zone érythémateuse; les ongles sont incarnés et les phalangettes aplaties latéralement; la sensibilité et les sécrétions sont normales; les mouvements sont difficiles par suite de l'épaisseur de la couche cornée, parfois douloureux quand cette dernière est fissurée;

3° La *kératodermie des extrémités en foyers* se développant en îlots isolés et multiples, en dehors de toute proportion avec le degré des pressions supportées;

4° La *kératodermie accidentelle des extrémités* se produisant à tout âge sous l'influence de pressions inusitées, partielle et curable.

Les trois premières formes de kératodermie sont trophonévrotiques à origine centrale.

Traitement. — On a donné à l'intérieur l'arséniate de soude.

Localement, il faut ramollir les couches épidermiques à l'aide de bains prolongés, de lavages répétés avec l'eau tiède et les savons d'ichthyol, de naphtol, de l'enveloppement dans le caoutchouc ou les compresses humides, de cataplasmes; les enlever avec la curette ou la rugine; on alterne ces moyens avec l'application de savon noir.

Quand le tégument est bien décapé, on applique une pommade dans le genre de celle-ci conseillée par L. BROCQ :

Acide tartrique . . .	aa	1 gramme.
Acide salicylique . .		
Acide phénique		0^{gr},50 centigr.
Résorcine		1^{gr},50 . —
Lanoline.		18 grammes.
Vaseline.		7 —

KÉRATOSES

Synonymie. — Kératomes.

On désigne actuellement avec Lebert sous le nom de kératoses toutes les affections de la peau qui consistent en un développement considérable de l'épiderme.

Suivant que les papilles participent beaucoup ou non au processus hypertrophique, on divise les kératoses en deux grandes classes ; les *kératoses pures* ou *kératoses sans hypertrophie papillaire* et les *kératoses avec hypertrophie des papilles*.

Les premières comprennent les callosités, cors, durillons, etc. (Voir ces mots.)

On range dans les secondes les verrues, végétations, papillomes, etc. (Voir ces mots.)

KÉRATOSE PILAIRE (L. Brocq)

Synonymie. — Lichen pilaire vulgaire. — Cutis anserina. — Lichen pilaire par hypertrophie papillaire de Bazin. — Lichen pilaire diffus. — Kératose folliculaire. — Pityriasis pilaire et ichthyose cornée de Hardy. — Dystrophie des follicules (cacotrophia folliculorum). — Follicular malnutrition de Tilbury Fox. — Folliculite rouge (folliculitis rubra d'Erasmus Wilson).— Xérodermie pilaire érythémateuse ou congestive ou ichthyose rouge d'E. Besnier. — Ichthyose ansérine des scrofuleux de Lemoine. — Ulérythème ophryogène de Taënzer. — Ichthyoses localisées.

Définition. — La kératose pilaire est plutôt une difformité analogue à l'ichthyose qu'une maladie de la peau, mais c'est une difformité à évolution.

Formes. — Cette difformité qui consiste principalement en petites saillies de couleur blanche ou rouge, à localisations bien spéciales, comprend deux formes distinctes suivant que les lésions siègent sur les membres ou au visage.

Symptomatologie. — Dans la première forme (*kératose pilaire des membres, xérodermie pilaire simple, xérodermie érythémateuse, xérodermie pilaire commune* d'E. BESNIER), la lésion élémentaire consiste en une papule miliaire, blanche ou grisâtre dans le premier degré (*kératose pilaire blanche*), rose ou rouge dans un second degré plus accentué (*kératose pilaire rouge*), dure, d'un volume égal à celui d'une petite tête d'épingle ou le dépassant un peu; cette papule isolée, distincte, de forme assez régulière, porte à son sommet une squame qui, par le grattage, laisse à découvert un poil visible sous forme d'un petit point noir quand il est cassé au niveau de la peau, ou se déroulant, lorsqu'il n'est qu'emprisonné à l'intérieur de la papule; ce poil présente presque toujours des caractères athrepsiques, il est parfois complètement détruit.

La région atteinte donne au toucher une sensation de rudesse râpeuse caractéristique.

Dans certains cas, la papule est remplacée par une petite tache érythémateuse au centre de laquelle on aperçoit le follicule pileux; dans d'autres cas, celui-ci n'est plus indiqué que par de petites squames épidermiques au-dessous desquelles existe une légère dépression atrophique ou cicatricielle; lorsque les éléments papuleux sont confluents, ils donnent au tégument une coloration s'effaçant sous la pression du doigt et variant avec celle des éléments eux-mêmes, tantôt grise et livide et tantôt d'un rouge plus ou moins foncé, s'éteignant peu à peu pour se confondre avec la peau saine (*lichen pilaire diffus*). Sur cette coloration qui paraît d'autant plus intense que la lésion est plus ancienne et partant plus accentuée, se détachent souvent, dans les cas les plus graves, de petits points blancs cicatriciels dus à l'atrophie des follicules pileux.

Toutes ces variétés sont fréquemment visibles à la fois chez le même sujet.

Celui-ci ne ressent en général aucune sensation subjective.

Siège. — Les localisations des lésions sont typiques ; elles siègent à la face postéro-externe des bras et des avant-bras, à la face externe et postérieure des cuisses, aux mollets, aux jambes, aux genoux, aux coudes, respectant comme dans l'ichthyose les régions lubrifiées par la sueur et la matière sébacée : aisselles, plis inguinaux, région ano-génitale, plis de flexion des articulations ainsi que les faces antérieure et postérieure du tronc.

Deuxième forme. (*Xérodermie érythémateuse progressive cicatricielle dépilante des régions velues* d'E. Besnier, *kératose pilaire faciale* de L. Brocq.) — Au visage, en raison de la petitesse et de la confluence des éléments papuleux, la lésion change d'aspect; elle consiste surtout en nappes ou plaques grenues, irrégulières, dont la coloration varie du rose au rouge suivant l'intensité et l'ancienneté de l'affection (plaques marbrées); cette coloration, qui disparaît d'ailleurs sous la pression du doigt, est souvent surchargée de véritables télangiectasies.

Ce qui distingue surtout cette forme de la kératose pilaire des membres, ce sont les lésions d'atrophie cicatricielle qui envahissent le système pileux, pouvant dénuder la barbe presque entièrement, mais s'attaquant plus particulièrement aux sourcils, dans leur tiers externe presque toujours. (Voir la planche XXII.)

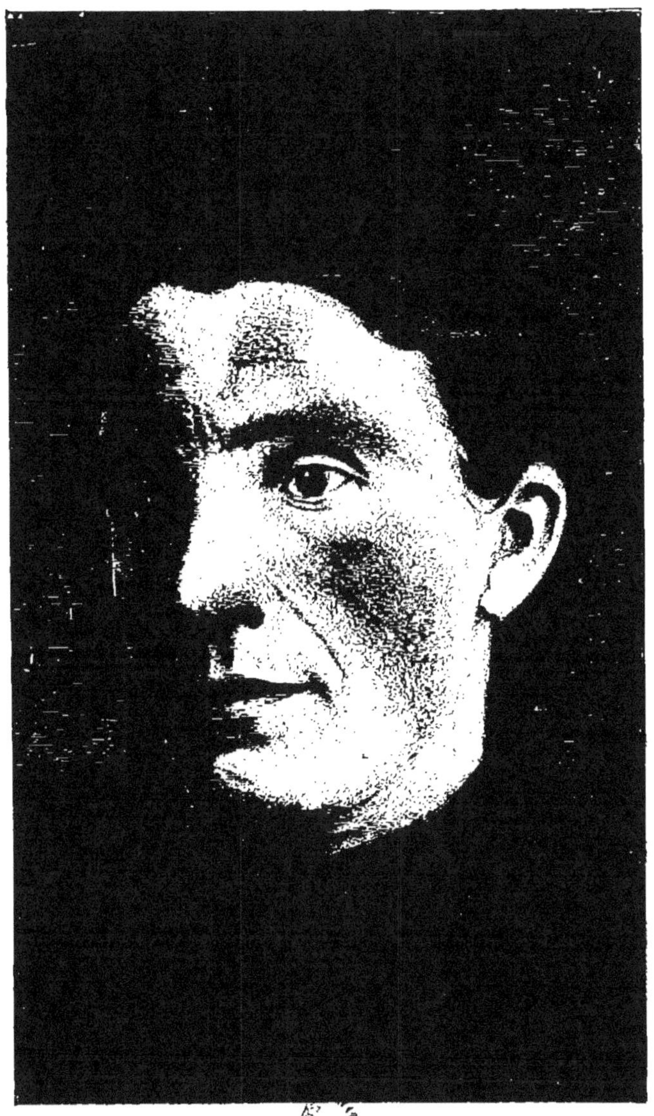

Pl. XXII. — Kératose pilaire faciale.

Siège. — L. Brocq indique dans l'ordre suivant les localisations faciales de la kératose pilaire : front, sourcils, espace intersourcilier, parties latérales des joues et surtout la région du maxillaire inférieur.

On a noté dans le cuir chevelu des sujets atteints de kératose pilaire des lésions de séborrhée sèche et des recherches récentes semblent vouloir rapprocher de la kératose pilaire certaines lésions cicatricielles du cuir chevelu encore innominées.

Marche. — Les saillies de la kératose pilaire qui débute chez les jeunes sujets diminuent à mesure que l'individu qui en est atteint avance en âge, en ce sens que les atrophies folliculaires deviennent de plus en plus fréquentes, pouvant ainsi laisser, surtout à la face, des lésions irréparables.

Pronostic. — Le pronostic est nul dans les cas légers ; dans les cas plus graves avec alopécie, la kératose pilaire constitue une difformité et, grâce à la sécheresse de la peau, prédispose à certaines dermatoses.

Diagnostic. — La kératose pilaire faciale, qui par certains de ses caractères pourrait faire songer à la *syphilis* (alopécie du tiers externe des sourcils), à la *couperose* (télangiectasies), au *lupus érythémateux* (érythème), s'en distinguera dans la plupart des cas par l'existence sur d'autres régions du corps de lésions kératosiques.

Le *pityriasis pilaire*, qui ressemble à la kératose pilaire par ses cônes épidermiques, en diffère par ses grands placards rouges squameux, ses altérations unguéales et l'absence d'épaississement du derme.

Étiologie. — Très fréquente, surtout chez la femme et chez les lymphatiques, la kératose pilaire est aussi héréditaire.

Anatomie pathologique. — Il s'agit ici de poussées inflammatoires du follicule pileux, de folliculite chronique, aboutissant à l'atrophie.

Traitement. — On a conseillé au point de vue général l'usage interne de l'arsenic et de l'huile de foie de morue, du fer. Comme traitement externe, il faut employer les bains, les frictions savonneuses, les onctions grasses.

Pour le corps, E. Besnier et A. Doyon recommandent les frictions de savon ponce, de savon mou de potasse, associé au soufre, à l'acide salicylique, à la résorcine, au naphtol camphré.

Nous avons, dans un cas, obtenu un résultat remarquable par les badigeonnages répétés d'ichthyol pur, en même temps que nous usions des scarifications linéaires contre l'élément télangiectasique.

Dans tous les cas, l'irritation produite par la médication comportera l'indication de cesser momentanément tout traitement irritant et de le remplacer par une pommade indifférente. Enfin, l'électropuncture pourra toujours faire disparaître par la destruction complète du bulbe pileux les saillies rouges circumpilaires.

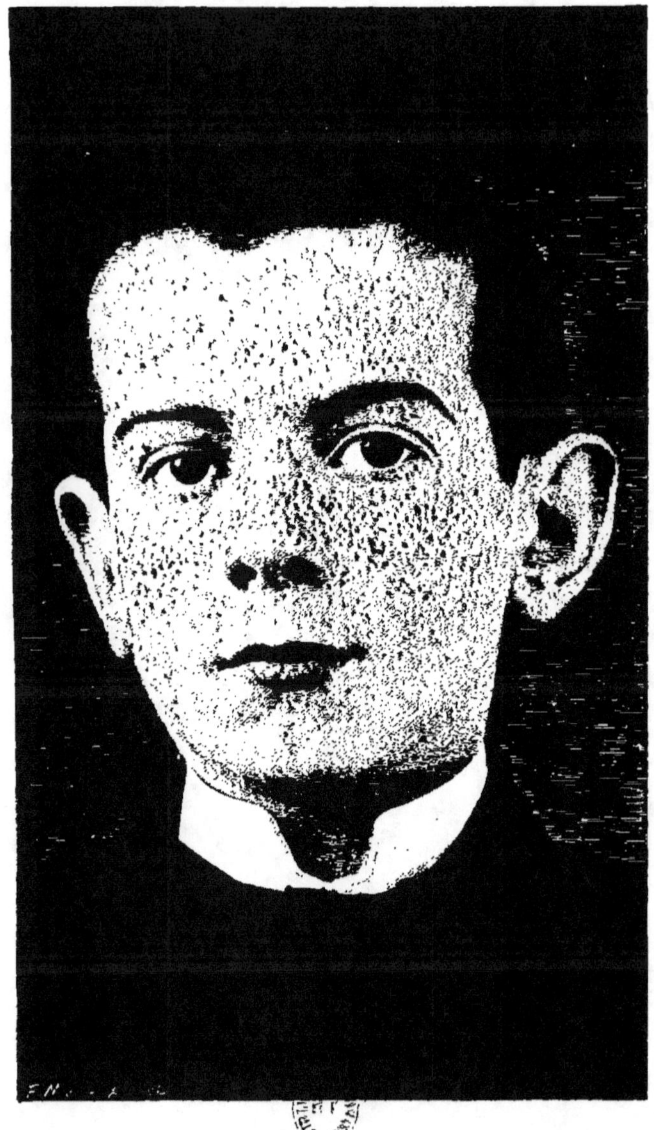

Pl. XXIII. — Lentigo.

LENTIGO

(Voir la planche XXIII.)

Synonymie. — Panne lenticulaire (Alibert). — Taches pigmentaires spontanées. — Lentigines. — Éphélides lentigineuses de Thibierge. — Lentilles. — Taches de rousseur (*vulgo*).

Définition. — On doit désigner sous ce nom des taches pigmentaires, petites, arrondies ou ovalaires, siégeant sur les parties découvertes.

Symptomatologie. — Ces taches, non saillantes, sont habituellement petites, atteignant au plus la dimension d'une lentille de forme circulaire, de couleur grise, jaunâtre, brunâtre, noirâtre même parfois (*lentigines nigræ*), disséminées çà et là où groupées.

Elles ne donnent lieu à aucun symptôme subjectif.

Siège. — On les rencontre particulièrement à la face (ailes du nez, paupières, tempes, pommettes) qui en est parfois comme criblée, au cou, à la face dorsale des mains et des avant-bras.

Marche. — Le lentigo, rarement congénital, se montre habituellement dans la seconde enfance avec des alternatives d'intensité pendant l'été, disparaissant parfois complètement pendant l'hiver. C'est une *hyperchromie acquise spontanée*.

Étiologie. — Le soleil semble donc avoir une action bien nette sur le développement des lentigines qui sont plus fréquentes chez les sujets lymphatiques, les roux principalement.

Traitement. (Voir l'article chloasma.)

LEPOTHRIX (Erasmus Wilson)

Synonymie. — Trichomycose noueuse de Patteson.
— Idrotrichose rouge granulée d'E. Besnier et A. Doyon.

Définition. — Erasmus Wilson a désigné sous ce nom une maladie des poils caractérisée par des granulations rouges ou noirâtres (L. Brocq) attachées à leur tige.

Symptomatologie. — Les petites masses granuleuses, suspendues aux poils, comme les lentes des poux aux cheveux, sont très abondantes, tantôt en groupes isolés (forme nodulaire), tantôt recouvrant le poil dans toute sa longueur (forme diffuse).

Pathogénie. — Ces nodosités seraient dues à des amas de parasites : « micrococci, érythromicrococci, micrococcus prodigiosus de l'hostie sanglante, ronds ou elliptiques, colorés en brun jaune ou rouge, enveloppés de leur glaire zoogléique, disposés en stries ou rayons, convergents vers le poil. »

Traitement. — Soins de propreté, lotions alcalines, lotions parasiticides.

LÈPRE

Synonymie. — Lèpre des Arabes. — Éléphantiasis des Grecs. — Lèpre des Hébreux. — Lèpre des croisades. — Léontiasis. — Satyriasis. — Mal de Saint-Lazare. — Malmorto.

Définition. — C'est une maladie chronique envahissant la peau, les muqueuses et le système nerveux et due à un bacille spécial, le bacille de la lèpre (bacillus lepræ) découvert par Armauer Hansen, de Bergen, et Albert Neisser, de Breslau.

Bacille. — La bactérie de la lèpre ressemble beaucoup au bacille de la tuberculose, c'est un bâtonnet très abondant, d'une coloration facile résistant d'une façon tout à fait spéciale à l'action du temps et des agents atmosphériques.

On le rencontre dans le tégument cutané, les muqueuses, a lymphe, rarement dans le sang.

Symptomatologie. — Période prodromique, période germinative (E. Besnier). — Niés par quelques auteurs (Bazin), admis par beaucoup d'autres (Danielssen, Boeck, etc.), les symptômes prodromiques qui manquent en réalité rarement consistent en troubles divers : fièvre plus ou moins légère, abattement, insomnie, troubles digestifs, parfois douleurs vagues et surtout somnolence, anéantissement, sommeil irrésistible, et en éruptions de genres différents (*léprides multiformes* d'E. BESNIER) : éruptions eczémateuses, bulleuses, acnéiques, impétigineuses, macules, colorations variables, brunes, rouges, blanches, bleues, noires (*scléro-dermie lépreuse* de BAZIN).

Période éruptive. — Quand la maladie se confirme, elle peut affecter deux types différents suivant que les troubles prédominent du côté de la peau et des muqueuses ou du côté du système nerveux ; d'où deux formes bien tranchées en principe : la forme tuberculeuse ou noueuse (*lèpre tuber-culeuse, lèpre tubéreuse, lèpre léonine, lèpre systématisée tégumentaire* de H. LELOIR, *lèpre exsudative* ou *néoplasique* de ZAMBÁCO) et la forme anesthésique (*lèpre anesthésique, lèpre antonine, lèpre trophoneurotique, lèpre systématisée nerveuse* de H. LELOIR.

En fait, ces deux formes se rencontrent souvent chez le même sujet, d'où la forme mixte (*lèpre mixte, lèpre composée*).

Enfin, ces différents types de lèpre offrent parfois des aspects divers dus à des causes variables, d'où les variétés suivantes : *lèpre hypertrophique, lèpre maculeuse, lèpre lazarine, lèpre ulcéreuse*, etc.

LÈPRE TUBERCULEUSE

(Voir la planche XXIV.)

Cette forme débute, d'abord, par l'apparition de taches arrondies ou irrégulières, d'étendue variable, pouvant

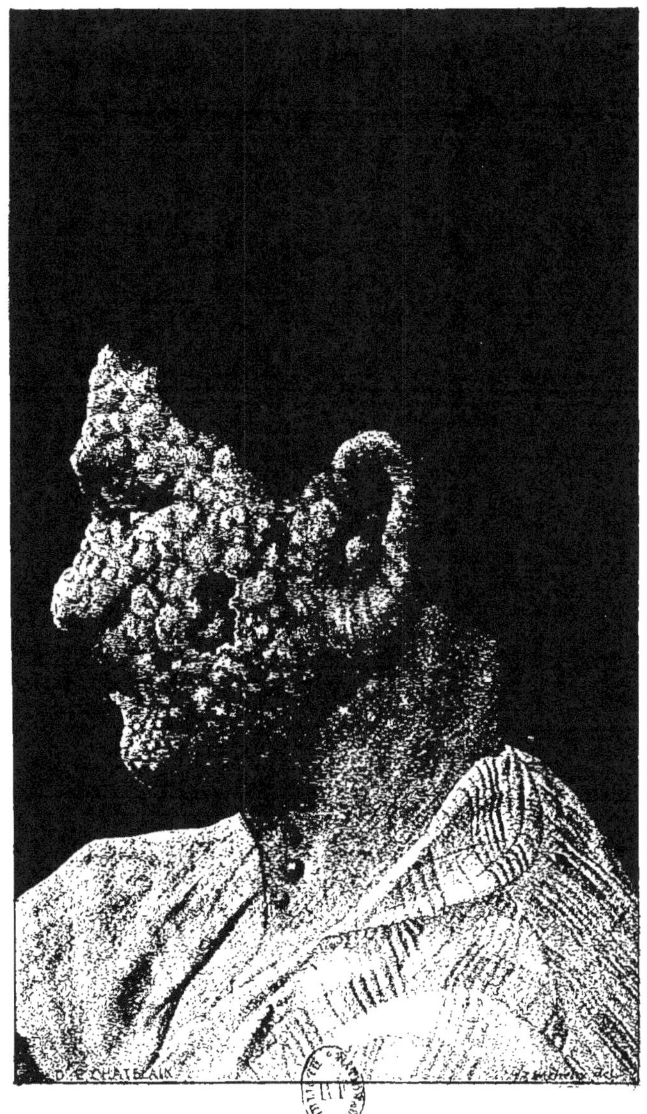

Pl. XXIV. — Lèpre tuberculeuse.

aller de la dimension de l'ongle à celle d'une pièce de cinq francs en argent ou à celle de la paume de la main ; la tache est rouge, surtout au début, parfois blanche et décolorée (*lèpre des Hébreux*); plus tard, elle est vineuse ou livide, violacée, parfois d'un brun grisâtre ou jaunâtre, enfin couleur bronze; les taches siègent sur le visage, sur le front, les joues, sur le tronc, les membres, les mains et les pieds (paume et plante).

A cette période, la peau, lisse et brillante, infiltrée, reste plane ou légèrement saillante.

Les taches changent ensuite d'aspect et de forme, disparaissant au centre et augmentant à la périphérie ou réciproquement; quelquefois elles s'effacent complètement.

Période déformante. — Au bout d'un certain temps se chiffrant par mois ou par années, apparaissent les *tubercules lépreux*, les *lépromes cutanés* de H. LELOIR (*tubercules dermoïdes* de BAZIN, *léprides nodulaires* d'E. BESNIER).

Ce sont des nodosités arrondies, lenticulaires, hémisphériques ou aplaties, grosses comme un grain de plomb, un pois, une noisette, dures, fermes et rénitentes, luisantes, de couleur variable : rose ou rouge, brun sale, cuivre, parfois orangée; sillonnées de télangiectasies; elles sont lisses, parfois desquamantes, disséminées ou confluentes, disposées alors en placards bosselés, irréguliers ou non.

La peau, de couleur livide ou pigmentée, est infiltrée, empâtée (*œdème lépreux*); souvent elle est fissurée ; les poils sont décolorés.

Les tubercules lépreux naissent dans le derme (*léprome dermique pur* de H. LELOIR) ou l'hypoderme (*léprome hypodermique* de H. LELOIR).

Certains siègent profondément dans l'hypoderme, soit

primitivement (léprome hypodermique), soit par suite de leur développement (léprome dermique profond).

Siège. — La face est le siège de prédilection des nodosités lépreuses; on les trouve au front au-dessus des sourcils où elles forment des bourrelets étendus transversalement, sur les sourcils eux-mêmes (bord externe) qui deviennent alopéciques; sur le nez, rappelant l'aspect du rhinophyma; sur les lèvres, proéminentes, léontiasiques; sur le menton, les joues, les oreilles dont le lobule, quoique libre, est infiltré en masse et bosselé (*oreille lépreuse*).

Le cuir chevelu est souvent remarquable par la conservation de l'état normal.

Aux membres, les mains sont épaissies et infiltrées, douloureuses, les doigts sont augmentés de volume, en boudins; la peau est d'une couleur gris bronze ou tachetée; les ongles sont secs et décolorés ou décollés en partie (*onyxis et périonyxis lépreuse* d'E. Besnier); les pieds sont devenus pachydermiques (*éléphantiasis lépreux* d'E. Besnier).

Sur les muqueuses, on a rencontré des tubercules sur la conjonctive, la langue, le larynx, d'où modifications fonctionnelles diverses et en particulier une extinction de voix toute spéciale (*voix lépreuse*) qu'E. Besnier signale comme un des signes précoces de la lèpre.

Marche. — Période ulcérative. — L'évolution du léprome arrivé à son entier développement est variable; il peut rétrocéder en tout ou en partie, s'affaisser, se résorber et disparaître, laissant à sa place une tache déprimée et pigmentée plus ou moins; il peut aussi s'ulcérer (*ulcérations lépreuses*).

Ces ulcérations, ordinairement petites, plus ou moins profondes, indolentes, ont des bords indurés, déchiquetés, festonnés, taillés à pic; elles se cicatrisent et se reproduisent à plusieurs reprises.

Lorsque ces ulcérations partent de la profondeur des tissus elles détruisent toutes les parties sous-jacentes : muscles, tendons, os (*lèpre mutilante*).

La marche de la maladie est rarement aiguë; elle est plus souvent lente, durant des années, en moyenne huit ou dix ans; elle procède par poussées aiguës de fièvre et d'éruptions diverses suivies de périodes de calme.

Peu à peu, l'état général s'altère et la mort survient dans le marasme ou amenée par une complication viscérale intercurrente (pneumonie, pleurésie, etc.)

LÈPRE ANESTHÉSIQUE

(Voir la planche XXV.)

Symptomatologie. — Cette forme débute après la période prodromique déjà décrite, par des bulles (*lèpre bulleuse, pemphigus lépreux*), ou des taches (*lèpre maculeuse*).

Les bulles, que l'on rencontre surtout à la plante des pieds et à la paume des mains, sont ordinairement peu nombreuses et laissent à leur suite soit une simple macule pigmentaire, soit une surface blanche, cicatricielle, ou encore une ulcération superficielle ou profonde.

Les taches ressemblent à celles de la lèpre tuberculeuse; elles sont érythémateuses, hyperchromiques, achromiques, pigmentaires; cette pigmentation plus ou moins foncée peut se présenter sous la forme de points, de raies, de placards, d'où un aspect tacheté tout spécial ; elles sont toujours lisses et brillantes. atrophiées et décolorées au centre, tandis que leurs bords, colorés en rouge, en brun, en noir, plus ou moins nets, s'étendent progressivement.

En même temps, se montrent les troubles de la sensibilité qui consistent surtout en une anesthésie, parfois en une hyperesthésie qui précède l'anesthésie. Celle-ci peut exister non seulement au niveau des taches, surtout sur les points décolorés, mais aussi sur les régions qui semblent saines ; elle est profonde : les piqûres, les brûlures ne sont ressenties en aucune façon ; le sens musculaire, le tact sont abolis. Toutefois, on voit parfois se produire de violentes douleurs spontanées, certains nerfs (cubital, plexus cervical, brachial, de préférence) sont augmentés de volume et douloureux à la pression.

L'hyperesthésie se généralise plus ou moins ; les extrémités sont le siège de fourmillements qui cèdent lorsque à l'hyperesthésie succèdent l'anesthésie, et, plus tard, l'atrophie de la peau (*aspect sénile*) et des muscles (en particulier ceux des éminences thénar et hypothénar), la paralysie de certains groupes musculaires (*mains en griffes*), des troubles trophiques divers : desquamation épidermique, chute des ongles, des dents, des poils, ulcérations du nez, des gencives, des mains, gangrène des doigts, des mains et des pieds (*lèpre mutilante*).

En même temps, la santé générale se perd, le malade devient comme inconscient et succombe peu à peu dans le marasme ou à l'albuminurie, à la diarrhée ou encore à une complication viscérale quelconque (pleurésie, pneumonie, pyémie).

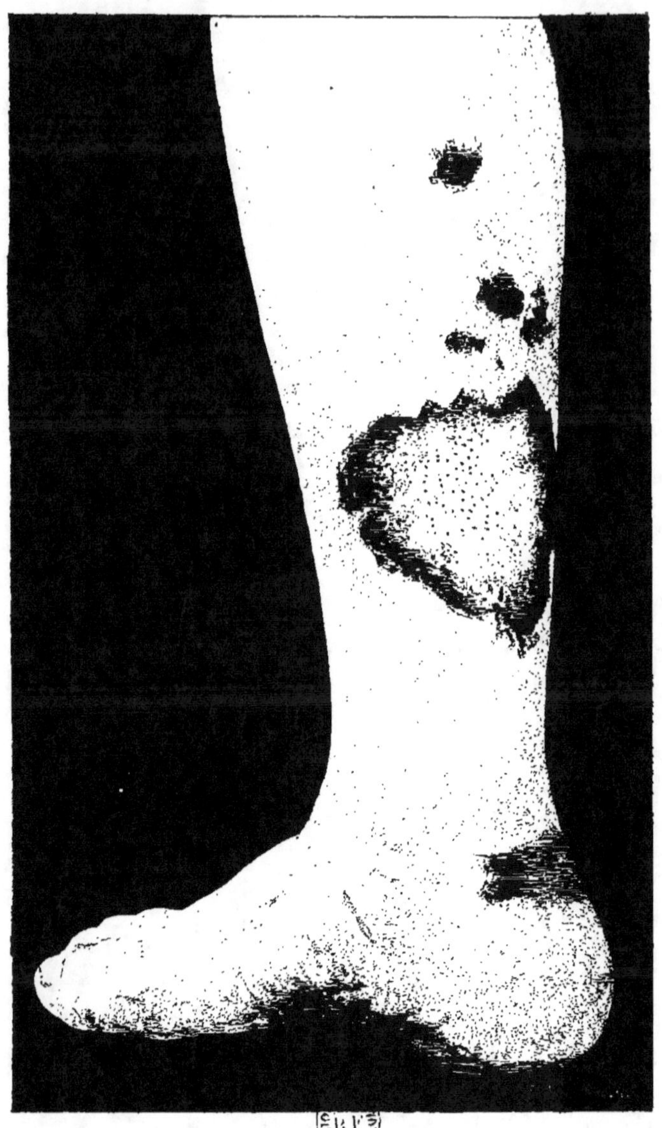

Pl. XXV. — Lèpre maculeuse.

LÈPRE MIXTE

La lèpre mixte comporte le tableau associé des deux formes étudiées plus haut; c'est elle qu'on rencontre le plus fréquemment; c'est presque la seule que l'on voie chez les vieux lépreux; la forme tuberculeuse, si elle n'emporte pas le malade en huit ou dix ans, se complique presque toujours de la forme anesthésique qui amène une terminaison fatale en dix-huit ou vingt ans.

Pronostic. — Quelle que soit la variété de lèpre dont le sujet est atteint, le pronostic en est toujours très grave, fatalement mortel.

Diagnostic. — Le diagnostic de la lèpre s'impose quand l'affection est arrivée à sa période d'état.

L'examen de la sensibilité fera faire le diagnostic de la lèpre anesthésique; toutefois de récents travaux montrent qu'il faut établir le diagnostic entre cette forme et la *syringomyélie* d'une part et la *maladie* de Morvan d'autre part.

La lèpre tuberculeuse pourrait être, à la face, prise pour de l'*acné rosée;* elle pourrait encore être confondue avec le *lupus* et le *sarcome pigmentaire.*

La forme maculeuse peut ressembler au *vitiligo* et à la *syphilis*, dans ce dernier cas, le traitement pourrait éclaircir le diagnostic.

Dans tous les cas, le point essentiel, en France, sera de songer à la possibilité de l'affection, dont l'idée sera souvent éveillée par la nationalité ou la provenance du malade.

17

Étiologie. — Due à un bacille, la maladie doit nécessairement être contagieuse. Cette question est encore très discutée ainsi que sa transmission héréditaire.

C'est une maladie endémique paraissant sévir de préférence sur certaines races ou certains individus placés dans des conditions défectueuses d'hygiène, d'alimentation, etc.

Traitement. — Jusqu'à nouvel ordre, il est bien évident qu'au point de vue prophylactique s'impose l'isolement de tout individu lépreux.

Comme traitement général, il faut d'abord songer à l'hygiène du lépreux qui doit user de soins rigoureux de propreté (bains et lavages quotidiens), éviter toutes les substances alimentaires excitantes (alcool, salaisons, poissons de mer, etc.), habiter un climat sain, indemne.

A l'intérieur, on donne l'huile de chaulmoogra, à la dose de 10 à 200 gouttes par jour, le baume de Gurjum à la dose de 2 à 12 grammes par vingt-quatre heures, l'acide phénique à la dose de 25 centigrammes à 1 gramme, le salol, le tanin, l'arsenic comme reconstituant, le chlorate de potasse à haute dose (J. Carreau, de la Pointe-à-Pitre), enfin l'ichthyol préconisé par Unna qui l'emploie généralement à la dose de 75 centigrammes par jour.

Nous avons employé ce médicament chez une de nos malades venant de la Colombie, atteinte de lèpre mixte (taches maculeuses anesthésiques, tubercules non ulcérés), à la dose de 2 grammes par jour pendant vingt jours consécutifs, suivis de dix jours de repos pour recommencer ensuite, alternant l'usage du médicament et la période de repos.

En même que cette médication interne, nous avions institué un traitement externe méthodique et minutieux qui était le suivant.

Tous les matins la malade prenait un bain sulfureux suivi d'une friction sur chaque plaque avec de la mousse de savon d'ichthyol ; ensuite application de pommade à l'ichthyol au 1/10 ou d'épithème adhésif suivant les régions. Tous les deux jours, chaque lésion était soumise à une pulvérisation antiseptique de quelques minutes de durée et à un badigeonnage à l'ichthyol pur.

Sous l'influence de la médication, il était possible, au bout de dix jours, de constater un commencement d'affaissement des nodules et de décoloration des taches, amélioration qui s'accentua peu à peu, mais d'une manière continue, pendant le mois que la malade est restée entre nos mains et qui persistait, écrivit-elle, deux mois après son départ.

On peut se servir encore d'huile de noix d'acajou, d'huile de chaulmoogra, des pommades à la résorcine :

Résorcine . . . . 5 grammes.
Huile d'olive. . . . . . } aa 50   —
Lanoline . . . . }

au pyrogallol à la dose de 5 p. 100, à la chrysarobine ; mais, dans ces deux cas, il faut surveiller l'irritation produite.

Tous ces médicaments peuvent être employés sous forme d'emplâtres.

Les nodules non ulcérés peuvent être détruits par le thermo ou l'électro-cautère après l'application desquels on couvre la région de pansements antiseptiques faibles. BEAVEN-RAKE tente même l'excision des tubercules dans les cas récents, dans l'espoir que la destruction totale des premiers tubercules lépreux suffira pour empêcher l'infection générale.

Contre les ulcérations, on se sert d'iodoforme, de salol,

d'une émulsion à parties égales de baume de Gurjum dans l'eau de chaux.

Sur les muqueuses, on emploie la teinture d'iode, le nitrate d'argent, etc.

Enfin, les diverses indications soulevées par la localisation des lésions sur les yeux, le larynx, etc., l'intensité des symptômes nerveux, les délabrements de la lèpre mutilante, etc., seront remplies par les traitements *ad hoc*.

LEUCOKÉRATOSES BUCCALES

(E. BESNIER et A. DOYON)

(Voir la planche XXVI.)

Synonymie. — Psoriasis lingual (SIGMUND). — Psoriasis buccal (BAZIN). — Psoriasis et kératosis mucosæ oris et linguæ (KAPOSI). — Ichthyosis linguæ (SAMUËL PLUMBE). — Tylosis linguæ (ULMANN). — Plaques blanches de la bouche (DEVERGIE). — Plaques des fumeurs (BUZENET). — Plaques nacrées commissurales (A. FOURNIER). — Leukoplakia buccalis (ERNST. SCHWIMMER). — Leucoplasie (E. VIDAL). — Stomatite et glossite épithéliales chroniques (E. BESNIER).

Symptomatologie. — Ces divers termes ont été appliqués à un état spécial de la muqueuse buccale caractérisé objectivement par des plaques pelliculaires, blanchâtres, d'aspect laiteux, d'un jaune verdâtre dans certaines régions, lisses ou rugueuses, adhérentes, à contours réguliers ou déchiquetés, non douloureuses, mais souvent gênantes par suite d'une sorte d'induration qui envahit la muqueuse sous-jacente et des ulcérations qui peuvent se

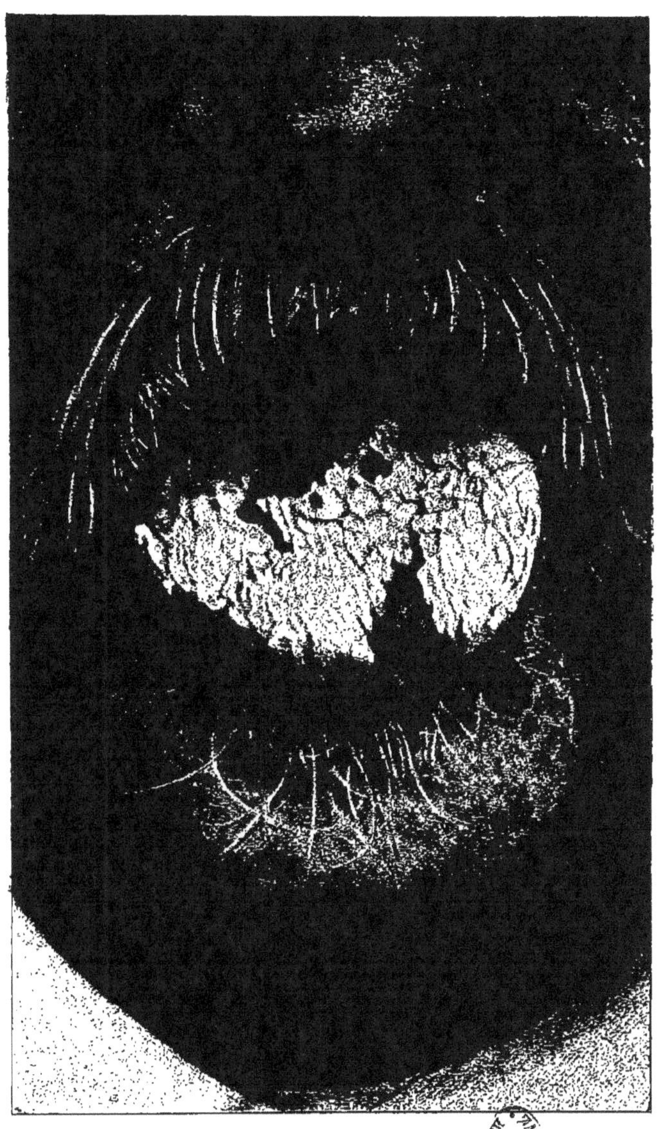

Pl. XXVI. — Leucoplasie buccale.

produire, siégeant sur les muqueuses commissurales, linguale, des joues, des lèvres, palatine, etc.

Ces lésions ont été constatées chez les anciens syphilitiques, les arthritiques, les fumeurs, etc., sans que l'on puisse, actuellement, par les seuls caractères objectifs, diagnostiquer d'une façon précise l'espèce à laquelle elles appartiennent ; elles constituent « des manifestations identiques d'une forme particulière d'irritation chronique de la muqueuse buccale et de la langue, ainsi que de la surface muqueuse de l'ostium génital de la femme (1), laquelle peut naître des causes les plus variables d'irritation, affection chronique qui, dans son terme le plus avancé, franchit les limites du derme muqueux et aboutit à l'épithéliome proprement dit : *glossite* et *stomatite*, *vulvite épithéliales, chroniques, superficielles* ou *profondes* » (E. BESNIER et A. DOYON).

« Un caractère élémentaire, supérieur et commun réunit naturellement toutes ces affections *blanches* des muqueuses ; c'est le trouble de la fonction épithéliale : *kératose, dyskératose, hyperkératose* » (*leucokératoses,* E. BESNIER et A. DOYON).

Pronostic. — Le pronostic est essentiellement variable suivant la cause et l'âge de l'affection ; il doit souvent être réservé en raison de la terminaison épithéliomateuse à laquelle celle-ci peut aboutir.

Traitement. — Le traitement général variera suivant les individus : aux syphilitiques, on donnera le traitement mixte : mercure et iodure de potassium ; aux arthritiques et aux goutteux, les alcalins ; aux diabétiques, la diététique

(1) Et peut-être de la muqueuse préputiale ? (L. PERRIN, *Posthite chronique d'aspect leucoplasique.*)

nécessaire ; aux sujets chez lesquels on constate la prédisposition aux dermatoses, l'arsenic longtemps continué.

Localement, le traitement à appliquer est médical ou chirurgical.

Le traitement médical comprend :

1° Des bains de bouche avec des solutions tièdes et légères d'acide borique à 1 p. 100, de bicarbonate de soude à 1 p. 500 ;

2° Des pulvérisations faites avec les mêmes liquides pendant dix minutes matin et soir ;

3° Des onctions avec la vaseline faiblement boriquée ;

4° Des attouchements sur les plaques blanches avec l'huile de cade (E. BESNIER) ; l'acide salicylique : eau distillée 50 grammes et acide salicylique de 5 à 15 grammes (Schwimmer) ; une solution de bichromate de potasse de 2 à 10 p. 100 ; une solution à 50 p. 100 d'acide lactique (MAX JOSEPH) ; la mixture suivante :

> Alun . . . .   1 gramme.
> Tanin   2   —
> Glycérine   50   —
>   (MILLER.)

Personnellement, nous nous sommes très bien trouvé, chez un sujet qui avait épuisé toutes les médications connues, des badigeonnages avec un pinceau imbibé d'ichthyol pur ;

6° Des cautérisations au nitrate d'argent mais seulement sur les exulcérations et les fissures.

En même temps, le malade sera soumis à une hygiène buccale très sévère : abstention complète de l'alcool, des épices, du sucre, du tabac, etc.

Enfin, le traitement par les eaux cuivreuses de Saint-Christau (Basses-Pyrénées), justement recommandé par BAZIN, est applicable dans tous les cas.

Chirurgicalement, on peut gratter ou ruginer la plaque blanche (Schwimmer), la détruire par l'électro-cautère (E. Besnier), décortiquer la langue avec le thermo-cautère (Léon Perrin); enfin, dans les cas les plus graves, il y aurait lieu de songer à l'ablation totale des parties atteintes.

« Même dans les cas d'épithéliome secondaire avancé, même avec des ganglions indurés, on peut obtenir la guérison véritable quand on a su, autant par la perfection de la réunion chirurgicale que par la sévérité de l'asepsie, se mettre à l'abri de l'infection mixte secondaire, si rapidement funeste, des ganglions cervicaux. Toute méthode d'exérèse chirurgicale qui ne met pas immédiatement la surface de section à l'abri de la suppuration et des contaminations de tout ordre est funeste par elle-même, et doit être rejetée. Quand la récidive se produit, ou l'infection mixte, c'est à brève échéance; si rien ne s'est produit dans l'année qui suit l'opération, le succès définitif est à peu près assuré (E. Besnier et A. Doyon). »

LICHEN RUBER PLANUS

(Voir la planche XXVII.)

Synonymie. — Lichen plan d'Erasmus Wilson et Kaposi. — Lichen à papules déprimées et Lichen pilaire par altération fonctionnelle de Bazin. — Herpes chronicus et Dermatitis circumscripta herpetiformis de Neumann. — Lichen vrai ou Lichen de Wilson (E. Besnier).

Définition. — Le lichen plan est une dermatose constituée par une éruption de papules plates et prurigineuses, ordinairement chronique.

Symptomatologie. — Les papules sont petites, surtout

au début, quelquefois fines comme une pointe d'aiguille,
non squameuses, du moins dans les premiers temps; elles
sont plates, brillantes, à facettes, comme transparentes, à
sommet d'un rouge brun spécial; plus tard, elles peuvent
acquérir le volume d'une tête d'épingle, elles sont alors
dures, pâles, avec un fin liséré rouge périphérique, leur
forme est irrégulière, la base est souvent polygonale et le
sommet la plupart du temps ombiliqué.

Les papules peuvent être isolées et discrètes (*lichen
planus discretus*), se grouper géométriquement çà et là
(*lichen planus annulatus, lichen planus marginatus*), se généraliser (*lichen planus diffusus*).

Lorsqu'elles sont confluentes, elles se présentent sous
l'aspect de placards, rouges ou roses dont le centre, déprimé,
est d'un brun livide; les placards sont de forme irrégulière ou
arrondie, ou quadrangulaire, à base infiltrée et saillante au-
dessus du niveau des téguments qui paraissent épaissis,
rugueux et granuleux; leur surface est desquamante, striée
de lignes blanchâtres et ponctuée par les orifices pileux
dont le poil est détruit.

L'éruption s'accompagne généralement de picotements,
d'élancements, de sensations de brûlure et surtout de prurit
qui peut exister avant l'éruption. Cette sensation de prurit
est plus ou moins accentuée, variable d'un extrême à l'autre selon les sujets, assez intense parfois pour empêcher
le sommeil (*lichen planus pruriginosus* d'ERASMUS WILSON).

L'état général peut rester complètement bon comme il
peut exister des troubles digestifs et nerveux.

Dans plusieurs cas de lichen plan des membres inférieurs,
on a constaté l'engorgement des ganglions inguinaux (E.
BESNIER, HÉGUY, LAVERGNE).

Siège. — Les localisations les plus fréquentes de l'érup-

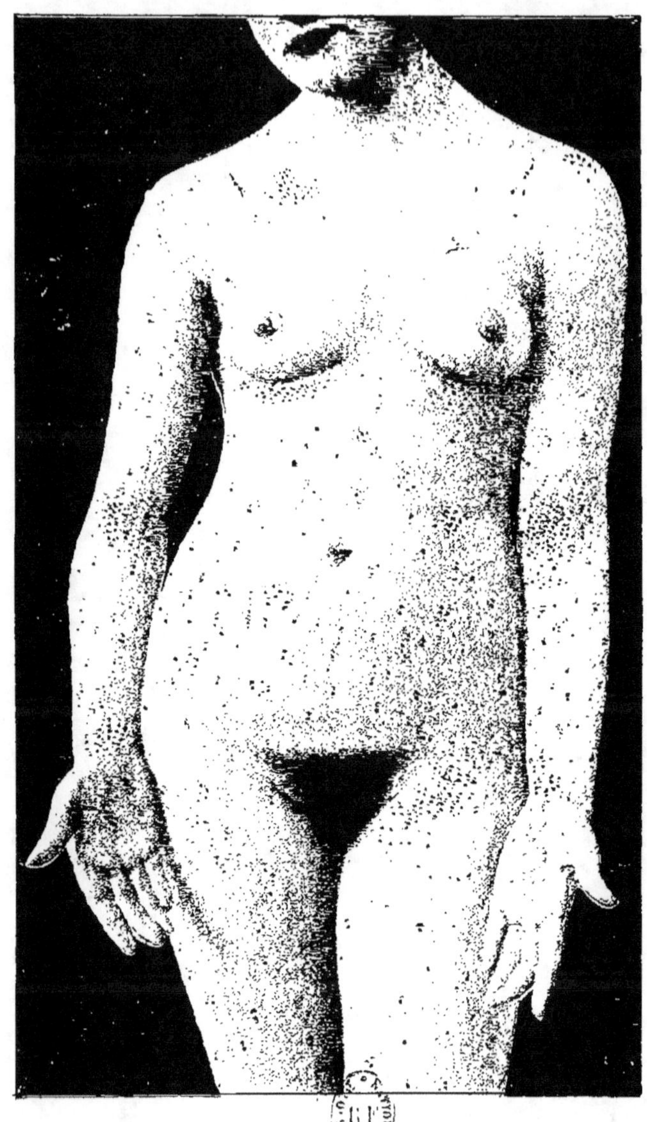

Pl. XXVII. — Lichen plan.

tion sont les suivantes : les avant-bras et les poignets (face
antérieure), le cou, le creux poplité, la partie antéro-externe de la jambe, la cuisse, les parties latérales du tronc
(pression du corset, ERASMUS WILSON), enfin le front (J.-B.
HILLAIRET), la face, le cuir chevelu (E. VIDAL et L. BROCQ),
le gland et les régions génitales (DUNCAN BULKLEY), les
extrémités (KAPOSI), régions palmaires et plantaires où
les lésions ressemblent à des vésicules sans cependant
contenir la moindre trace de liquide. Jamais les ongles
ne sont altérés (E. VIDAL).

Sur les muqueuses et principalement sur la muqueuse
buccale (ERASMUS WILSON, CROCKER, NEUMANN), à la face
interne des joues, sur la langue, le palais, le rebord des
lèvres, les lésions forment des plaques d'un blanc mat,
blanc d'argent, fendillées, un peu saillantes, avec de petits
points plus saillants encore.

Marche. — La marche de l'affection est généralement
chronique ; la maladie se développe lentement et progressivement ou par poussées successives pendant des années
et peut persister indéfiniment.

Parfois la marche est rapide (*lichen plan aigu* de FER-
NAND LAVERGNE) ; l'affection envahissant de vastes surfaces
sur lesquelles le tégument est épaissi, desquamant, sillonné
de plis quadrillés ; les papules sont petites ou volumineuses et, dans ce dernier cas, sont rouges et confluentes.
Quand l'affection guérit les papules disparaissent ; les
placards éruptifs s'affaissent, laissant à leur place parfois
de petites dépresssions, régulièrement une pigmentation
de couleur plus ou moins foncée, persistant toujours fort
longtemps et quelquefois même indéfiniment.

Pronostic. — L'affection est peu grave en elle-même,

elle ne comporte un pronostic sérieux qu'en raison de sa durée et des troubles nerveux qu'elle détermine.

Diagnostic. — C'est surtout avec la *syphilis papuleuse* que le lichen plan a été confondu ; les papules du lichen sont brillantes, cireuses, fréquemment ombiliquées, polygonales, prurigineuses, et localisées à des régions bien nettes ; les papules syphilitiques siègent plus particulièrement aux mains, à la face ; elles sont arrondies, cuivrées, non déprimées au centre, non prurigineuses.

L'*eczéma papuleux* diffère du lichen par la coexistence de vésicules rouges et par sa desquamation.

Le *psoriasis* ponctué, discret, se développe rapidement ; ses papules sont plates, ses squames sont abondantes et micacées.

Le *pityriasis rubra pilaire*, outre sa rougeur diffuse, desquame sous forme de lamelles et de pellicules et ne présente ni papules, ni épaississement de la peau.

Anatomie pathologique. — D'après Kaposi et les auteurs allemands « la maladie a son siège principal dans les follicules pileux et dans le tissu péri-folliculaire le plus immédiat ; c'est essentiellement une hyperplasie des cellules de la gaine externe de la racine à la partie inférieure de la tige du poil, une excroissance de cette gaine en forme de prolongement avec dilatation consécutive, ampulliforme des follicules pileux, ainsi qu'une infiltration cellulaire des papilles qui environnent le follicule, et une prolifération du réseau muqueux qui les recouvre. Cet état anatomique n'a rien de caractéristique pour le lichen. »

Traitement. — Que l'on soit ou non convaincu de l'efficacité de son action, il est admis actuellement que l'on doit donner l'arsenic à l'intérieur.

Comme traitement externe, il faut employer contre le prurit les lotions vinaigrées, de sublimé, phéniquées, les onctions avec les pommades à l'acide salicylique,

    Sublimé . . . .   0^{gr},30 centigr.
    Acide salicylique. . . . .   3 grammes.
    Vaseline   50   —
                            (W. Dubreuilh et J. Sabrazès.)

à l'acide pyrogallique, au goudron, au naphtol.

Les placards seront couverts d'emplâtres divers à l'acide salicylique, à l'acide pyrogallique, de Vigo, tous à surveiller de près. S'ils sont trop irritants, on les remplacera par des pommades calmantes.

Enfin, il y a souvent avantage à user des bains prolongés au tanin, au goudron, bains d'amidon vinaigrés, etc.

Depuis quelque temps, L. Jacquet, persuadé que l'affection est une dermatonévrose, une névrodermite, préconise très judicieusement l'hydrothérapie sous forme de douches tièdes à 35° environ, de deux à trois minutes de durée au maximum, avec le minimum de percussion, prises quotidiennement et suivies d'une courte affusion froide.

Plusieurs autres formes de lichen ont été décrites à côté du lichen plan :

LICHEN RUBER ACUMINATUS
ou NEUROTICUS de Unna (1)

Cette affection est constituée par de petites papules rouges, coniques, acuminées, de la grosseur d'un grain

1. Le *Lichen ruber acuminatus* de Hébra, Kaposi, etc., est le *Pityriasis rubra pilaire* de Devergie, E. Besnier, Richaud (voir cet article).

de millet ou d'une tête d'épingle, recouvertes de squames adhérentes et développées à l'entour d'un follicule pileux, sans dépression centrale. D'abord isolées, elles forment ensuite, par leur confluence, des placards étendus, de couleur rouge bleuâtre, au niveau desquels la peau est épaissie, sèche, fendillée et est le siège de démangeaisons violentes; cette affection est en effet très prurigineuse. Elle est accompagnée d'un état général grave (ataxo-adynamie).

La marche est aiguë, et, si l'on n'intervient pas à temps, la maladie peut devenir rapidement mortelle.

Lorsque l'affection s'étend à toute l'enveloppe tégumentaire (*lichen ruber généralisé*) elle offre alors les caractères du pityriasis rubra pilaire.

LICHEN RUBER OBTUSUS DE UNNA

L. Brocq en décrit deux formes :

1° Le LICHEN RUBER OBTUSUS VRAI « constitué par une éruption de papules de moyenne grosseur, demi-circulaires, hémisphériques, semi-coniques ou aplaties à leur sommet, polies, sans squames, semblables à de la cire transparente, portant souvent à leur centre une petite dépression et variant comme coloration du rouge bleuâtre au rouge brunâtre ».

C'est une dermatose peu prurigineuse, circonscrite ou envahissant tout le tégument sous forme de larges placards.

Quand la guérison arrive, les éléments éruptifs laissent à leur place quelquefois une cicatrice superficielle, toujours une pigmentation brunâtre.

2° Le LICHEN RUBER OBTUSUS CORNÉ constitué par d'assez

grosses papules siégeant surtout sur les membres supérieurs et inférieurs; « elles débutent sous la forme de
papules arrondies, hémisphériques, à peine colorées en
rose blanchâtre et qui sont le siège de vives démangeaisons. Puis, ces éléments grossissent peu à peu, fort lentement; à mesure qu'ils augmentent de volume ils prennent
une coloration brunâtre plus ou moins foncée suivant leur
développement, et se recouvrent à leur centre, puis sur
toute leur surface, de squames sèches, grisâtres, des plus
adhérentes, qui se stratifient et qui finissent par donner à
la lésion un aspect corné. Presque toutes les papules restent discrètes. L'évolution de la maladie est des plus
lentes. » (L. BROCQ.)

Le même auteur range à côté de cette forme le *lichen
ruber en collier de corail* de KAPOSI (*lichen ruber monilifor-
mis*), remarquable par ses bourrelets chéloïdiens, jaunâtres, brillants, durs, aplatis, disposés en réseaux larges,
au milieu desquels on voit des papules caractéristiques et
des taches pigmentaires punctiformes.

Le LICHEN RUBER CORNÉ (*lichen planus corné* d'E. VIDAL,
lichen hyperkératosique) est caractérisé par des placards
arrondis ou irréguliers, de dimension variable, siégeant
surtout à la face antéro-externe de la jambe au niveau
desquels la peau est épaissie, indurée, cornée; la surface
en est sèche, rugueuse. comme raboteuse, ponctuée par
les orifices pileux très apparents; la couleur est souvent
d'un bleu noirâtre.

Cette affection, très prurigineuse, a une marche fort
lente; elle est excessivement tenace.

LICHEN PLAN ATROPHIQUE (DE KAPOSI)

LICHEN PLAN SCLÉREUX (D'H. HALLOPEAU-DARIER)

Cette forme est reconnaissable à ses cicatrices réticulées, étendues, plates, légèrement déprimées, d'un aspect blanc brillant et entourées d'un liséré brun rouge.

Traitement. — Le traitement du lichen ruber planus est applicable à ces diverses formes : l'arsenic réussit surtout dans le lichen ruber acuminatus; le lichen ruber corné réclame souvent l'emploi de la curette, la rugination ou la destruction électro-caustique.

LICHEN DES SCROFULEUX

Synonymie. — Lichen scrofulosorum de HEBRA. — Lichen circonscrit de WILLAN et BATEMAN, RAYER, BAZIN, etc. — Lichen pilaire des strumeux d'E. BESNIER. — Lichen pilaire circonscrit.

Symptomatologie. — C'est une affection plus rare en France qu'en Autriche, caractérisée par des papules miliaires, surmontées d'une squame, d'une couleur rouge pâle, jaune pâle, quelquefois rouge brunâtre ou rouge livide (*lichen lividus*), disposées par groupes affectant plus particulièrement la forme circulaire, quelquefois la forme de lignes irrégulièrement arrondies (*lichen gyratus* de BIETT?).

Elles sont peu prurigineuses.

Siège. — Elles se développent surtout sur le tronc, le dos et l'abdomen, plus tard sur les membres.

Marche. — Leur marche est lente; les placards restent longtemps stationnaires et, lorsqu'ils disparaissent, ils laissent à leur place des taches pigmentées desquamant légèrement.

Complications. — Dans certains cas graves, se montrent un eczéma impétigineux, fétide, du scrotum et du pubis, des papules ou des pustules hémorragiques aux jambes et fréquemment des adénites sous-maxillaires, cervicales, axillaires; parfois des caries et des nécroses, des périostites (KAPOSI).

Pronostic. — D'après la description des principaux dermatologistes, l'affection paraît beaucoup plus grave en Allemagne qu'en France où elle est souvent bénigne.

Diagnostic. — Le lichen des scrofuleux ressemble surtout à la *syphilide papuleuse circonscrite* à petites papules (*lichen syphilitique*), dans laquelle, outre les papules disséminées et volumineuses que l'on rencontrera çà et là, on constatera que toutes les papules sont dures, brillantes et d'une couleur cuivrée spéciale.

L'*eczéma papuleux* ne siège point aux lieux d'élection du lichen scrofulosorum et n'affecte pas une forme aussi nettement circulaire.

Étiologie. — Cette affection s'observe surtout chez les jeunes gens et les jeunes filles lymphatiques.

Anatomie pathologique. — C'est, disent E. BESNIER et

A. Doyon, une variété de folliculite pilo-sébacée, probablement infectieuse, sinon microbienne, peut-être quelquefois
toxidermique.

Traitement. — L'huile de foie de morue à haute dose
intus et extra.

A l'intérieur, on la donne accompagnée d'iode :

Iode pur . . . .   0^{gr},15 centigr.
Huile de foie de morue. .   150 grammes.

(KAPOSI.)

Une cuillerée à soupe matin et soir.

A l'extérieur on l'emploie sous forme de pommade, emplâtres, etc.

LICHEN SIMPLEX AIGU

Définition. — E. Vidal décrit sous ce nom une affection
dont l'entité morbide distincte est niée par un grand
nombre de dermatologistes qui la font rentrer les uns
comme Hardy et Hebra dans l'eczéma papuleux, les autres
dans l'urticaire, le strophulus, etc.

Symptomatologie. — C'est une affection caractérisée
par des papules petites comme des grains de millet, disséminées, rosées ou rouges, parfois ecchymotiques (*lichen
lividus*), dures et acuminées, ou coniques, ou aplaties,
leur sommet est fréquemment excorié par le grattage.

Suivant la disposition des éléments éruptifs, les anciens
auteurs distinguaient le *lichen sparsus*, le *lichen confertus*,
le *lichen circonscrit*, le *lichen général*.

Siège. — L'éruption, précédée ou accompagnée de cuisson ou de démangeaison, peut occuper tout le tégument; elle siège surtout sur le dos des mains, aux avant-bras, à la face, au cou, à la région postéro-externe des membres inférieurs; elle est ordinairement symétrique.

Marche. — Les papules s'affaissent et disparaissent par desquamation au bout d'une ou plusieurs semaines (deux, trois, quatre).

Pronostic. — C'est une affection sans gravité.

Diagnostic. — Il se fera surtout par exclusion et d'après la marche de la maladie qui ressemble effectivement beaucoup à l'*urticaire*, à l'*eczéma papuleux*, à certains *érythèmes polymorphes*, etc.

Étiologie. — Le lichen simplex aigu atteint surtout les jeunes gens au début de l'été.

Traitement. — L'indication capitale à remplir, c'est de calmer les démangeaisons; on y arrive par les lotions et les bains vinaigrés, suivis d'applications de poudre de talc, de lycopode, d'amidon, etc.; d'onctions avec la pommade à l'oxyde de zinc additionnée d'essence de menthe :

    Oxyde de zinc. . . . . 3 grammes.
    Essence de menthe . . . . . V à X gouttes.
    Vaseline. . . . . 30 grammes.

L'occlusion de la peau suivant l'excellente méthode de L. Jacquet (enveloppement ouaté) ou celle de Unna (colles médicamenteuses) peut être employée avec succès.

LICHEN SIMPLEX CHRONIQUE (E. Vidal)

(Voir la planche XXVIII.)

Synonymie. — Eczéma sec chronique de Hardy et Hebra.
— Eczéma sec lichénoïde de Devergie.

Définition. — Symptomatologie. — Le lichen simplex décrit en France est une affection caractérisée à sa période d'état par des placards formés d'éléments papuleux agglomérés, durs, saillants, rouges, pâles ou livides et dont la plupart ne sont reconnaissables qu'au pourtour de là plaque alors que celle-ci, rugueuse et inégale, s'exfolie en une desquamation fine et furfuracée et présente toujours un aspect quadrillé caractéristique. Cette zone centrale, d'une couleur rouge pâle ou livide, plus ou moins pigmentée, est souvent, mais non toujours, entourée de deux autres zones excentriques, l'une érythémateuse, formée par des papules jeunes, l'autre pigmentée.

Au niveau des régions malades, la peau est fortement épaissie et indurée, parfois excoriée; les plis en sont notablement exagérés (*lichénification* de L. Brocq).

L'éruption s'accompagne toujours de démangeaisons qui, dans certains cas, sont absolument intolérables, provoquant des grattages incessants et les lésions qui en sont la conséquence forcée : excoriations, croûtes, éruptions eczématiformes, etc.

Siège. — Les plaques de lichen siègent plus particulièrement au cou (faces postérieure et latérales), à la région génito-anale (anus, pli interfessier, plis inguinaux), à la

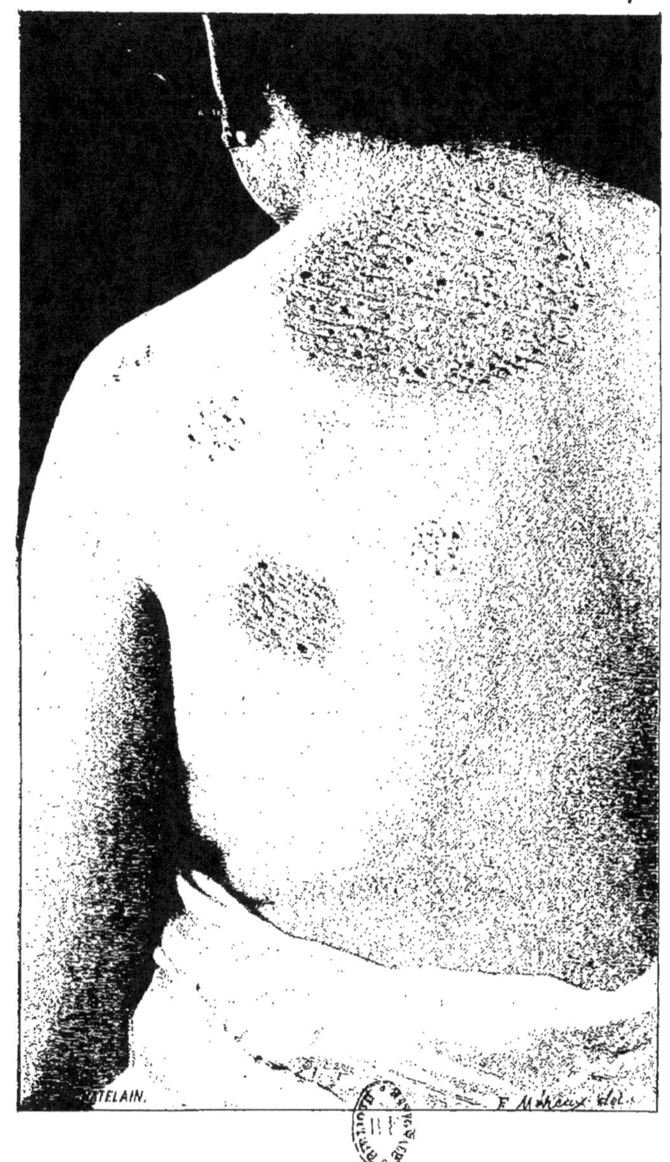

Pl. XXVIII. — Lichen simplex chronique.

face interne des cuisses, au creux poplité, aux poignets, aux avant-bras, etc.; leur configuration est très variable.

Marche. — L'évolution des plaques de lichen simplex chronique est toujours lente ; quelques-unes peuvent rester stationnaires pendant des mois et même des années.

Pronostic. — L'affection comporte donc un pronostic réservé, car elle est très rebelle aux traitements employés.

Diagnostic. — Les diverses éruptions qui compliquent quelquefois le lichen simplex chronique peuvent embarrasser le diagnostic; il en serait de même dans certains cas où l'affection pourrait être confondue avec le *lichen ruber planus* si l'on ne retrouvait presque toujours, en examinant le malade entièrement des éléments isolés caractéristiques de cette dernière affection.

Étiologie. — Le lichen simplex chronique s'observe surtout chez les nerveux et les arthritiques.

Anatomie pathologique. — Comme dans l'eczéma, la papule est formée d'éléments embryonnaires accumulés dans le derme et le corps papillaire; les vaisseaux sont congestionnés et dans le corps muqueux on constate des altérations de nutrition.

Traitement. — Le traitement général a ici une grande importance; outre un régime diététique sévère, on s'adressera, dans la médication interne, aux médicaments indiqués par l'état général : on donnera les bromures aux nerveux, les alcalins aux arthritiques, l'huile de foie de morue aux lymphatiques. E. VIDAL insiste sur l'arsenic ;

L. Brocq sur l'iodure de sodium qu'il donne aux arthri-tiques avérés, à des doses variant de 30 centigrammes à 1 gramme par jour et l'iodure de potassium à des doses variant de 10 centigrammes à 1 gramme par jour, combi-nés à l'arséniate de soude, au carbonate et au benzoate de lithine et à l'extrait de gentiane.

Comme eaux minérales, on emploie, suivant les cas, les eaux de Plombières, la Bourboule, Saint-Gervais, Néris, Royat.

Localement, il est indiqué de calmer les démangeaisons avec des lotions vinaigrées, phéniquées, de sublimé ; puis on fait une onction avec le glycéré tartrique d'E. Vidal :

> Acide tartrique . . . .   1 gramme.
> Glycéré d'amidon à la glycérine neutre. 20   —

ou la pommade suivante :

> Acide salicylique . . . . . . } aa   0^{gr},50 centigr.
> Acide tartrique . . . . }
> Oxyde de zinc. . . . . } aa   3 grammes
> Poudre d'amidon . . . . . }
> Lanoline.   8   —
> Vaseline   6   —

S'il y a lieu, on peut employer la pommade au tanin et calomel d'E. Vidal (voir page 237) ; les badigeonnages avec la teinture d'iode, le mélange de Lailler :

> Savon noir. . . . . }
> Soufre précipité . . . . . } aa   parties égales.
> Huile de cade . . . . . . }

le nitrate d'argent, en solution variant de 1/50 à 1/10.

Actuellement, il existe une grande tendance à remplacer toutes ces préparations par des emplâtres de même nature : les deux qui nous ont le mieux réussi sont l'emplâtre rouge et l'épithème adhésif à l'ichthyol.

Dans le cas où, soit antérieurement, soit ultérieurement
au traitement, le lichen est irrité, il faut employer une
médication émolliente : bains, compresses, cataplasmes,
pommades calmantes, etc.

LUPUS ÉRYTHÉMATEUX

On désigne actuellement sous ce nom une série d'affections cutanées décrites autrefois sous des noms divers,
caractérisées en général objectivement par des rougeurs,
des squames ou des croûtelles, évoluant différemment suivant les formes, de cause encore discutée, mais constituant
en somme « une espèce particulière de dégénérescence et
d'atrophie cutanée ». (KAPOSI.)

Pour faciliter l'étude, dans un même cadre, de ces dermatoses, on a proposé plusieurs classements dont les
plus rationnels nous semblent être ceux de L. BROCQ et
d'E. BESNIER et A. DOYON.

Le premier de ces auteurs désigne sous le nom de *lupus
érythémateux symétrique aberrant*, ou mieux *érythème centrifuge symétrique*, la forme caractérisée « par sa localisation très spéciale aux deux joues, en particulier aux pommettes, à la face dorsale du nez, aux oreilles, par sa symétrie absolue, par sa superficialité, par ses tendances
congestives, par son évolution des plus capricieuses, par
son extension rapide, par ses alternatives d'amélioration
ou même de disparition, puis d'aggravation ».

L'autre forme qu'il appelle *lupus érythémateux fixe* ou
simplement *lupus érythémateux* est caractérisée « par sa

localisation en un point quelconque de la face, par son unilatéralité ou par un défaut de symétrie quand il est bilatéral, par sa profondeur (1), par sa fixité, par une évolution assez lente ; il est peut-être comme le lupus vulgaire une tuberculose locale ».

« Entre ces deux formes, ajoute L. Brocq, existent d'ailleurs tous les intermédiaires. »

C'est pour cette raison que nous préférons la division d'E. Besnier et A. Doyon en lupus érythémateux du type vasculaire ou érythémateux et en lupus du type folliculaire « selon que les altérations prédominent dans le système vasculaire du derme vague, ou, au contraire, qu'elles se limitent particulièrement aux appareils différenciés », division qui permet une étude méthodique plus facile des diverses variétés du lupus érythémateux.

Dans la forme vasculaire, E. Besnier et A. Doyon distinguent trois types :

1° Le LUPUS ÉRYTHÉMATEUX SIMPLE ;

2° Le LUPUS ÉRYTHÉMATEUX EXANTHÉMATOÏDE ;

3° Le LUPUS ÉRYTHÉMATEUX LIVIDE.

LUPUS ÉRYTHÉMATEUX SIMPLE

(Voir la planche XXIX.)

Synonymie. — Érythème centrifuge de BIETT. — Séborrhée congestive de HEBRA. — Scrofulide érythémateuse de HARDY. — Lupus de CAZENAVE, d'E. BESNIER. — Érythème centrifuge symétrique de L. BROCQ. — Erythema atrophicans de MALCOLM MORRIS.

Cette variété débute par des taches de dimension et de forme variables : ponctuées, larges comme une pièce de

____

(1) *Lupus érythémateux profond.*

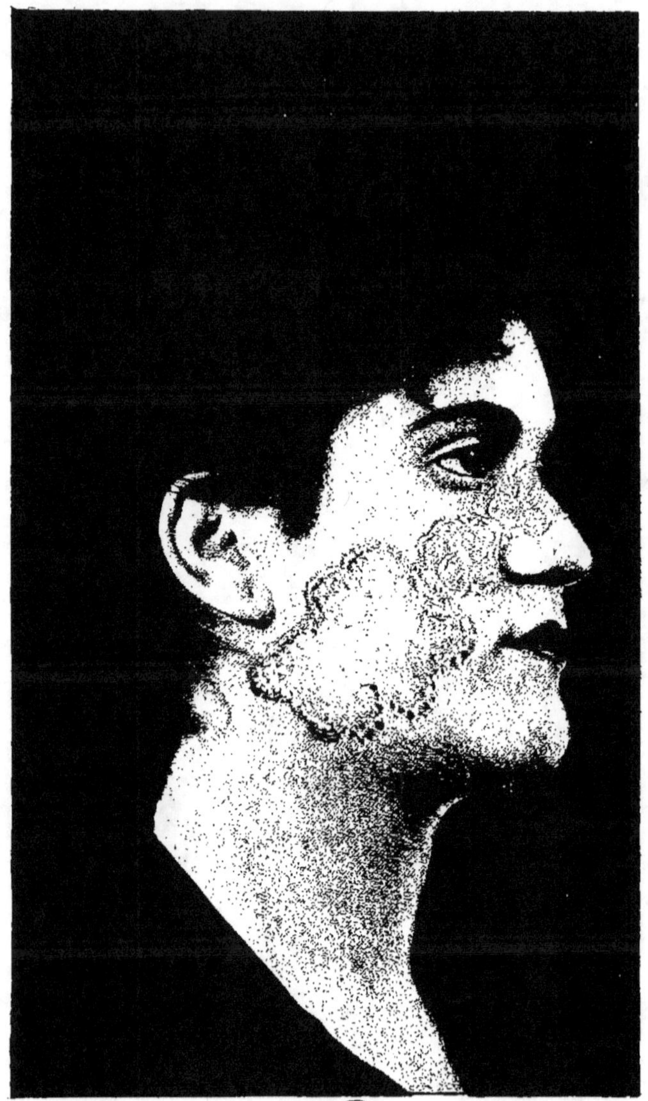

Pl. XXIX. — Lupus érythémateux.

monnaie ou irrégulières, légèrement surélevées, parfois véritablement saillantes (*lupus érythémateux hypertrophique*) ; elles sont rouges, roses, livides, ne disparaissant pas complètement, mais sensibles sous la pression du doigt, accompagnées de télangiectasies ; elles évoluent plus ou moins vite, toujours excentriquement : les bords des plaques, d'une couleur rouge plus vive, s'étendent extérieurement pendant que le centre, lisse ou couvert d'une croûtelle séborrhéique ou d'un enduit huileux de même nature (*séborrhée congestive* de HEBRA, *lupus séborrhéique* ou *séborrhagique*), ou desquamant plus ou moins (*lupus érythémato-squameux, scrofulide érythémato-squameuse* de HARDY, *lupus érythémateux psoriasiforme, lupus érythémateux pityriasiforme*), se déprime souvent et prend un aspect soit cicatriciel, soit tout à fait normal dans la forme érythémateuse pure.

Cette variété a un siège assez spécial, envahissant symétriquement la face dorsale du nez et les pommettes et constituant ainsi une vaste tache rappelant l'aspect d'une chauve-souris, à ailes étendues (*lupus vespertilio*).

LUPUS ÉRYTHÉMATEUX EXANTHÉMATOÏDE

Le lupus érythémateux exanthématoïde, *lupus exanthématique* (E. BESNIER et A. DOYON), est caractérisé par sa symétrie, très prononcée, sa marche subaiguë, son caractère plus ou moins résolutif.

Il est localisé à la face, au nez, aux oreilles, ou généralisé, envahissant outre ces régions le cou, les mains, plus rarement les membres supérieurs, le tronc, etc., et dans ce cas, ou bénin (*lupus-engelure* des jeunes sujets) ou grave avec complications viscérales.

Une des variétés de cette forme est particulièrement remarquable par son aspect iris (*lupus iris*).

LUPUS ÉRYTHÉMATEUX LIVIDE

Lupus chilblain d'Hutchinson.

Le lupus érythémateux, *asphyxique, pernio* (E. Besnier et A. Doyon), est remarquable à sa période d'état par sa teinte livide, violacée et ses points de nécrose superficielle ou profonde.

Il siège à la tête : oreilles, nez, régions malaires; aux mains et aux doigts.

La forme folliculaire comprend le lupus acnéique.

Le LUPUS ACNÉIQUE OU FOLLICULAIRE (*herpès crétacé* de DEVERGIE, *acné atrophique* de CHAUSIT, *scrofulide cornée* ou *acnéique* de HARDY) est constitué par des placards plus ou moins nombreux, plus ou moins irréguliers, couverts d'une couche d'éléments grisâtres, rugueux, secs, plus ou moins saillants, auxquels succèdent des cicatrices déprimées.

Il siège surtout à la figure et aux oreilles.

Les formes vasculaire ou érythémateuse et folliculaire peuvent se combiner entre elles, donnant ainsi naissance à la forme mixte ou érythémato-folliculaire (E. Besnier et A. Doyon).

LUPUS ÉRYTHÉMATO-FOLLICULAIRE. — Ces auteurs distinguent dans le lupus érythémato-folliculaire ou *lupus érythémato-acnéique*, le plus commun, deux formes distinctes : 1° « le *lupus érythémateux discret*, en plaques, en disques (*lupus érythémateux discoïde*), en îlots solitaires ou limités, occupant les divers points de la face avec une prédominance pour le nez et la partie attenante des joues, les oreilles, le cuir chevelu; à marche lente, à évolution excentrique, limitée mais pouvant atteindre localement en intensité et en profondeur dermique, aussi bien qu'en reliquats atrophiques, le degré des formes plus graves.

2° « Le *lupus érythémateux agminé*, ou *agrégé* se répandant sur des surfaces d'une tenue plus large, formant de vastes nappes qui peuvent occuper une grande portion de la face, du cuir chevelu, ou envahir une région particulière comme la portion velue du visage ou la plus grande partie du cuir chevelu. Les nappes peuvent être serpigineuses, irrégulières ou régulièrement discoïdes, formant des aires à marche excentrique, extensive, érythémateuses à la périphérie pendant que le centre est devenu exfoliant, crétacé ou cicatriciel.

« Quelques variétés de cette forme sont particulièrement graves, non seulement par leur malignité locale relative, mais en ce qu'elles coexistent, à une période de leur évolution, avec des manifestations sur la muqueuse buccale : face interne des lèvres, des joues, voûte palatine, et même sur le larynx; avec des localisations pulmonaires et des déterminations synoviales. »

Objectivement les lésions sont variables : disqués complets ou non, confluents ou non, vastes placards à surfaces centrales lisses ou atrophiées ou cicatricielles, ou encore couvertes d'exsudats crétacés, plâtreux, plus ou moins considérables, ou d'un enduit croûteux jaunâtre (*lupus séborrhéique* ou *séborrhagique*) à bords plus ou moins rouges, plus ou moins élevés, parfois pigmentés, exceptionnellement effacés.

Marche. — La marche du lupus érythémateux est essentiellement lente, l'affection évoluant par poussées successives.

Pronostic. — Le pronostic diffère suivant la forme, l'intensité, la marche de la lésion ; il doit toujours être réservé en raison des complications pulmonaires tuberculeuses qui l'accompagnent fréquemment.

Diagnostic. — Le diagnostic du lupus érythémateux, souvent facile, peut, dans certains cas, être rendu très difficile.

Les principales affections qui peuvent simuler le lupus érythémateux sont :

Divers érythèmes : iris, pernio, trichophytique dont le lupus érythémateux se distingue surtout par la lenteur de sa marche, la dépression centrale des taches, les commémoratifs.

La marche de l'affection et les cicatrices consécutives élimineront aussi le *psoriasis* et l'*eczéma*.

La desquamation crétacée et la sensibilité du lupus érythémateux le séparent de la *couperose.*

La dépression centrale et l'érythème distinguent le lupus de la *séborrhée huileuse pure.*

Sur la région péri-buccale, le diagnostic entre le lupus érythémateux et la *syphilis* est parfois objectivement impossible.

Enfin, diverses formes du lupus érythémateux ressemblent tellement par certaines lésions au *lupus tuberculeux* que ces cas doivent être décrits sous le nom de *lupus*

érythémato-tuberculeux ou, comme le veulent E. Besnier et A. Doyon, sous celui de *lupus tuberculo-érythé-
mateux*.

Étiologie. — Évidemment en rapport avec la scrofule
(*scrofulide érythémateuse*), le lupus érythémateux s'observe
chez les adultes, plus souvent chez les femmes que chez les
hommes, coïncidant avec la dysménorrhée, la dyspepsie, etc.

Nature. — Quelques auteurs le considèrent actuellement soit comme une véritable manifestation tuberculeuse (E. Besnier et A. Doyon); soit comme un érythème
infectieux bacillaire (Boeck); d'autres (H. Leloir, L. Brocq)
comme un genre morbide dont la nature de certaines variétés au moins est encore inconnue.

Anatomie pathologique. — La seule constatation nette
sur laquelle s'accordent aujourd'hui les anatomo-patholo-
gistes, c'est que les lésions observées sont de nature
inflammatoire, attaquant tous les éléments constitutifs
de la peau.

Traitement. — Exception faite pour les formes de lupus
érythémateux qui évoluent pour ainsi dire spontanément
vers la guérison, il y a lieu d'instituer un traitement à la
fois général et local.

Le traitement général comprend les indications fournies
par l'étiologie particulière : dysménorrhée, dyspepsie, ou
l'état du sujet chlorotique, anémique, tuberculeux, strumeux, etc. Les médicaments les plus recommandables
sont l'huile de foie de morue à haute dose, créosotée ou
non, le fer, l'arsenic, l'iodoforme que l'on peut donner
jusqu'à la dose d'un gramme par jour.

Localement, il faut d'abord avoir recours au savon mou
de potasse en frictions et en applications plus ou moins
prolongées suivant la susceptibilité du malade, aux savonnages avec le savon de naphtol soufré, aux applications
méthodiques de pâtes sulfureuses, de goudron, de teinture d'iode, de glycérine iodée, de glycéré caustique de
RICHTER.

```
Glycérine . . . . . . . . .  10 grammes.
Iodure de potassium. . .   5      —
Iode. . . . . . . . . . . .  5      —
```

aux pommades à l'acide pyrogallique, à l'acide salicylique, à la chrysarobine, aux emplâtres divers, en particulier les emplâtres mercuriels.

Si le traitement irrite trop les lésions ou si celles-ci
sont irritées dès l'abord, il faut employer les cataplasmes,
les compresses émollientes, le liniment oléo-calcaire, le
glycéré d'amidon, la pommade à l'oxyde de zinc, etc.
KAPOSI recommande les vessies remplies de glace ou les
compresses d'acétate de plomb, les douches et les bains
froids.

Plus tard, si l'affection résiste, il faut recourir aux
méthodes dites chirurgicales : rugination, scarifications,
cautérisations au thermo-cautère, au galvano-cautère,
enfin les caustiques divers en particulier l'acide lactique.
GAMBERINI et MONASI de Bologne auraient, dans deux cas,
obtenu une guérison complète au moyen du curettage
suivi de badigeonnages avec une solution aqueuse d'éthylate de soude à 10 p. 100.

LUPUS VULGAIRE

(Voir la planche XXX.)

Synonymie. — Lupus tuberculeux, simple, commun, profond, tumidus, famelicus, de Willan. — Dartre rongeante. — Esthiomène. — Tuberculose cutanée lupique. — Scrofulo-tuberculose de la peau (E. Besnier et A. Doyon).

Définition. — Rangé par les dermatologistes antérieurs à l'époque actuelle dans les scrofulides (*scrofulide tuberculeuse*), le lupus vulgaire est une des formes de la tuberculose cutanée; il est constitué ordinairement par des tubercules (ce mot pris dans le sens de lésion élémentaire) évoluant vers un processus ulcératif ou cicatriciel.

Suivant que ces tubercules s'ulcèrent ou non, on a le lupus tuberculeux ulcéré (*lupus exedens*, *scrofulide tuberculeuse avec ulcération* de Hardy) ou le lupus tuberculeux non ulcéré *lupus non exedens, scrofulide tuberculeuse superficielle* de Hardy), le premier n'étant parfois que la deuxième phase du second.

Les tubercules lupiques, dans les deux formes, consistent en petites nodosités miliaires au début, du volume d'un grain de millet ou d'une tête d'épingle, plus ou moins saillantes à la surface du tégument dans lequel elles semblent enchâssées, d'une couleur assez spéciale, jaune-rouge transparent, vieux cuivre, comparée à la couleur du sucre d'orge, disparaissant parfois un peu sous la pression du doigt (*lupus plan, lupus maculeux* de Neumann); quelquefois, elles ont une teinte violacée qui se rapproche de la couleur brun foncé des tubercules syphilitiques.

On peut arriver à rendre visibles les plus petites de ces
nodosités par l'emploi de l'huile d'aniline et de l'essence
de girofle qui rendent complètement transparentes les
surfaces lupiques (UNNA).

Ces saillies lupiques, parfois isolées (*lupus tuberculeux
solitaire, disséminé, discret*), sont presque toujours réunies
par groupes (*lupus agminé*) formant de petites aggloméra-
tions plus ou moins arrondies, discoïdes (*lupus discoïde
lenticulaire, en plaques*), des placards irréguliers (*lupus
tuberculeux agminé*), parfois de petites tumeurs (*lupus
turgescent*).

Les tubercules du lupus sont généralement indolents,
parfois un peu sensibles à la pression ; dans tous les cas,
ils sont toujours rénitents et élastiques, doués d'une mol-
lesse remarquable ; ils sont le siège d'une vascularisation
plus ou moins grande (*lupus myxomateux*) parfois considérable (*lupus angiomateux*).

La marche des tubercules lupiques varie dans les deux
formes, suivant qu'ils s'ulcèrent ou non.

Dans le second cas (lupus tuberculeux non ulcéré), le
tubercule peut rester stationnaire très longtemps ou progresser d'une façon très lente ; puis le tubercule s'affaisse,
se décolore ; l'épiderme, de tendu et lisse qu'il était, se
plisse et s'exfolie (*lupus exfoliant*) ; enfin, la nodosité disparaît peu à peu en laissant à sa place une cicatrice légère
englobant ou non des tubercules encore en activité.

Nombreuses sont les variétés admises de lupus tuberculeux non exedens.

On a décrit : le *lupus exfoliant* ou *exfoliatif*, le *lupus
eczématiforme*, le *lupus squameux*, le *lupus psoriasiforme*,
suivant l'apparence offerte par la lésion ; le *lupus excentrique*, en *corymbe, circiné, marginé, linéaire, serpigineux*.

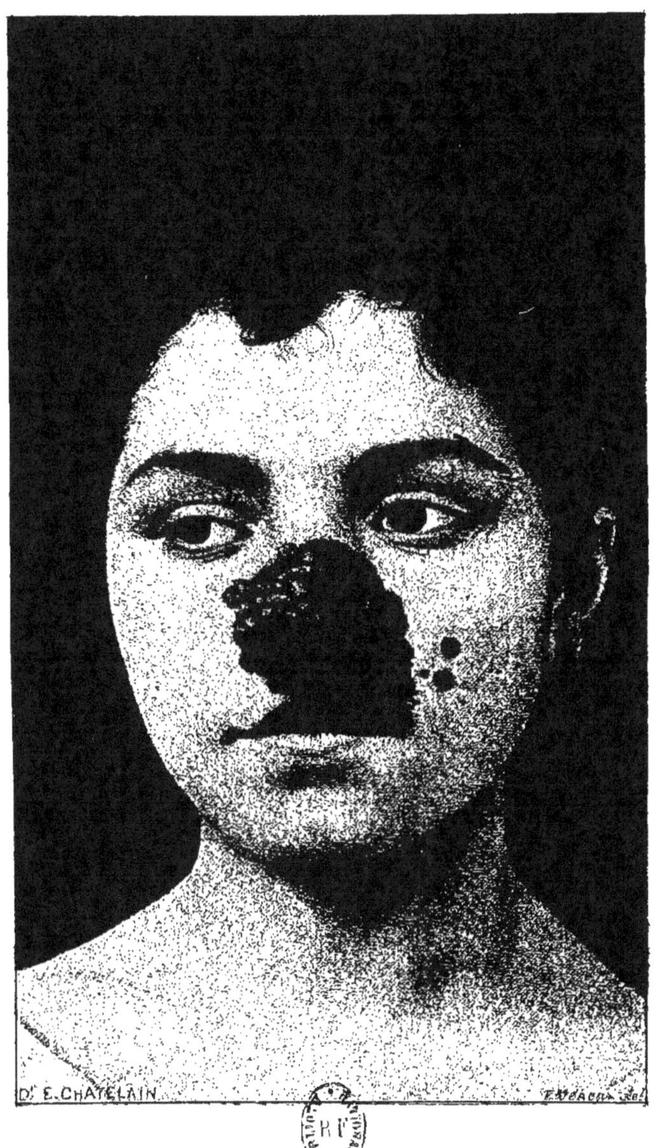

Pl. XXX. — Lupus vulgaire.

H. Leloir a décrit une *variété colloïde* dans laquelle les tubercules, comme vitreux, renferment de petits kystes de dégénérescence colloïde partielle.

Quand le lupus tuberculeux s'ulcère (*lupus tuberculeux exedens, lupus tuberculeux ulcéré*), il se produit des poussées inflammatoires au cours desquelles la nodosité tuberculeuse se ramollit peu à peu, se tuméfie et s'ouvre à la surface du tégument; bientôt se forment des croûtes plus ou moins épaisses, impétiginoïdes (*lupus impetigo, impetigo rodens* de Devergie, *impétigo malin* de Bazin, *scrofulide pustuleuse* de Hardy, *lupus tuberculo-gommeux à petits foyers* d'E. Besnier et A. Doyon), d'une couleur jaune-noirâtre, recouvrant des ulcérations plus ou moins arrondies, à bords mous, aplatis, rouges, d'étendue et de profondeur variables, souvent creusées, anfractueuses, fongueuses, mollasses, sécrétant une sanie purulente et fétide; d'autres fois, les lésions sont absolument rupioïdes, entourées d'une aréole rouge et recouvertes de croûtes brunes ou noirâtres, conchyliformes (*lupus rupioïde*).

Quand la suppuration est nulle ou peu considérable, la surface lupique est dure, fendillée, avec production papillomateuse ou verruqueuse, entourant un centre sclérosé (*scrofulide verruqueuse* de Hardy, *lupus scléreux* d'E. Vidal, *lupus papillomateux, verruqueux, corné*), et déformant parfois d'une façon considérable les régions atteintes (*lupus hypertrophique, lupus éléphantiasique, lupus pachydermique*, etc.).

Ces formes, que l'on rencontre surtout aux extrémités des membres, comprennent aussi les variétés de tuberculose cutanée décrites sous les noms de *tubercule des anatomistes* et de *tuberculose verruqueuse de la peau* de G. Riehl et R. Paltauf.

Parfois, le bourgeonnement charnu de l'ulcération,

excité par des hémorrhagies, prolifère d'une façon exagérée (*lupus papillaire*, *lupus exubérant* de Fuchs, *lupus végétant, mûriforme, frambœsiaforme, hypertrophique, tuberculose papillomateuse de la peau*, de Prince A. Morrow).

Ces phénomènes ulcératifs peuvent se produire d'emblée et marcher parfois avec une rapidité désespérante, détruisant successivement, de la surface à la profondeur, la peau et le tissu cellulaire sous-cutané, les muscles, les cartilages, les os (*lupus vorax* ou *phagédénique, perforant, galopant*).

Suivant la forme de l'évolution, on a décrit le *lupus tuberculo-gommeux en nappe*, le *lupus serpigineux*, etc.

Siège. — Chacune de ces variétés de lupus affecte de préférence des sièges spéciaux ; c'est ainsi que le lupus vorax atteint le nez et les joues ; la forme agminée ou isolée, nummulaire, atteint la joue ; la forme serpigineuse, les membres ; la forme éléphantiasique, les jambes et les pieds.

Le lupus peut se répandre çà et là sur la surface du corps (*lupus multiple*) où se cantonner de préférence à une seule région.

Dans ce cas, les tubercules lupiques siègent le plus habituellement à la face, sur les ailes du nez, les joues, le menton, le pavillon de l'oreille, les lèvres, les paupières ; on peut les rencontrer néanmoins sur diverses parties du tégument, le tronc, les fesses, les parties génitales, plus rarement sur les membres.

Sur les muqueuses, on le rencontre au nez, aux gencives, à la voûte palatine, au voile du palais, au pharynx, à l'œil qu'il envahit ordinairement par extension.

Marche. — La marche du lupus est toujours lente, sauf dans le cas de lupus vorax ; c'est une affection qui débute ordinairement dans la première enfance, de trois à six ans, tout au moins dans l'adolescence, évolue durant des mois

et des années, peut rester stationnaire fort longtemps ou
progresser indéfiniment; toutefois, on a observé la termi-
minaison spontanée; dans tous les cas, la médication peut
en arrêter les progrès et la guérison a toujours lieu par cicatrices parfois accompagnées d'une induration fibreuse (*lupus
sclérosé* de H. LELOIR), véritable cicatrice hypertrophique
rapportée surtout par cet auteur au lupus non ulcéreux.

Le lupus vulgaire donne lieu à une série de complications locales ou générales : adénopathies, érysipèle, lymphangite, épithéliome, tuberculose viscérale.

Pronostic. — Le pronostic varie dans chaque cas suivant l'intensité de la lésion, son siège, sa marche plus ou
moins rapide; il devra donc toujours être réservé; dans
tous les cas, il est sérieux d'une façon générale, puisque
le lupus est une affection d'essence tuberculeuse, et au
point de vue local, puisqu'il peut donner lieu à des mutilations plus ou moins graves, qu'il ne guérit jamais sans
laisser une cicatrice indélébile et qu'enfin ses récidives
sont d'une fréquence remarquable.

Diagnostic. — Le lupus, tuberculeux dans ses formes
planes, ressemble au *lupus érythémateux* avec lequel il se
confond sous le nom de lupus érythémato-tuberculeux.

H. LELOIR a décrit récemment une forme mixte et spéciale sous le nom de *lupus vulgaire érythématoïde* et observée communément chez les vieillards.

Les tubercules lupiques diffèrent des *syphilides tuberculeuses* en ce que dans le lupus ils sont plus jaunes, plus
transparents, plus mollasses; les tubercules syphilitiques
sont d'une couleur plus cuivrée; les *ulcérations syphilitiques* ont des bords réguliers, sont recouvertes de croûtes
brunes et verdâtres et entourées d'une aréole violacée;

dans le lupus, les ulcérations, entourées d'une aréole rouge, sont irrégulières, les bords déchiquetés et décollés, les croûtes molles et d'un rouge jaunâtre ; les *cicatrices* consécutives à la *syphilis* sont régulières, lisses et pigmentées ; elles sont plus inégales, gaufrées, dans le lupus.

Enfin la marche de l'affection, à évolution lente chez les lupiques, rapide chez les syphilitiques, éclairera encore le diagnostic que le traitement spécifique viendrait juger en dernier ressort.

Les bosselures du *cancer*, à bords durs et perlés, se distinguent des tubercules lupiques, mous et rénitents ; la douleur n'existe pas dans le lupus alors qu'on la rencontre dans le cancer qui ne se développe d'ailleurs que chez les gens d'un certain âge, tandis que le lupus est une affection de la première moitié de la vie.

Le diagnostic du *lupus des muqueuses* envahies ordinairement par extension est presque impossible au début, lorsque le lupus est primitif ; plus tard, le diagnostic deviendra plus facile par suite de l'aspect de la surface malade rouge, granuleuse, ulcérée, saignant facilement et par la présence des rétractions cicatricielles.

Étiologie. — Le lupus vulgaire est une affection qui débute ordinairement dans l'enfance et la jeunesse, rarement après trente ans ; il semble plus fréquent chez la femme.

La bactériologie a démontré que le lupus était une affection bacillaire due au bacille tuberculeux et inoculable.

Anatomie pathologique. — Le nodule du lupus offre de grandes ressemblances avec le nodule tuberculeux ; c'est à peine cependant s'il renferme des bacilles de Koch.

Traitement. — La nature tuberculeuse du lupus vulgaire montre la voie à suivre dans le traitement de cette

affection. On donnera donc tous les toniques et reconsti-
tuants : huile de foie de morue, iode, fer, quinquina, arsenic, etc.; on pourra recourir aux eaux sulfureuses, salines,
arsenicales, iodurées.

La lymphe de Koch, qui avait semblé, au premier abord,
donner de bons résultats, paraît être actuellement tombée
dans un oubli profond.

Le traitement externe est ici de beaucoup le plus important; il est surtout chirurgical et comprend les méthodes
sanglantes : extirpation (recommandée par W. Kramer, mais
dans certains cas bien déterminés), rugination, curettage,
raclage, scarifications linéaires ; et les méthodes non sanglantes : cautérisations ignées à l'aide du cautère actuel
(cautérisation ignée en masse) ou mieux du thermo ou de
l'électro-cautère (cautérisation interstitielle et fragmentée,
tatouage et scarifications électro-caustiques ou thermo-
caustiques d'E. Besnier); électrolyse (A. Wilbur Jackson,
de New-York, G. Gauthier, Delineau); caustiques chimiques, le lysol pur (L. Philipps, de Birmingham).

J. Fédorow a, dans deux cas, essayé avec succès des injections hypodermiques, au pourtour des ulcérations lupiques, d'une solution de chlorure de zinc à 10 p. 100
(formule de Lannelongue).

A. Harrison, de Bristol, fait appliquer pendant la nuit
une compresse imbibée de :

> Hyposulfite de soude. . .   16 grammes.
> Eau distillée.   200   —

recouverte de taffetas gommé ;
et, le matin, il fait faire un badigeonnage avec

> Acide chlorhydrique . . .   V gouttes.
> Eau distillée . . . .   30 grammes

et, au bout de quelque temps, des applications de pommades indifférentes ou légèrement antiseptiques.

H. G. Brocke, de Manchester, emploie avec succès et
conseille toujours, au moins comme traitement prélimi-
naire, des frictions biquotidiennes pendant une dizaine de
minutes avec :

> Oléate de mercure (2 1/2 à 5 p. 100) 30 grammes.
> Acide salicylique. 0gr.70centigr. à   1   —
> Ichthyol. . . . .   0 gr. 50 cent.
> Huile de lavande. . . . .   q. s.

LYMPHANGIECTASIES CUTANÉES

VARICES LYMPHATIQUES DERMIQUES

Les lymphangiectasies cutanées sont superficielles, intermédiaires ou profondes ; elles occupent les troncs, les
réseaux, les lacunes ; souvent plusieurs points à la fois.

Superficielles, on les voit former de petites tumeurs
(dilatations ampullaires) de grosseur variable, allant de
celle d'un grain de millet à celle d'un pois, de coloration
variable aussi.

Quand elles occupent les troncs, elles sont ou perçues à
la palpation seulement ou visibles sous forme de cordons
ou de saillies, de volume ou d'aspect divers.

La pathogénie et le mode pathogénique des lymphangiectasies restent très obscurs et paraissent dépendre surtout de causes irritatives diverses : parasitaires, septiques,
virulentes.

Dans tous les cas, le caractère prédominant cliniquc-
ment est l'écoulement de la lymphe « la lymphorrhagie,
continue ou intermittente, périodique, accidentelle ou artificielle ». (E. Besnier et A. Doyon.)

MALADIE DE PAGET

Synonymie. — Épithéliomatose eczématoïde de la mamelle
d'E. Besnier et A. Doyon.

L. Wickham a donné de cette affection le résumé suivant :

« 1° La période d'état ne s'observe en général qu'entre
quarante et soixante ans.

2° Lorsque la malade vient consulter, le début réel remonte, en général, à une époque éloignée (de sept à douze
ans en moyenne).

3° Au sein, unilatéralité des lésions en pleine activité.
Coexistence fréquente au mamelon opposé de lésions de
début.

4° Début par des croûtes et des concrétions cornées, adhérentes et rebelles, siégeant au sommet du mamelon,
avec ou sans démangeaisons, accompagnées quelquefois
d'érythème ou d'exulcération sous-jacente.

5° Sur d'autres régions, début par une petite surface
érythémato-squameuse, entourée d'un bourrelet caractéristique.

6° Rétraction précoce du mamelon.

7° Progression excentrique et lente des lésions superficielles ; marche serpigineuse avec arrêts momentanés,
mais jamais de régression spontanée.

8° Contours polycycliques légèrement surélevés en bourrelet, limitant avec une extrême netteté l'ensemble des lésions.

9° Surface rouge vif, brillante, plus ou moins suintante, légèrement mamelonnée,. recouverte par places de squames et de croûtes, dans laquelle on distingue des points excoriés (premier degré), des points exulcérés (deuxième degré), des surfaces (épidermisées) pseudo-cicatricielles.

10° Induration papyracée superficielle.

11° Sensation de brûlure ; prurit par périodes, en général, peu intense. Douleurs au contact.

12° (Signes négatifs) : pas de vésicules ; pas d'engorgement ganglionnaire. Incurabilité absolue par les méthodes anti-eczémateuses. En dehors des limites de la surface malade,. peau saine, ni rosée, ni desquamée, ni vésiculeuse, ni épaissie, ni cicatricielle.

13° A une époque plus ou moins éloignée du début, en moyenne de sept à dix ans, il se produit le plus souvent, tantôt à la surface même et au centre, une ulcération de mauvaise nature, tantôt dans la profondeur un noyau carcinomateux. Le cancer une fois formé, n'offre pas de caractères spéciaux. Il évolue lentement, et n'est accompagné d'engorgement ganglionnaire qu'aux périodes ultimes ; il peut alors se généraliser et entraîner la mort.

14° La maladie de PAGET est due à des parasites de la classe des sporozoaires, de l'ordre des coccidies ou psorospermies.

15° Cette affection doit, désormais, être classée dans le groupe des psorospermoses cutanées, proposé par DARIER, qui contient déjà la psorospermose folliculaire végétante, et dans lequel il faut ranger peut-être le molluscum contagiosum de BATEMAN.

16° Elle doit être considérée comme une maladie de la peau en général, avec prédominance extrême au sein, et

non plus comme une affection essentiellement propre à
cette région.

17° L'examen microscopique des squames qu'on trouve
remplies de psorospermies, constitue un excellent et rapide
moyen de diagnostic.

18° Les psorospermies infiltrent l'épiderme et ses prolongements. Elles y apparaissent à leurs divers stades de
développement ; les formes moins avancées étant très difficiles à reconnaître.

19° La pullulation parasitaire a semblé se faire par voie
de déhiscence et par dissémination consécutive de masses
globuleuses intra-kystiques, qui ont probablement la signi-
fication de pseudo-navicelles.

20° Les cellules épithéliales présentent une certaine tendance à se grouper en s'aplatissant autour des coccidies ;
celles-ci parfois ont paru être très nettement le centre de
formation des globes épidermiques.

21° Jusqu'à la découverte des psorospermies, les diverses
formes que celles-ci revêtent avaient été prises par les auteurs pour des cellules dégénérées ou en voie de transformation endogène.

22° Au point de vue histologique, il s'agit primitivement
d'une affection des épithéliums superficiels.

23° La présence des parasites parmi les cellules épithéliales
et dans leur intérieur même détermine dans les tissus des
degrés divers d'inflammation et de prolifération cellulaire.

24° Le cancer, qui ne survient qu'à une époque fort re-
culée du début, naît, au sein, le plus souvent, des conduits
galactophores, mais il peut aussi bien provenir de l'épiderme des glandes pilo-sébacées et sudoripares et de leurs
canaux excréteurs.

25° C'est un épithélioma pavimenteux, qui peut être
lobulé, tubulé, ou alvéolaire.

26° Dans les lobes et les tubes épithéliaux, on retrouve les coccidies aux divers stades de leur évolution.

27° Les parasites semblent avoir dans la maladie de PAGET une influence directe sur le développement de l'épithélioma.

28° Il résulte des conclusions précédentes que l'hypothèse de la nature parasitaire psorospermique de certaines formes de cancer mérite d'être prise en considération.

29° La maladie de PAGET, aux deux premiers degrés des lésions, doit être traitée non plus par l'extirpation radicale, mais par les substances anti-parasitaires, en se conformant aux indications et aux règles formulées par DARIER (1). L'affection est curable, dans ses premières périodes, c'est un fait qui découle très nettement de la notion pathogénique nouvelle. »

MÉLANODERMIE

Définition. — Ce nom s'applique particulièrement à une hyperchromie souvent diffuse sous forme de taches, parfois généralisée du tégument.

Elle est ordinairement acquise, soit de cause interne, symptomatique d'une maladie générale comme dans la maladie d'ADDISON (*maladie bronzée*), la syphilis (*vitiligo*

(1) Cet auteur recommande les applications de solution à 1/3 de chlorure de zinc auxquelles on ne doit avoir recours, disent E. BESNIER et A. DOYON, que si l'on n'obtient pas de résultat avec le traitement hygiénique antiseptique et parasiticide ordinaire.

syphilitique de Bazin, *syphilide pigmentaire du col* de Hardy et Pillon, *collier de Vénus*), la cachexie (*chloasma cachecticum*); soit de cause externe, comme dans la *mélanodermie traumatique* plus ou moins généralisée, avec *mélanodermie unguéale* et quelquefois pigmentation de la muqueuse buccale (G. Thibierge et A. Chauffard), due à la phthiriase invétérée (*maladie des vagabonds*), ou localisée, due au hâle (*chloasma calorique*), aux pressions prolongées des ceintures, des corsets, des jarretières, des bandages (*chloasma traumatique*), aux irritants cutanés, vésicatoires, sinapismes, etc. (*chloasma toxique*); soit consécutive aux lésions locales de certaines affections cutanées (*ulcères variqueux, syphilides*); soit encore sous la dépendance de certains médicaments pris à l'intérieur comme l'arsenic et le nitrate d'argent produisant :

1° L'*arsenicisme*, caractérisé par une pigmentation généralisée ou limitée, d'un jaune brunâtre ou noirâtre.

2° L'*argyrie*, dans laquelle la peau prend une teinte ardoisée spéciale et les muqueuses (conjonctives, muqueuse buccale) souvent une teinte bleu-grisâtre. Cette coloration habituellement généralisée, plus intense sur les parties découvertes, est indélébile.

Traitement. — Le traitement ne peut s'appliquer qu'à la cause provocatrice directe de la mélanodermie.

MILIAIRE

Symptomatologie. — Les miliaires constituent une éruption sudorale distincte de la suette miliaire ou fièvre miliaire et consistent en papulo-vésicules minuscules (quelquefois en papules acuminées, rouges) (*miliaire papuleuse — lichen tropicus*) très confluentes, rouges à la base (*miliaire rouge*), contenant un liquide clair (*miliaire cristalline*), parfois louche (*miliaire blanche*), ou purulent (*miliaire jaune*).

Les éléments éruptifs reposent sur des taches érythémateuses.

Ils sont souvent précédés de sensations diverses de picotement et plus tard de prurit.

Siège. — Ils siègent sur le tronc, le cou et les membres, du côté de l'extension.

Marche. — L'affection se termine par desquamation ou dans certains cas se transforme en lésions d'aspect légèrement eczémateux.

Étiologie. — La miliaire est toujours produite par une transpiration abondante.

Pronostic. — Elle n'offre aucun caractère de gravité.

Diagnostic. — On ne confondra pas la miliaire qui apparaît brusquement et cesse très vite avec l'eczéma papuleux ou *vésiculeux* dont la marche est tout autre, et dont les vésicules se rompent facilement et spontanément.

Anatomie pathologique. — Elle est due au soulèvement de la couche cornée de l'épiderme au niveau de l'orifice d'une glande sudoripare.

Traitement. — Son traitement général sera surtout prophylactique.

Localement, on peut employer soit les bains émollients, soit les poudres sèches, soit les lotions astringentes.

MOLLUSCUM CONTAGIOSUM (Bateman)

(Voir la planche XXXI.)

Synonymie. — Tumeurs folliculaires (Robert Willis). — Élevures folliculeuses (Rayer). — Molluscum athéromateux (Jacobovics). — Ecdermoptosis (Huguier). — Acné molluscoïde (Caillault). — Acné molluscum (Chausit). — Acné tuberculoïde (Devergie). — Acné tuberculeuse ombiliquée (Gérard Piogey). — Condylome sous-cutané et endocystique. — Condyloma porcelaneum. — Verrues sébacées (Hebra). — Molluscum sébacé (Hebra et Kaposi). — Molluscum verruqueux (Kaposi). — Acné varioliforme ou ombiliquée (Bazin). — Molluscum épithélial ou épithélioma molluscum (Virchow). — Épithélioma contagiosum (A. Neisser).

Symptomatologie. — Le molluscum contagiosum est une petite tumeur globuleuse ou aplatie, assez dure, sessile ou pédiculée, blanche, grise ou rosée, grosse comme un grain de millet, un pois, souvent demi-transparente, ombiliquée, avec un point noir ou blanc par lequel on peut faire sortir le contenu de la tumeur sous forme d'un magma de matière sébacée, de graisse, d'épiderme ou sous forme d'un liquide laiteux; la tumeur devient alors aplatie, flasque et ridée. Parfois, le molluscum contagiosum atteint les dimensions d'une petite noisette; il est alors de forme irrégulière, lobulée et offre souvent plusieurs orifices.

Tantôt isolées et discrètes, les tumeurs du molluscum contagiosum sont quelquefois excessivement abondantes, au nombre de cent et plus (cas rares).

Siège. — On les rencontre à la face (paupières et cou), aux parties génitales; plus rarement sur le tronc, les seins et les membres.

Marche. — Leur disparition peut être naturelle : le contenu du molluscum s'enflamme, suppure et la tumeur elle-même disparaît, laissant à sa place une petite cicatrice. Sauf dans ces cas d'inflammation, les mollusci ne causent aucune douleur ni cuisson, c'est à peine si quelques malades accusent à leur niveau une légère démangeaison.

Pronostic. — C'est une affection peu grave.

Diagnostic. — La description du molluscum contagiosum en rend le diagnostic facile, surtout lorsque l'on envisage le point noir déprimé au centre de la tumeur par lequel on peut faire sortir les éléments indiqués plus haut. On ne le confondra pas avec les tumeurs du *molluscum fibreux*, solides, multiples surtout au tronc, siégeant au-dessous de la peau et atteignant principalement l'adulte.

Étiologie. — La nature contagieuse du molluscum, niée par Bazin, est admise par Hardy et tous les dermatologistes modernes; elle a d'ailleurs été prouvée expérimentalement par Gustave Retzius, de Stockholm, E. Vidal et Haab, de Zurich.

Cette affection semble atteindre plus particulièrement les enfants, les jeunes gens et les femmes; Cazenave cite toutefois un cas de molluscum contagiosum développé sur un vieillard de soixante ans.

On a cité comme circonstances favorisant son développement le lymphatisme et la scrofule (Bazin), le tempérament nerveux ou sanguin (Hardy).

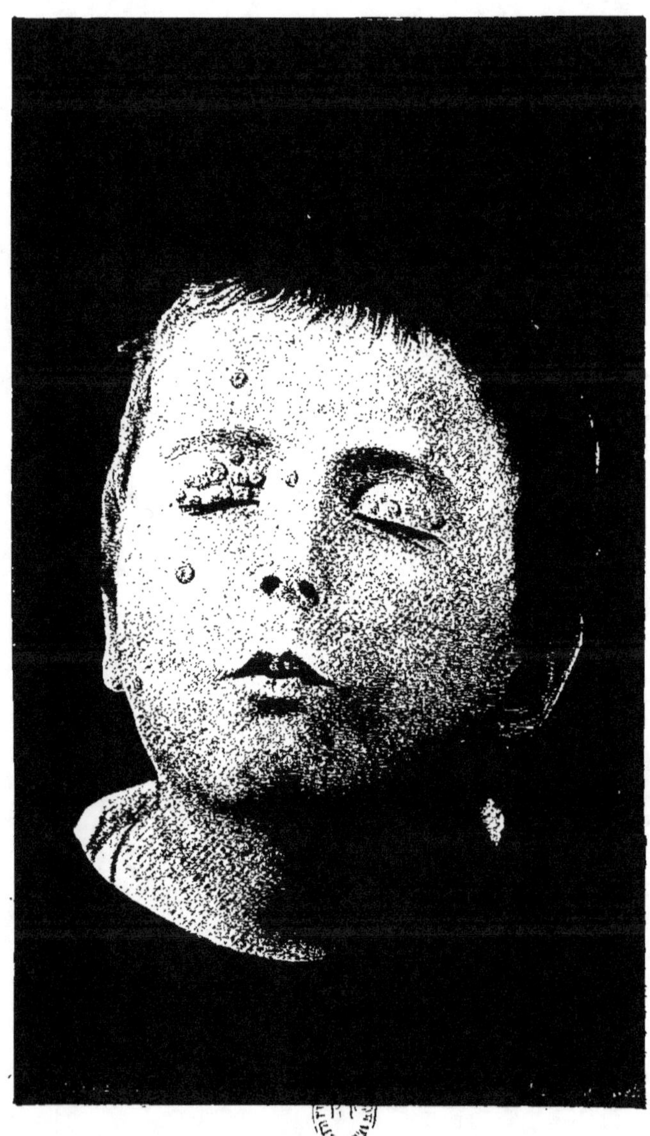

Pl. XXXI. — Molluscum contagiosum.

Anatomie pathologique. — On admettait anciennement que le molluscum contagiosum était une lésion des glandes sébacées, c'est encore l'opinion de Renaut, de Lyon. Actuellement, on tend plutôt à en faire une affection d'ordre parasitaire (Balzer, Neisser, Darier). Pour H. Leloir et E. Vidal, le molluscum contagiosum est « la résultante de deux altérations différentes qui frappent les cellules glandulaires des régions profondes, et qui évoluent parallèlement.

1° Une altération particulière, due peut-être à l'envahissement de la cellule par des parasites de l'ordre des grégarines, qui atteint une partie des cellules du lobule dès ses régions les plus profondes.

2° Une altération due à la transformation cornée (par conséquent atypique) d'une partie des cellules du lobule. Cette altération débute un peu plus haut que la précédente.

A partir de la zone où elles se trouvent réunies, ces deux altérations évoluent parallèlement et simultanément, se complétant pour ainsi dire l'une par l'autre, dans la formation des pointes d'aspect verruqueux de la tumeur d'acné varioliforme.

Ces deux altérations parallèles ont complètement arrêté et remplacé en totalité le processus normal sébacé des cellules glandulaires. »

Traitement. — Le traitement consiste dans l'abrasion aux ciseaux, avec le thermo-cautère ou l'attouchement avec les caustiques.

MOLLUSCUM VRAI (Cornil et Ranvier)

Synonymie. — Molluscum simplex ou pendulum de Willan. — Molluscum non contagieux de Bateman. — Fibroma molluscum de Virchow. — Fibrome cutané. — Fibro-lipome.

Définition. — Les mollusci sont des tumeurs cutanées pouvant se présenter sous des aspects très divers.

Symptomatologie. — Ces tumeurs sont plus ou moins saillantes, sessiles ou pédiculées (*molluscum pendulum*) ou rattachées à la peau par une sorte de cordon (*acrochordon*) ou pleines et aplaties, faisant parfois des replis considérables (*dermatolyse, pachydermatocèle*); leur volume est variable : à peine grosses parfois comme une tête d'épingle ou atteignant dans certains cas rares le volume d'une tête d'enfant; la peau qui lès recouvre varie de couleur : de coloration normale sur les petites tumeurs, elle est rosée, livide, violacée sur les plus grosses. La consistance des tumeurs est mollasse, parfois un peu ferme; la pression sur les plus petites peut les faire rentrer pour ainsi dire à travers la peau.

Le molluscum est indolent, sauf dans le cas où il devient le siège d'une irritation quelconque.

Les tumeurs sont parfois très nombreuses (*fibroma molluscum généralisé*), au nombre de plusieurs centaines ou de plusieurs milliers (Modrzewski, T. Hashimoto), développées particulièrement à la face, au cou, dans les régions supérieures du tronc, ou bien il n'en existe qu'une ou deux, assez volumineuses et développées dans une même région (*fibroma molluscum circonscrit*), siégeant surtout aux paupières, aux tempes, aux régions génitales, etc.

Le molluscum peut d'ailleurs envahir toutes les régions du corps, même les muqueuses de la bouche.

Marche. — Les tumeurs du molluscum restent en général stationnaires après avoir acquis un certain développement ; quelques-unes, cependant, disparaissent spontanément.

Pronostic. — Le pronostic dépend principalement du volume et de la localisation des tumeurs.

Diagnostic. — Le diagnostic est ordinairement facile, grâce surtout à la multiplicité et à la marche des éléments.

Étiologie. — Les mollusci sont des tumeurs que d'habitude on considère comme des nævi avec lesquels ils coïncident presque toujours.

Anatomie pathologique. — Au point de vue anatomo-pathologique les mollusci sont des tumeurs fibreuses.

Traitement. — Le traitement, très simple, consiste dans l'abrasion par la ligature, l'excision aux ciseaux, au thermo-cautère, au galvano-cautère, etc.

MONILETHRIX

Synonymie. — Atrophie ou aplasie intermittente moniliforme de Virchow.
— Atrophie en sablier d'H. Hallopeau. — Cheveux moniliformes de
Karsch. — Pili annulati. — Nodositas pilorum.

Cette affection, que E. Besnier et A. Doyon considèrent
comme « le résultat d'une altération fonctionnelle de la
formation du poil qui peut se rencontrer dans plusieurs
états pathologiques », est caractérisée par un aspect spécial
du cheveu, sec, cassant, lanugineux, aminci et court, présentant régulièrement de distance en distance (tous les
millimètres environ) un renflement fusiforme, avec une
dischromie pigmentaire telle que la portion renflée est plus
colorée que la portion rétrécie.

Le système pileux en entier peut être envahi (H. Hallopeau).

Traitement. — Une médication excitante du bulbe
pileux par les lotions alcooliques, les liniments cantha-
ridés, etc., est certainement le traitement le plus rationnel
à employer.

MYCOSIS FONGOIDE (Alibert)

(Voir la planché XXXII.)

Synonymie. — Pian fongoïde. — Framboesia. — Lèpre indigène de Bazin.
— Lymphadénie cutanée (J.-B. Hillairet, Xav. Gillot, E. Demange). —
Tumeur lymphadénoïde. — Sarcome lymphadénique myxoïde (Rind-
fleisch). — Tumeur fonguuse inflammatoire de Geber, L. A. Duhring. —
Fungoïd neoplasme de Sherwell. — Granulome fongoïde (Auspitz). —
Lymphodermie pernicieuse (Kaposi) et Lymphomatose cutanée généra-
lisée d'E. Besnier.

Définition. — Le mycosis fongoïde est une affection de
nature douteuse dont les caractères, indécis au début
(période prémycosique), consistent, à la période d'état,
dans la présence de tumeurs de volume variable, ressemblant grossièrement à une tomate et pouvant disparaître,
soit spontanément, soit à la suite d'un processus ulcératif
qui les envahit et les détruit peu à peu.

Symptomatologie. — La symptomatologie de l'affection
diffère suivant ses périodes.

Première et deuxième périodes. — Érythrodermies du
mycosis fongoïde. — Érythrodermatite d'E. Besnier et H.
Hallopeau.

Période eczématiforme. — A la période prémycosique,
c'est-à-dire avant l'apparition des tumeurs caractéristiques,
l'affection, constituée soit par des plaques érythémateuses
(*plaques congestives* de Bazin), rouges, ou roses, persistant
sous la pression du doigt, plus ou moins squameuses, peu
ou point saillantes, accompagnées d'un prurit plus ou

20

moins accentué mais constant, souvent assez intense pour provoquer par la fréquence du grattage des altérations des ongles dont la surface « brillante et vernissée a l'aspect de l'ivoire » (E. Besnier et H. Hallopeau); soit par de véritables saillies urticariennes siégeant sur le tronc, la face (front), les plis articulaires, est confondue souvent avec l'*eczéma sec*, l'*urticaire*, les *érythèmes*, affections auxquelles elle ressemble alors complètement.

Période lichénoïde. — Dans cette période qui survient au bout de plusieurs mois, quelquefois au bout de plusieurs années (un à dix ans), la peau prend, au niveau des placards eczématiformes, un aspect sec, rugueux, parfois fissuré; les téguments sont comme œdématiés et infiltrés; les placards d'aspect lichénoïde (*plaques lichénoïdes* de Bazin, *lichen hypertrophique* de Hardy), de couleur rouge sombre, rouge brun, rouge pâle, s'hypertrophient plus ou moins et forment des nodosités dures, arrondies, disposées irrégulièrement; certains se transforment en cercles, durs sur les bords et déprimés au centre; d'autres fois, les lésions se résorbent et disparaissent complètement, laissant une pigmentation ou une dépression atrophique cicatricielle pendant que de nouvelles apparaissent çà et là.

En même temps, le système pileux s'atrophie, les ganglions se tuméfient, la peau présente des excoriations ou des ecchymoses, mais « jamais de prurigo » (E. Besnier et A. Doyon).

Troisième période. — Période mycosique. — Enfin, à la période réellement mycosique, les plaques lichénoïdes donnent naissance tout d'abord à des végétations d'aspect verruqueux, puis forment de véritables tumeurs inégales, mamelonnées, d'apparence framboisée. Dans certains cas, ces excroissances se développeraient, d'après Kaposi, sur la peau saine qui commence d'abord par s'épaissir et

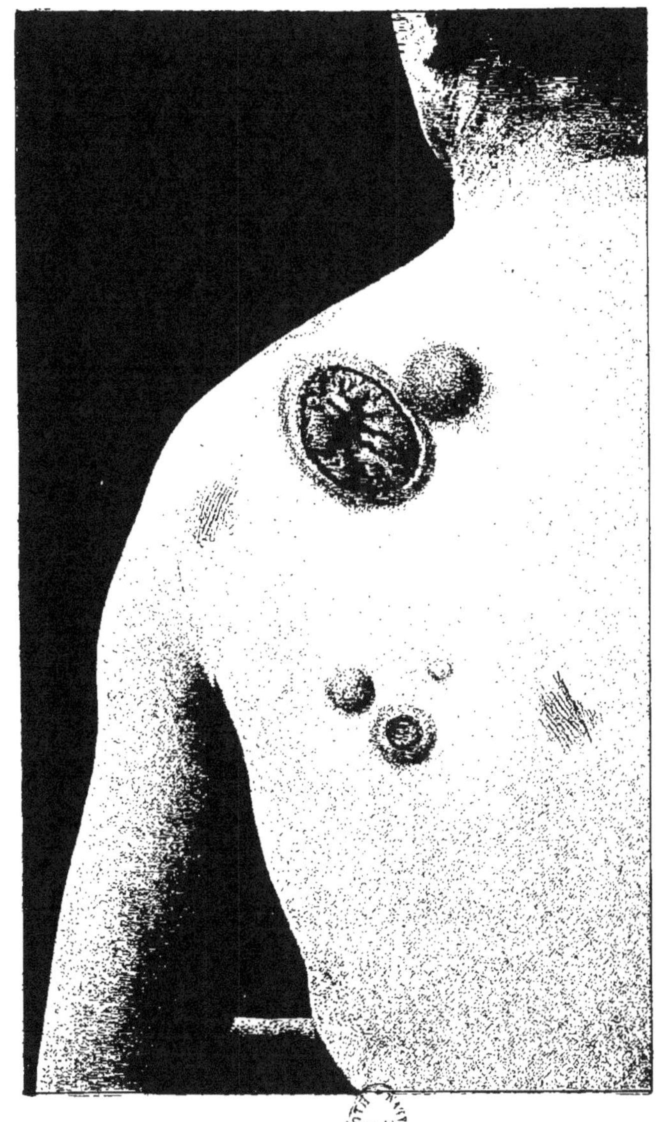

Pl. XXXII. — Mycosis fongoïde.

s'œdématier, à plus ou moins grande distance des plaques lichénoïdes.

Une fois constituées, les tumeurs, pédiculées ou non, sont plus ou moins volumineuses, du volume d'une noisette, d'une orange ou d'une tête d'enfant; elles sont généralement distinctes et ovalaires ou irrégulières et anfractueuses par suite de l'agglomération de plusieurs saillies voisines et se confondant à leur base; elles sont ordinairement rouges, quelquefois violacées, résultat de la présence à leur surface de nombreux vaisseaux,

On n'observe à cette époque aucun symptôme subjectif: pas ou peu de prurit, pas de douleurs au niveau des régions atteintes. On constate souvent que la sensibilité est un peu amoindrie et que le système pileux s'atrophie.

L'état général est peu altéré, on a noté des malaises, de l'affaiblissement, des troubles digestifs.

Les tumeurs, après être restées stationnaires pendant un temps plus ou moins long, plusieurs semaines ou plusieurs mois, peuvent subir deux processus différents; tantôt, en un espace de temps relativement restreint, de dix à quinze jours environ, elles se rétractent, s'affaissent et disparaissent sans laisser de traces; tantôt elles sont envahies par une suppuration séro-purulente et peu abondante dans certains cas, abondante et fétide dans d'autres.

En même temps, les ganglions lymphatiques des aisselles, des aines, du cou, deviennent indurés, volumineux et douloureux, mais ne suppurent presque jamais.

QUATRIÈME PÉRIODE. — PÉRIODE CACHECTIQUE (P. FABRE, de Commentry). — Pendant un certain temps la santé générale ne subit aucune atteinte, puis, par le fait de l'ulcération des tumeurs, surviennent des symptômes généraux graves : amaigrissement, troubles digestifs, cachexie, qui amènent le marasme et la mort.

Marche. — La marche du mycosis fongoïde est toujours très lente ; quelquefois les deux premières périodes manquent, les tumeurs sont primitives d'emblée (Bazin, E. Vidal, L. Brocq, Riehl) ; dans ce cas, le pronostic est toujours plus grave.

Siège. — Les tumeurs mycosiques peuvent siéger sur toute la surface tégumentaire ; elles sont peut-être plus communes sur le tronc et à la racine des membres.

Pronostic. — Tous les cas connus jusqu'ici, sauf un, se sont terminés par la mort.

Diagnostic. — Le diagnostic est presque toujours impossible à établir au début. « On devra se prononcer en faveur d'une érythrodermie mycosique quand la peau sera notablement épaissie, indurée, facile à plisser et trop large pour son contenu ; quand il n'y aura pas traces de desquamation ; quand les malades accuseront un prurit intense provoquant un grattage incessant et frénétique ; quand il existera concurremment de très volumineuses adénopathies (E. Besnier et H. Hallopeau). »
  Quand la maladie est confirmée et que le malade présente en même temps des lésions appartenant aux trois périodes : placards éruptifs divers, tumeurs, ulcérations, le diagnostic est très facile ; toutefois, au début de la troisième période, les nodosités peuvent ressembler tellement à des *syphilomes* que l'erreur de diagnostic est fatale, comme nous l'avons observé chez une malade de l'hôpital Saint-Louis en 1892 dans le service de M. le Dr Tenneson.

Étiologie. — Le mycosis fongoïde peut se rencontrer à tous les âges ; il a été observé surtout de trente à cinquante ans et moins fréquemment chez les femmes que chez les hommes.

Anatomie pathologique. — Nature. — L'anatomie pathologique et la nature du mycosis fongoïde sont encore à l'étude et très discutées. « A parler clair, disent E. Besnier et A. Doyon, la nature vraie du mycosis fongoïde est encore à déterminer. »

Traitement. — Aucun traitement interne n'a réussi. D'après Köbner, il y aurait lieu d'expérimenter l'action de l'arsenic par la voie hypodermique.

Comme traitement externe, on pourrait, si les tumeurs étaient en petit nombre, les enlever chirurgicalement, comme cela a été fait chez une malade d'E. Besnier. Contre les ulcérations, il faudra recourir aux pulvérisations et pansements avec les solutions phéniquées, aux pansements salolés :

Salol . . . . 10 grammes.
Sous-nitrate de bismuth 90   —

(E. Besnier.)

au naphtol camphré (cas observé à Beaujon et cité par L. Brocq).

MYOMES CUTANÉS

Ce sont de petites tumeurs cutanées formées de fibres musculaires lisses et dont E. Besnier et A. Doyon distinguent deux espèces qu'ils décrivent de la façon suivante :

1° Les MYOMES SIMPLES, à évolution lente, à volume restreint, nombreux, indolents ou douloureux à la pression. Ce sont des tumeurs bénignes, ne récidivant pas lorsqu'on les a enlevées et dont la pathogénie est inconnue;

2° Les MYOMES DARTOÏQUES (*myomes dartoïques* de VIRCHOW), à évolution variable, de la grosseur d'une noisette, quelquefois du poing; sessiles ou pédiculés, contractiles, plus ou moins vasculaires.

Ils siègent ordinairement aux seins, au scrotum, aux grandes lèvres.

Ils prennent le nom de *fibromyomes* s'ils renferment des tissus fibreux; de *myomes télangiectasiques* (VIRCHOW) s'ils sont très vasculaires; de *lymphangio-myomes* lorsque le développement atteint les lymphatiques (L. BROCQ).

Traitement. — Le traitement doit être chirurgical.

MYXŒDÈME

Le myxœdème est une maladie générale intéressant le système nerveux et dont les manifestations cutanées doivent seules appeler l'attention du dermatologiste.

Symptomatologie. — Les altérations du tégument consistent en modifications profondes qui portent sur la consistance, la couleur, le fonctionnement, l'état d'intégrité de la peau et des annexes.

La peau est dure, épaissie, œdématiée par adipose (*pseudo-lipomatose myxœdémateuse* d'E. Besnier et A. Doyon); elle est pâle, jaunâtre, cireuse, luisante ou terne ; sèche ou exfoliante, quelquefois ulcérée.

La sensibilité est conservée, mais amoindrie, troublée.

Les poils tombent en plus ou moins grande quantité; les ongles sont malades.

Diverses muqueuses (buccale, gingivale, palatine, pharyngée) deviennent tuméfiées.

A la période d'état confirmée, l'aspect du malade est caractéristique : les joues bouffies et tombantes, les paupières gonflées, le nez élargi, les lèvres boursouflées, la bouche entr'ouverte donnent au visage arrondi, « en pleine lune » (W. Gull), une expression d'hébétude ; les mains et les pieds rappellent l'éléphantiasis.

Diagnostic. — L'examen des lésions cutanées joint à celui des fonctions cérébrales suffira toujours pour établir le diagnostic différentiel entre le myxœdème et la *sclérodermie*, l'*éléphantiasis*, l'*hérédo-syphilis*, la *lèpre* et l'*acromégalie*.

Étiologie. — Cette maladie, dont l'étiologie est mal connue, a été observée surtout chez les femmes et chez des individus auxquels on avait enlevé le corps thyroïde (*myxœdème opératoire* de J. Reverdin).

Anatomie pathologique. — Les lésions de la peau consistent en un développement exagéré du tissu conjonctif.

Traitement. — Il n'existe aucun traitement de cette maladie ; nous ne manquerions pas, le cas échéant, d'essayer les injections sous-cutanées de liquide thyroïdique, d'après la méthode de Brown-Séquard et d'Arsonval (1).

(1) Ces lignes étaient déjà écrites quand ont paru les cas de guérison ou tout au moins d'amélioration par cette méthode publiés par Murray, Fenwick, W. Beatty, Ch. Bouchard, Carter, Mendel, Robin, de Lyon, etc. Howitz, de Copenhague, Napier, de Glascow, H. Mackensie, de Londres, E. Fox, de Plymouth, etc., ont obtenu des résultats satisfaisants par l'ingestion du corps thyroïde lui-même, Merklen, Bircher, J. Gibson, de Brisbane, et d'autres observateurs, des améliorations, par la greffe thyroïdienne sous-cutanée.

NÆVI

(Voir la planche XXXIII.)

Synonymie. — Nævi materni. — Envies. — Signes (*Vulgo*).

Définition. — Le nævus est une malformation congénitale et permanente d'une région limitée de la peau, produite soit par un excès de pigmentation, soit par un développement exagéré du tissu vasculaire ; d'où une division
des nævi en deux classes : les *nævi pigmentaires* et les
nævi vasculaires.

NÆVI PIGMENTAIRES

Synonymie. — Taches pigmentaires congénitales. — Taches de
café. — Spili des anciens.

Symptomatologie. — Les nævi pigmentaires qui sont
des *hyperchromies congénitales* peuvent être plans ou saillants.

Les premiers ne sont que de simples taches pigmentaires, de couleur variant du jaune au noir, de dimensions
variables : grandes comme des pièces de cinq francs ou
plus, à contours bizarres ; ils sont ordinairement glabres
ou recouverts de quelques poils arrêtés dans leur dévelop-

pement (*nævi pilaires*); parfois, ils sont en petit nombre (*grains de beauté*); plus souvent ils existent en plus ou moins grande quantité, disséminés sans ordre sur le tégument. Lorsqu'ils sont disposés suivant le trajet d'un nerf, on les appelle *nævi spili zoniformes* ou *nerveux* (TH. SIMON), *nævus unilatéral* (BÆRENSPRUNG).

Les nævi pigmentaires saillants (*nævus verrucosus, nævus hypertrophique*) forment sur la peau de petites saillies parfois d'aspect complètement papillomateux, plus ou moins élevées, plus ou moins étendues, plus ou moins irrégulières et plus ou moins nombreuses; leur couleur est variable : allant du rose au rouge foncé et au noir; ces nævi sont presque toujours couverts de poils noirs, durs et gros sur la peau et, au cuir chevelu, de cheveux minces et frisottants.

Siège. — On rencontre souvent les nævi pigmentaires sur le visage, le cou, le cuir chevelu, sur les membres, au niveau des grandes articulations.

On a rangé dans la classe des nævi hypertrophiques des tumeurs désignées sous le nom de *nævus lipomatodes seu mollusciforme, angiomatode* et les *mollusci fibrosi généralisés*, mais qui, en raison de leur marche, de leur constitution adipeuse, de leur aspect, doivent au moins être catégorisés à part.

La congénitalité des nævi suffit pour les distinguer des autres altérations pigmentaires de la peau; néanmoins, d'après HARDY, quelques nævi peuvent se développer après la naissance et même à l'âge adulte.

Traitement. — On peut détruire les nævi pigmentaires par le raclage, les cautérisations électriques ponctuées

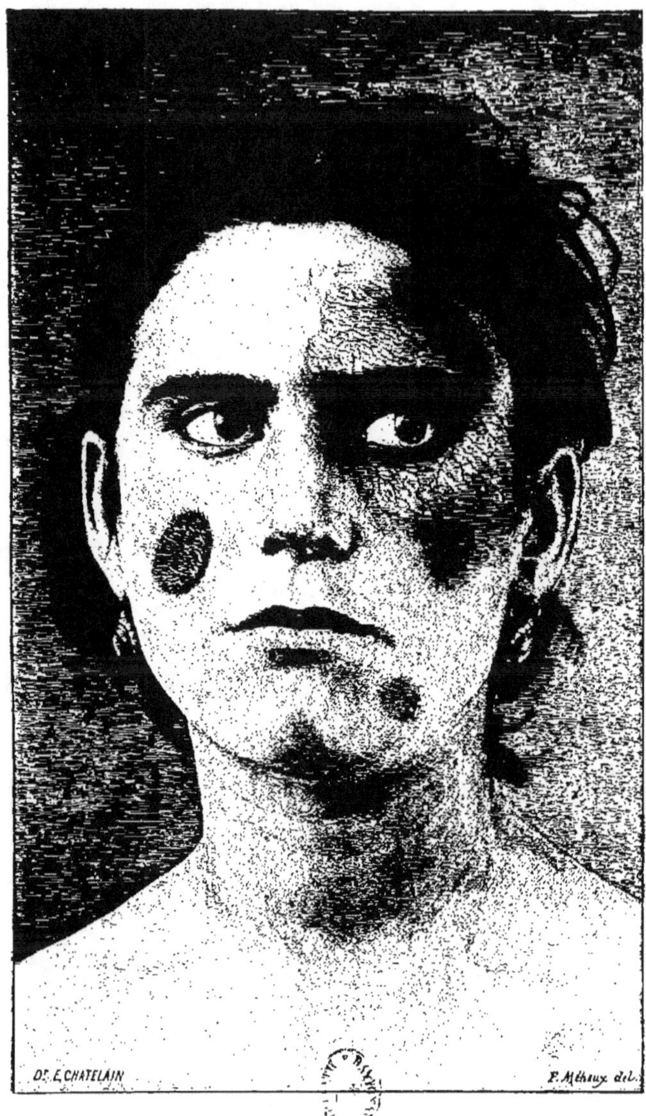

Pl. XXXIII. — Nœvi.

après épilation des poils, dans les nævi pileux. On a essayé du tatouage avec certaines matières colorantes non toxiques (H. Paschkis, de Vienne). On peut toujours auparavant se servir des moyens indiqués contre le chloasma (voir ce mot).

NAEVI VASCULAIRES

Synonymie. — Angiomes. — Angiectasies.

Les nævi vasculaires se divisent aussi en deux groupes : les *nævi vasculaires plans, lisses, maculeux* et les *nævi vasculaires saillants*, ou *élevés*.

Les premiers constituent les *taches de feu, taches de vin* (*envies* du vulgaire); ce sont les *nævus flammæus*, *nævus vasculosus, nævus vascularis, simplex* ou *planus*, *nævus maternus, nævus sanguineus*, les *angiomes simples* de Virchow, la *télangiectasie idiopathique* de Hebra.

Symptomatologie. — Ce sont de simples taches de couleur rose tendre, rouge vif (*nævi rouges* ou *artériels*), ou violette (*nævi bleus* ou *veineux*); cette coloration, ordinairement plus accentuée au moment de la naissance, disparaît, en partie, sous la pression du doigt et s'exagère sous l'influence des cris, des efforts, des émotions.

Ces taches, d'une étendue plus ou moins considérable, peuvent être petites comme des têtes d'épingle (*nævi ponctués*), ou couvrir entièrement toute une région (la face par exemple); leur forme est extrêmement variable : elles peuvent être arrondies, irrégulières, ponctuées, en étoiles (*nævi stellaires*), avec des prolongements plus ou moins

considérables (*nævus aranæus* de RAYER), ou placées sur le
tracé de filets nerveux (*nævi vasculaires zoniformes*). La peau
est généralement lisse et souple, parfois épaissie et hyper-
trophiée, surtout dans son système pileux.

Siège. — On a dit que les nævi vasculaires étaient
assez rares au cuir chevelu (L. BROCQ); nous les y avons,
au contraire, rencontrés fréquemment; mais leur siège de
prédilection est la face, la nuque, le cou, le tronc, les
membres supérieurs et les régions génitales, plus rarement la partie inférieure du corps. On en trouve aussi
sur les muqueuses.

Les nævi vasculaires saillants (*nævi vasculaires tubéreux*
ou *tuberculeux, angiomes proéminents* ou *caverneux* de
VIRCHOW et HARDY, *tumeur vasculaire* et *érectile* de DUPUY-
TREN, *anévrysme spongieux, tumeur vasculaire spongieuse,
fongus hæmatodes, télangiectasie veineuse* de SCHUH) forment
de petites tumeurs au-dessus du niveau de la peau; ces
tumeurs sont arrondies ou irrégulières, rappelant la forme
de certains fruits, aplaties ou granuleuses; leur coloration
varie du rouge au brun violet et diminue par la pression
du doigt. Lorsqu'ils sont excoriés, les nævi vasculaires
peuvent donner lieu à une hémorragie parfois difficile à
arrêter.

Comme les autres nævi, les nævi vasculaires sont congénitaux; ils apparaissent quelquefois dans les premiers
mois après la naissance, très rarement plus tard; ils pourraient être consécutifs, d'après HEBRA, à une piqûre ou à
une excoriation (blessure du derme).

Marche. — **Pronostic.** — Les nævi vasculaires, soit

plans, soit tubéreux, se comportent de trois façons différentes : ils peuvent persister indéfiniment dans le *statu
quo*, c'est le cas le plus fréquent; ils peuvent disparaître
complètement (*nævus flammæus*, *angiome simple*), quelquefois par sphacèle; enfin ils peuvent s'accroître et
prendre l'aspect de véritables tumeurs érectiles, ce que
l'on observe assez souvent dans les nævi des muqueuses,
d'où une différence dans le pronostic, moins favorable ici
que dans les formes pigmentaires.

Traitement. — Contre les nævi vasculaires superficiels
(non chirurgicaux) on emploie la compression, la cautérisation chimique, ou à l'aide du thermo ou du galvano-
cautère, l'électrolyse, les scarifications linéaires quadrillées
fréquemment répétées; enfin, dans certains cas, la vacci-
nation.

NODOSITÉS RHUMATISMALES

Synonymie. — Nodosités cutanées éphémères de Férréol. — Nodosités
rhumatismales sous-cutanées de Troisier. — Tumeurs fantômes de James
Paget. — Nodosités non érythémateuses des arthritiques de L. Brocq.

Symptomatologie. — L. Brocq en distingue deux variétés.
1° Les NODOSITÉS CUTANÉES ÉPHÉMÈRES ;
2° Les NODOSITÉS RHUMATISMALES SOUS-CUTANÉES.

Les premières, nodosités cutanées éphémères, forment,
au front des tumeurs peu nombreuses, grosses comme
un pois ou une noisette, mobiles avec la peau en général.

Il n'existe aucun symptôme subjectif.

Elles apparaissent le soir (L. Brocq) ou pendant la nuit, pour disparaître au bout de quelques heures et récidiver sans cause connue.

Les secondes, nodosités rhumatismales sous-cutanées, sont dures et élastiques, mobiles sur les tissus profonds et sous la peau.

Elles sont plus ou moins nombreuses, distinctes ; siègent surtout au niveau des articulations.

Elles persistent pendant quelques semaines (de deux à quatre) et disparaissent sans laisser de traces : elles coïncident souvent avec des symptômes de péricardite et quelquefois de pleurésie.

Diagnostic. — Elles diffèrent par l'absence d'érythème de l'*érythème noueux* et, par leur marche, des autres *tumeurs cutanées*.

Traitement. — On doit appliquer à cette affection le traitement anti-arthritique. L. Brocq conseille la solution iodo-iodurée suivante :

Iode	1 gramme.
Iodure de potassium. . . .	10 —
Eau distillée	200 —

dont on fera prendre au malade une cuillerée à soupe tous les matins, dans une tasse de lait.

ŒDÈME AIGU CIRCONSCRIT DE LA PEAU

(Quincke, Riehl)

Synonymie. — Œdème angioneurotique de Strubing.

C'est une affection dans laquelle surviennent brusquement, mais par poussées successives et coïncidant avec des
troubles du système digestif, des saillies œdémateuses,
blanches, ou plus souvent roses, à bords nets, grandes
comme des pièces de cinq francs en argent ou plus, se développant surtout à la face et aux régions génitales, parfois
sur les muqueuses.

Elles ne sont le siège ni de douleur, ni de prurit.

Elles sont de courte durée, ne persistant que quelques
heures, un ou deux jours, mais se renouvelant constamment ; elles constituent « un état pathologique qui peut se
prolonger fort longtemps, et même qui peut s'installer, et
persister sous forme d'œdème chronique ». (E. Besnier et
A. Doyon.)

L'œdème aigu circonscrit est une affection sans gravité
sauf dans le cas où ses localisations buccales, pharyngées
et laryngées pourraient déterminer des troubles sérieux.

Nous pensons avec L. Brocq que « l'on pourrait rattacher à ce type morbide l'*œdème pseudo-phlegmoneux* de
MM. Guyon et Kirmisson dans lequel on voit apparaître à la
suite de douleurs intenses, siégeant aux points qui vont

être atteints, un gonflement plus ou moins étendu, accompagné de rougeur de la peau et d'élévation de la température locale ».

Diagnostic. — Il ne faut pas confondre l'œdème aigu circonscrit de la peau avec l'*urticaire* (pour D. BARDUZZI, cet œdème n'est qu'une *urticaire œdémateuse*), en particulier l'*urticaire massive* de RAPIN, l'*urticaire géante* de MILTON, les *nodosités rhumatismales*, l'*œdème persistant* de RIES et LASSAR, les *œdèmes éphémères* de nature arthritique de CHAUVEL et NEGEL.

Nature. — H. BANKE a relaté deux cas d'œdème aigu localisé, dans lesquels la nature angio-névrotique de l'affection n'était pas douteuse.

Traitement. — On a conseillé le sulfate de quinine, l'atropine, la belladone, le salicylate de soude, l'ergotine, la digitale, l'hamamelis ; E. BESNIER et A. DOYON indiquent les applications locales prolongées de lint imprégnées d'une solution de salicylate de soude additionnée de bicarbonate de soude ;

> Salicylate de soude . . . de 2 à   5 grammes.
> Eau 100   —

Ajoutez :

> Bicarbonate de soude . . de 1 à   3 grammes.

ŒDÈME DES NOUVEAU-NÉS

Cette affection qui se montre dès les premières heures ou les premiers jours de la naissance a été distinguée par PARROT du *sclérème* des nouveau-nés.

Elle peut être localisée à quelques régions : mollets, cuisses, mains, organes génitaux, atteignant surtout les parties déclives, ou quelquefois généralisée.

La peau, de couleur pâle, dépressible sous le doigt, reprend peu à peu son aspect et sa consistance primitives quand la maladie est localisée et doit guérir ; dans le cas contraire, l'enfant meurt ordinairement dans un état comateux.

Traitement. — DEPAUL conseille une bonne hygiène, surtout au point de vue alimentaire, et des frictions, du massage, des bains chauds aromatiques, l'usage de la couveuse, l'enveloppement ouaté, etc., destinés à faciliter la résorption du liquide épanché dans les mailles du tissu cellulaire.

ONYCHATROPHIE

Synonymie. — Atrophie des ongles.

Cette atrophie unguéale est souvent congénitale ; elle peut être totale ou partielle et due souvent aux causes qui engendrent l'onychogryphose.

L'ongle est petit, lamelleux, aminci, mou, se détache
en s'effritant.

L. Brocq a observé « une affection singulière qui survient surtout chez les enfants et chez les jeunes sujets, et
dans laquelle on voit la matrice unguéale se gonfler, se
tuméfier en quelque sorte, devenir plus ou moins douloureuse ; puis l'ongle se soulève peu à peu, se casse, s'effrite,
disparaît complètement, de telle sorte qu'il n'en reste plus
qu'un léger vestige sous la forme d'une petite lame cornée
striée, laquelle peut elle-même manquer. Peu à peu la
matrice revient sur elle-même et l'atrophie définitive est
constituée. Cette affection envahit d'ordinaire progressivement plusieurs doigts de la main, quelquefois tous ; elle
est symétrique.

Il est probable qu'il s'agit dans ces cas de troubles trophiques sans doute en rapport avec une lésion peu appréciable des centres nerveux : on en est encore réduit aux
hypothèses. Les malades étudiés ne présentaient en effet
ni chez eux ni chez leurs ascendants aucun antécédent
morbide qui pût donner quelque indication sérieuse. »

Kaposi signale un état particulier des ongles qu'il a observé chez une jeune fille à la suite d'un psoriasis des doigts
ayant duré plusieurs années et dans lequel « les ongles
formaient des plaques molles, membraniformes, et ne présentaient pas la plus légère tendance à la kératinisation ».
Il désigne cet état sous le nom d'*hapalonychie*.

Tous ces troubles unguéaux sont au-dessus des ressources
de la thérapeutique.

ONYCHAUXIS

Ce nom désigne l'hypertrophie régulière des ongles, sans déformation.

Le traitement doit être purement mécanique. On pourrait toutefois employer, dit L. Brocq, l'arsenic à l'intérieur et l'acide salicylique à l'extérieur, ces deux médicaments paraissant avoir une certaine action sur les hyperkératoses.

ONYCHOGRYPHOSE

Définition. — On désigne ainsi l'hypertrophie unguéale se produisant d'une façon irrégulière et ordinairement acquise.

Symptomatologie. — L'ongle peut être épaissi, rugueux, opaque, jaunâtre ou noirâtre, ou mince, cassant et lisse ; recourbé (*onychogryphose*) ; agrandi transversalement et irritant les rebords unguéaux (*paronychie*) ; d'autres fois inégal, bosselé, creusé de sillons longitudinaux ou transversaux (*asperitas unguium* et *scabrities unguium*) ; parfois soulevé et décollé.

Le gros orteil est le plus souvent atteint, mais tous peuvent l'être à des degrés divers.

Étiologie. — Les altérations unguéales sont dues soit à des causes externes : traumatismes, professions ; soit à des causes physiologiques : âge avancé; ou pathologiques : eczéma, psoriasis (*psoriasis unguéal*, ANDERSON), syphilis (*onychie syphilitique*, HUTCHINSON), lèpre, ichthyose, etc., etc.

Pronostic. — Le pronostic de l'onychogryphose dépend de sa cause; il est parfois sérieux en raison des douleurs que l'affection occasionne pendant la marche.

Traitement. — Voir l'article précédent.

OSMIDROSE

On désigne plus particulièrement sous ce nom le trouble de la fonction sudorale caractérisé par la sécrétion d'une sueur odorante *non désagréable*.

Cette odeur est variable : de musc, de violette, d'ananas.

On l'a vue disparaître, en même temps que l'hyperidrose qui coexistait avec elle, à la suite de l'administration de 25 centigrammes de salicylate de soude (W. A. HAMMÒND)!

PAPILLOME

Définition. — Le papillome consiste en une hypertrophie limitée de la couche papillaire du derme.

Symptomatologie. — Il se présente généralement sous l'aspect d'une saillie plus ou moins proéminente, composée d'excroissances papillaires plus ou moins élevées, distinctes, d'où un aspect spécial en chou-fleur, et parfois recouvertes d'un épiderme sec et corné ; dans d'autres cas, elles sécrètent un liquide visqueux, d'odeur nauséabonde ; la couleur varie du blanc grisâtre au brun.

Le volume du papillome est variable : il peut être gros comme une tête d'épingle ou avoir plusieurs centimètres de diamètre.

Parfois indolent, il peut être le siège de violentes douleurs.

Siège. — Le papillome simple se rencontre principalement à la main et aux pieds.

Étiologie. — L'état papillomateux peut compliquer un grand nombre d'affections cutanées : eczéma, lichen, éléphantiasis, lupus, etc.

Il peut succéder à des irritations locales répétées (*papillome des raffineurs de pétrole*, Derville et Guermonprez).

Marche. — Diagnostic. — Pronostic. — Sa marche,

son diagnostic et son pronostic varieront donc suivant les causes qui l'ont engendré.

Traitement. — Après avoir décapé la lésion à l'aide des cataplasmes, des bains, des enveloppements dans le savon noir, on la détruit avec la curette, le thermo-cautère ou l'électro-puncture.

Nous avons obtenu une fois, au moyen de quatre badigeonnages à l'ichthyol pur, la disparition de papillomes de la verge.

PAPULOSE FILARIENNE

On désigne sous ce nom une affection rare décrite par da Silva Araujo et Nielly due à des parasites qui produisent aux mains et aux avant-bras, sur les cuisses, le dos, une éruption vésiculo et papulo-croûteuse.

Le traitement consiste dans l'application de pommades parasiticides.

PEAU LUMINEUSE

Synonymie. — Sueur phosphorescente.

Ce phénomène a été observé à la période consomptive de la phtisie et de maladies chroniques; après un violent

exercice (Kosten); dans la miliaire (L. A. Duhring); chez
un médecin qui avait mangé d'un poisson phosphorescent
(Panceri, de Florence).

On pourrait rapprocher de ce phénomène l'état diamanté
de la peau, chez les sujets qui ont absorbé du salophen à
la dose de 2 à 8 grammes, dans lequel, le tégument, après
évaporation de la sueur provoquée par l'administration du
médicament, se recouvre de milliers de petits cristaux
scintillant comme le diamant (Drasche).

PELADE (Bazin)

(Voir la planche XXXIV.)

Synonymie. — Area Celsi. — Area Joh. Jonstoni. — Alopécie en
aires. — Alopecia areata de Sauvages. — Porrigo decalvans de Willan
et Bateman. — Tinea decolorans. — Vitiligo de Cazenave. — Alopécie
aréatée de Hebra. — Teigne aréatée d'Anderson.

Définition. — Le nom de pelade désigne aujourd'hui
une affection du système pileux, plus fréquente au cuir
chevelu et à la barbe, caractérisée par une chute des cheveux ou des poils, localisée ou généralisée.

Dans sa forme la plus ordinaire, la pelade se présente
sous l'aspect de plaques dénudées, lisses, circonscrites, à
contours arrondis, plus ou moins larges, et plus ou moins
nombreuses.

Symptomatologie. — La maladie commence souvent
par des démangeaisons légères que nous avons vues parfois persister très intenses pendant toute la durée de l'af-

fection ; les cheveux perdent leurs caractères normaux pour devenir secs, ternes, poudreux, amincis et faciles à arracher ; bientôt, ils tombent pour ainsi dire spontanément ; d'autres fois, ils peuvent se casser à quelque distance du cuir chevelu. Outre ces caractères, on constate aussi que les cheveux peladiques sont atrophiés et décolorés, présentant alternativement des dépressions et des renflements ; leur racine est mince et pointue ou tronquée et recourbée en forme de crosse. A l'examen microscopique, on voit que la moelle a disparu, remplacée par des bulles d'air.

La chute des cheveux ou des poils, premier symptôme constaté généralement par le malade, peut être rapide ou lente ; tantôt il n'existe qu'une seule plaque dénudée, tantôt il y en a plusieurs ; les dimensions de ces plaques d'alopécie sont variables, comme leur nombre : elles peuvent être grandes comme une lentille, comme une pièce de cinquante centimes, de deux francs, etc., ou atteindre dix centimètres et même plus de diamètre ; souvent, elles se réunissent et forment des îlots d'alopécie plus ou moins grands, dont les bords, plus ou moins circulaires, rappellent toujours l'existence des plaques primitives arrondies (voir la planche XXXIV), sauf quand, généralisée à tout le cuir chevelu, la pelade dénude complètement ou à peu près toute la tête.

Ces plaques dénudées sont absolument lisses ou recouvertes d'un duvet très léger, décolorées, d'un blanc de lait, comme empâtées et quelquefois affaissées, constituant ce que Bazin appelait la *pelade achromateuse* pour la différencier de ce qu'il nommait la *pelade décalvante*, dans laquelle la peau conserve sa couleur normale et dont la marche est beaucoup plus rapide.

D'autres fois, il existe sur la plaque quelques cheveux

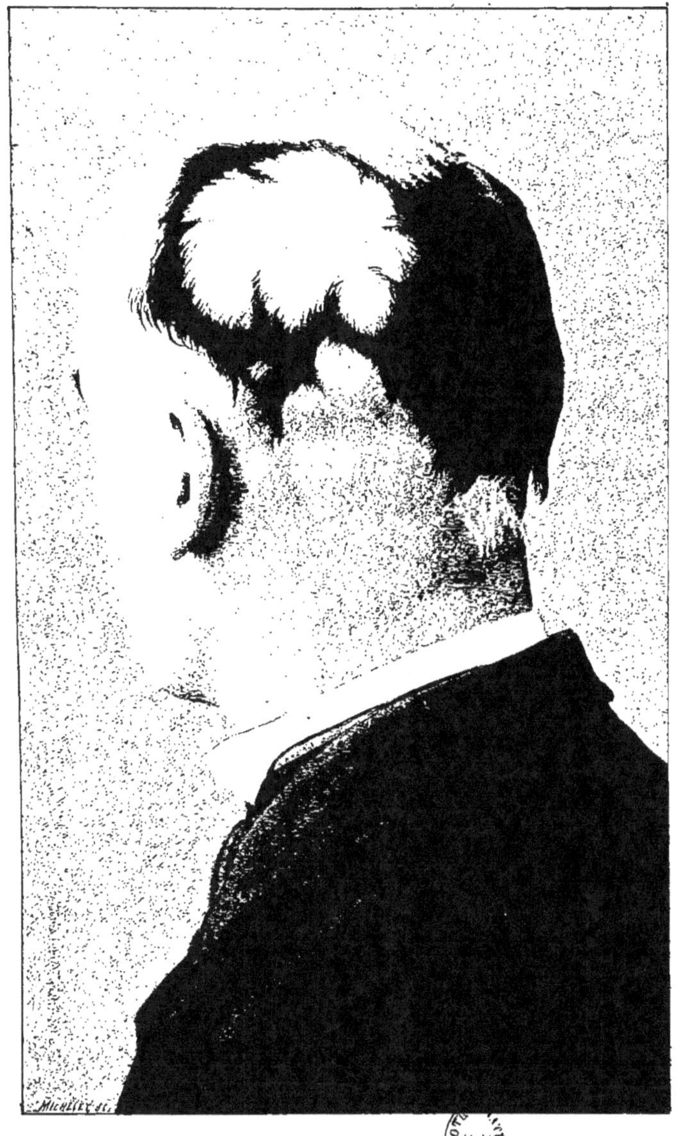

Pl. XXXIV. — Pelade.

clairsemés, cassants ou présentant les signes indiqués plus haut (*pseudo-pelades* de Bazin, *pelades pseudo-tondantes* de Lailler, *pelades à cheveux fragiles* d'E. Besnier), formes dans lesquelles Vaillard et Vincent ont trouvé des diplocoques (*folliculites microbiennes tonsurantes du cuir chevelu* de H. Nimier).

Dans tous les cas, les cheveux qui entourent les plaques malades sont altérés à un degré plus ou moins élevé.

En dehors de ces symptômes facilement reconnaissables, on a signalé, quand la pelade était généralisée à tout le système pileux, de l'amaigrissement, de la dyspepsie, de l'anémie (Hardy).

Marche. — L'affection débute, le plus souvent, par une plaque unique qui s'agrandit rapidement, suivie ou accompagnée de plusieurs autres. Arrivée à sa période d'état, la maladie peut rester stationnaire plus ou moins longtemps ou envahir peu à peu le système pileux et déterminer une alopécie locale ou générale plus ou moins complète. D'ordinaire cependant, dans les cas traités méthodiquement, on voit au bout d'un temps variable (de quelques semaines à plusieurs mois) le léger duvet cotonneux qui existait sur les plaques être remplacé par des cheveux d'abord minces, clairs, parfois même blancs et pouvant quelquefois ne reprendre jamais complètement leur couleur primitive, mais le plus souvent recouvrant peu à peu leur force et leur coloration normales.

Siège. — C'est au cuir chevelu et à la barbe que l'on observe le plus fréquemment la pelade ; cependant, comme nous l'avons déjà dit, toutes les régions velues peuvent être envahies.

Pronostic. — Le pronostic de la pelade n'est en général pas mauvais, puisque cette affection n'entache ordinairement en rien la santé générale et que souvent la guérison est aussi complète que possible; mais il faut savoir que la pelade peut durer longtemps, récidiver, et se terminer parfois par une alopécie définitive plus ou moins complète.

Diagnostic. — Le diagnostic est facile presque toujours.

La calvitie de la *séborrhée* a des sièges spéciaux et le cuir chevelu séborrhéique n'a pas l'aspect qu'il a dans la pelade.

Les pelades pseudo-tondantes se distinguent de la *trichophytie* du cuir chevelu grâce aux caractères des poils qui s'arrachent facilement sans se casser ou, quand ils se cassent, ne s'écrasent pas dans les mors de la pince à épiler.

L'*alopécie post-favique*, outre son aspect cicatriciel, diffère de l'alopécie peladique soit par son irrégularité, soit, lorsqu'elle est généralisée à toute la tête, par la couronne de cheveux qu'elle respecte presque toujours.

Le *lupus érythémateux*, en dehors des cicatrices qu'il présente souvent au centre de la lésion, n'est pas entouré de cheveux à l'aspect peladique.

La *syphilis* dénude en clairières.

Enfin, les *alopécies peladiformes* (*alopécies innominées, alopécies pseudo-cicatricielles atrophiques, irritatives, folliculites décalvantes*, etc.) se distinguent de la pelade vraie par une étude clinique et microscopique suivie.

Étiologie. — Les observateurs sont divisés en deux camps d'un avis opposé sur la nature de l'affection; les uns admettant, les autres repoussant la nature parasitaire

de la pelade. Pour ces derniers, il s'agirait d'une trophonévrose (*peladoïdes trophoneurotiques* de H. Leloir).

Dans bien des cas, toutefois, la contagion et, par conséquent, l'origine probablement parasitaire de la maladie,
n'est absolument pas douteuse; un très grand nombre
d'auteurs autorisés et nous-même en ayant publié des
exemples typiques.

Anatomie pathologique. — Cette maladie est caractérisée anatomo-pathologiquement par une lésion des follicules pileux et une atrophie consécutive du derme qui
explique la sensation de constriction ressentie par quelques malades sur le sommet de la tête (J.-B. Hillairet et
E. Gaucher).

Sebastien Giovannini, de Turin, a constaté comme première et plus importante altération, une infiltration péri-
vasculaire de leucocytes, atteignant de préférence la partie
inférieure des follicules pileux.

Traitement. — La nature contagieuse de la pelade
réclame un traitement prophylactique sévère : isolement
des sujets atteints ou tout au moins occlusion parfaite des
plaques malades, soins de propreté et antiseptiques observés avec rigueur.

Comme traitement général, tous les dermatologistes
s'accordent à conseiller une hygiène parfaite du corps et
de l'esprit, un traitement approprié à la constitution du
sujet atteint, etc.

Au point de vue local, tous les traitements indiqués, et
ils sont nombreux, ont pour but une excitation, une irritation directe de la région malade, après l'avoir isolée,
pour ainsi dire, comme le veut E. Besnier, par une zone
épilée. Cette irritation, qui ne doit pas être poussée trop

loin, dans la crainte de développer une dermite suivie de folliculites qui déterminent une alopécie définitive, peut être obtenue par la friction quotidienne avec une boulette de coton imprégnée de quelques gouttes du liniment suivant :

> Hydrate de chloral . . . . 5 grammes.
> Éther officinal . . . . , 25 —
> Acide acétique cristallisant. . de 1 à 3 —
>
> (E. BESNIER.)

la vésication à l'aide du vésicatoire liquide de Bidet (E. VIDAL) ;

les frictions bi-quotidiennes avec :

> Alcool à 90°. . . . . 100 grammes.
> Sulfate de quinine. . . . . 1 —
> Essence de bergamote. . . . . . . 10 —
> Essence de Wintergreen. . . . . 2 —

la friction matin et soir avec :

> Camphre . . . . 1 gramme.
> Turbith minéral. . . . . 2 —
> Axonge. . . . . 30 —
>
> (HARDY.)

le badigeonnage hebdomadaire avec l'iodo-phéno-chloral (mélange de G. CUTLER) :

> Acide phénique.. . . . .)
> Chloral. . . . . } aa parties égales.
> Teint. d'iode . . . .)
>
> (L. BROCQ.)

le badigeonnage quotidien avec un pinceau de coton trempé dans :

> Essence de cannelle de Chine. . . 10 grammes.
> Éther sulfurique . . . . 30 —
>
> (BUSQUET.)

trop irritante à notre avis pour être employée d'une façon courante ;

Les lotions avec la liqueur de Fowler préconisées récemment par GIPOULOU, de Libos.

Tous ces traitements, appliqués directement sur les plaques par les malades eux-mêmes, doivent être accompagnés de lotions savonneuses et antiseptiques quotidiennes du cuir chevelu et de lotions générales légèrement excitantes ou antiseptiques comme les suivantes :

Alcoolat de lavande . . . .   125 grammes.
Salol ou acide salicylique. . . .   5 à   0^{gr},50 centigr.

(E. BESNIER.)

LASSAR prescrit un savonnage quotidien de toute la tête, une lotion avec :

Eau distillée . . . .   150 grammes.
Sublimé. . . . .   0^{gr},50 centigr.
Glycérine . . . . ⎰
Eau de Cologne . . . . ⎱ aa 50 grammes.

une seconde lotion avec :

Alcool . . . .   100 grammes.
Naphtol. . . . .   0^{gr},50 centigr.

enfin, une friction avec :

Huile de pied de bœuf. . .   100 grammes.
Teinture de benjoin. . . .   3   —
Acide salicylique   2   —

Deux autres traitements ont été préconisés dans ces derniers temps; ils ont tous deux trouvé leurs partisans et leurs détracteurs, mais possèdent sur tous les autres l'avantage de pouvoir sans grande perte de temps être appliqués facilement par le médecin lui-même dans les policliniques.

Le premier, traitement MOTY, consiste dans l'injection sous-cutanée au niveau des plaques de une, deux, trois, etc. gouttes suivant l'étendue de la lésion, d'une solution de sublimé à 1 p. 400. Théoriquement ce traitement peut être bon ; pratiquement il est douloureux surtout quelques heures après les piqûres et, dans un assez grand nombre de cas que nous avons observés, a été rapidement suivi de récidive.

On pourrait rapprocher de ce traitement celui de MORÉL-LAVALLÉE qui consiste en scarifications suivies d'applications de diverses substances irritantes ou antiseptiques (sublimé, acide phénique, etc.).

Le second, que nous employons depuis le mois de mai 1890, consiste en applications sur les plaques d'une solution d'iode métalloïdique dans le collodion élastique à 1/30° ; ce traitement a donné entre nos mains d'excellents résultats. Certes, nous n'avons pas la prétention d'avoir indiqué un spécifique de la pelade ; mais, malgré les attaques dont elle a été l'objet, nous pouvons inscrire à l'actif de la méthode (méthode excellente, dit L. BROCQ) un total déjà respectable de guérisons (187 à notre connaissance), dont un certain nombre ont été publiées ou nous ont été signalées par des praticiens distingués de Paris ou de la province, voire de l'étranger (Drs BÜTTE-PLOQUIN, TISON, MANGENOT, FERRATON, LESIEUR, PUECH, etc., etc.).

Sans doute nous ne pouvons, pas plus d'ailleurs que nos collègues en dermatologie, tracer les règles positives qui doivent, dans le traitement des pelades, diriger d'une façon certaine la médication vers tel ou tel procédé ; mais nous ne pouvons qu'être étonné lorsqu'on affirme que dans un certain nombre de cas traités par le collodion iodé le traitement aurait toujours été inutile (P. RAYMOND).

Toutefois, comme nous avons pu remarquer nous-même que le résultat dépendait beaucoup de la technique employée dans les applications, voici très exactement le mode de procéder auquel nous nous sommes arrêté.

Après avoir fait couper tous les cheveux ras aux ciseaux s'il existe plusieurs plaques, ou, tout au moins, si les plaques sont peu nombreuses, petites, ou s'il n'y en a qu'une, après avoir coupé les cheveux tout autour dans une étendue d'un centimètre environ, nous appliquons sur la plaque alopécique à l'aide d'un pinceau, d'un tampon de coton hydrophile, une forte couche de collodion iodé :

> Iode métalloïdique . . . . . . 1 gramme.
> Collodion élastique 30   —

après avoir au préalable fait un lavage minutieux avec la liqueur de Van Swieten.

Cette application est généralement suivie d'une sensation, sinon de douleur vraie, du moins de picotement, de brûlure, qui peut se montrer immédiatement ou n'apparaître qu'au bout d'une demi-heure et qui persiste deux ou trois heures en général, parfois douze heures et même vingt-quatre heures chez certains sujets.

· Très rarement, les malades se sont plaints de douleurs persistantes ; une seule fois, chez l'un des soldats que nous avons soignés à l'hôpital militaire du Val-de-Grâce, nous avons constaté, outre la douleur qu'accusait le malade, un œdème diffus s'étendant autour de la région badigeonnée avec dermite superficielle et engorgement des ganglions correspondants.

Nous recommandons au peladique de revenir dès que la plaque de collodion commence à s'effriter ou à se détacher, ce qui se produit communément au bout de quatre ou cinq jours. Alors, ou bien nous enlevons complètement le collodion à l'aide d'un tampon de coton hydrophile imprégné d'une solution à parties égales d'alcool et d'éther (liqueur d'Hoffmann) et faisons un second badigeonnage, ou bien si la surface alopécique nous paraît irritée, nous

nous contentons de passer une seconde couche de collodion par-dessus la première ou simplement de masquer les fissures qui se sont produites.

Très ordinairement, au bout de trois ou quatre badigeonnages apparaissent des poils follets de repousse ; nous arrachons alors la plaque de collodion à la face inférieure de laquelle on voit parfaitement une quantité de follets pratiquant ainsi une sorte d'épilation excitant le bulbe pileux ; un nouveau badigeonnage suit cette petite opération, non douloureuse d'ailleurs en raison du peu d'adhérence des nouveaux poils.

Un peu plus tard, nous nous contentons de détacher la plaque de collodion soulevée par les cheveux de repousse en coupant ceux-ci avec des ciseaux fins.

Quelquefois, nous avons cru activer la guérison en procédant avant chaque badigeonnage à une pulvérisation chaude légèrement antiseptique sur les plaques malades (les douches chaudes, sulfureuses, etc., ont d'ailleurs été recommandées par d'autres auteurs).

Entre temps, nous prescrivons, mais par éducation médicale plutôt que par conviction réelle, des lavages antiseptiques savonneux, des applications de pommade parasiticide, etc., sur la tête entière, comme on doit le faire dans le cours des autres traitements.

Nous pensons, en effet, que cette antisepsie qui a pour but d'empêcher la propagation de l'affection devient inutile avec le traitement que nous employons puisqu'il réalise un isolement parfait de la région atteinte sans crainte de contamination des régions voisines, résultat que nous croyons obtenu en nous basant sur ce fait que jamais, dans le cours d'un traitement commencé depuis quelque temps, nous n'avons vu, même en l'absence d'aucune autre médication externe, se développer de nouvelles plaques de pelade.

A la barbe, nous appliquons le même traitement, sauf lorsque le malade pour des raisons de convenance s'oppose à une application de collodion iodé toujours visible ; dans ce cas, nous proscrivons la rasure dont certains maîtres sont partisans et nous faisons faire un lavage de toute la barbe avec un liquide antiseptique et légèrement excitant comme :

> Salicylate de mercure . . . . 0^{gr},05 à 25 centigr.
> Salol. . . . . 1 à   5 grammes.
> Alcoolat aromatique. 250   —
>
> (E. BESNIER.)

puis, une friction sur les plaques d'alopécie avec une brosse imbibée de :

> Teint. de capsicum . . . . . ⎫
> Teint. de cantharides . . . . ⎪
> Teint. de romarin. . . . . . ⎬ aa   10 grammes.
> Teint. de noix vomique . . . ⎪
> Huile de térébenthine. . . . . ⎭ 100   —

Enfin, quand la pelade est générale, envahissant le système pileux tout entier, il faut recourir aux bains excitants, sulfureux, électriques, et aux frictions excitantes graduées sur l'irritation tégumentaire particulière.

Divers auteurs ont encore préconisé l'électricité (EHRMANN, de Vienne et BLASCHKO, de Berlin).

PELLAGRE

Synonymie. — Éruption de la Lombardie.
— Mal de la rosa de CAZAL d'Oviédo. — Maladie du maïs.

La pellagre est une maladie générale au cours de laquelle se manifeste une éruption désignée sous le nom d'*érythème pellagreux*.

Cet érythème se développe sur les parties découvertes du corps, particulièrement à la face dorsale des mains et des poignets.

Il est constitué d'abord par une tache d'un rouge sombre, s'étendant peu à peu de façon à couvrir entièrement la face dorsale des poignets, des mains et des doigts, à l'exception des deux dernières phalanges (RAYMOND).

Au niveau de cette tache, sur laquelle se montre parfois une éruption vésiculeuse et bulleuse, l'épiderme se soulève et s'exfolie sous forme de lamelles, se renouvelant à plusieurs reprises ; en même temps, la peau s'amincit, devient luisante et se pigmente peu à peu en brun foncé, d'une couleur bronze brillant.

Cet état dure plus ou moins longtemps avec des poussées érythémateuses au début de l'été, puis se produit une atrophie du tégument (*main ansérine*).

Pour CH. BOUCHARD « l'érythème pellagreux n'est autre chose qu'un érythème solaire développé chez les pellagreux».

Traitement. — Au point de vue local, il faudrait faire des applications émollientes ou employer les poudres sèches suivant les cas.

PEMPHIGUS

(Voir la planche XXXV).

Synonymie. — Pompholix (WILLAN et BATEMAN). — Pomphix (ALIBERT). — Morbus bullosus ou phlycténoïdes. — Fièvre pemphigoïde. — Febris bullosa.—Febris ampullosa.—Febris vesicatoria.—Typhus vesicularis, etc.

Définition. — Le nom de pemphigus désignant une véritable entité morbide et non une lésion élémentaire pa-

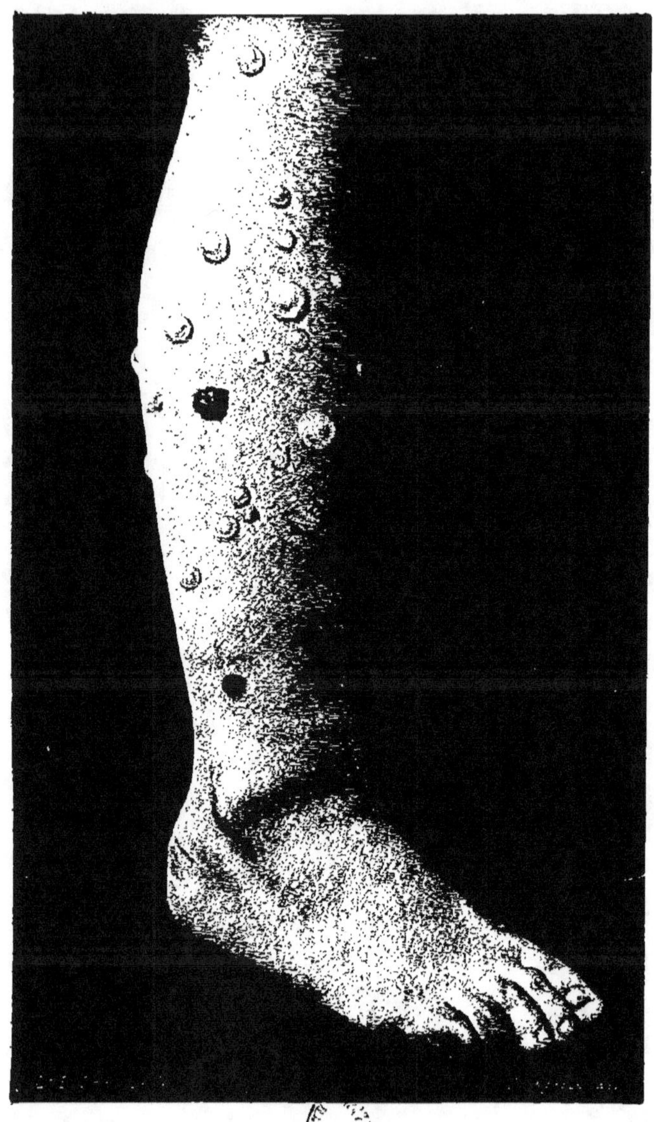

Pl. XXXV. — Pemphigus.

raît devoir être réservé actuellement à quatre affections :

1° Le *pemphigus vrai*, aigu ou chronique, remarquable tous deux par leur gravité ;

2° Le *pemphigus végétant* de Neumann ;

3° Le *pemphigus foliacé ;*

4° Le *pemphigus épidémique des nouveau-nés.*

Toutes les autres phlycténodermies rentrent dans le cadre tracé récemment d'affections déjà bien nettes comme l'érythème polymorphe, la dermatite herpétiforme de Duhring, ou ne sont que des épiphénomènes secondaires à des affections générales telles que la *syphilis* et la *lèpre;* à des intoxications médicamenteuses, à des lésions angio-trophonévrotiques (*pemphigus hystérique, pemphigus des jeunes filles?*), ou restent encore à l'étude comme le *pemphigus solitarius*, le *pemphigus des muqueuses*, le *pemphigus de la conjonctive.*

PEMPHIGUS AIGU

Symptomatologie. — Considéré comme rare, ce pemphigus est caractérisé par un soulèvement épidermique formant des bulles arrondies ou ovalaires, reposant sur une peau saine ou érythémateuse, contenant un liquide séreux et transparent au début et devenant dans certains cas purulent ou hémorrhagique.

Le début est brusque, accompagné de frissons, de fièvre, de chaleur, de prurit (période d'invasion, Gilibert), bientôt de phénomènes généraux graves : fièvre intense, céphalalgie, adynamie ou ataxie, délire, albuminurie, congestions diverses.

L'éruption, simultanée ou successive, est ordinairement discrète et siège surtout aux parties supérieures du corps (BAZIN).

L'affection se termine le plus souvent par la mort en huit ou quinze jours.

On l'a considérée comme étant d'origine infectieuse.

Une autre forme de pemphigus aigu a été décrite, sans fièvre (*pemphigus apyrétique*) et à terminaison favorable (*pemphigus bénin*).

PEMPHIGUS CHRONIQUE

Synonymie. — Pompholix diutinus de WILLAN et BATEMAN. — Dartres phlycténoïdes confluentes (ALIBERT). — Pemphigus successif. — Pemphigus vulgaire (HEBRA). — Pemphigus malin de KAPOSI. — Pemphigus bulleux d'E. BESNIER. — Pemphigus chronique vrai de L. BROCQ.

Dans cette affection, l'éruption est caractérisée par des poussées bulleuses successives, avec ou sans accalmie, et se termine le plus souvent par la mort.

Le début semble avoir lieu soit par les muqueuses de la partie supérieure du tube digestif : lèvres, bouche, par le pharynx (cas de LASÈGUE et FOLLIN), par les muqueuses génito-urinaires, par le vagin, le col de l'utérus, la muqueuse uréthrale (cas d'E. VIDAL et COLSON), soit par la région sternale ; puis, peu à peu, les membres sont envahis par des placards éruptifs siégeant surtout aux faces antérieure et postérieure des articulations.

L'éruption, plus ou moins discrète (*pemphigus solitarius*

de Willan, lorsqu'il n'existe qu'une bulle unique mais volumineuse, auquel Kaposi rattache le *pemphigus local,* extrêmement rare), peut se grouper de diverses manières : *pemphigus disseminatus, pemphigus confertus, pemphigus circinatus, pemphigus serpiginosus.*

Les bulles, de dimension variable, souvent assez volumineuses, globuleuses, se forment sur la peau saine, s'étendent par coalescence, contenant en plus ou moins grande quantité un liquide soit séreux au début et devenant parfois purulent, soit hémorrhagique (*pemphigus hémorrhagique*).

Après la rupture de l'enveloppe bulleuse, la surface dénudée donne lieu à une sécrétion plus ou moins abondante de liquide qui se concrète sous forme de croûtelles d'un brun jaunâtre, d'abord fines et lamelleuses, plus tard humides et épaisses.

L'exulcération peut se cicatriser, ne laissant à sa place qu'une macule pigmentaire ; dans d'autres cas, il reste une cicatrice véritable ; quelquefois encore, l'ulcération se recouvre d'un exsudat fibrineux (*pemphigus fibrineux*), d'une membrane couenneuse (*pemphigus diphtéritique*), de végétations exubérantes (*pemphigus papillaire*), ou devient gangréneuse (*pemphigus gangréneux*).

L'éruption peut être précédée de troubles subjectifs : prurit, cuisson, etc., parfois très accentués (*pemphigus pruriginosus* de Cazenave), dans les endroits où l'éruption va se montrer. Celle-ci n'est véritablement douloureuse qu'après la rupture de la bulle, lorsque le derme est à nu, mais devient surtout gênante pour le patient par l'importance, le nombre et la durée de ses localisations buccales.

Marche. — Au fur et à mesure que l'affection vieillit, la cicatrisation se fait de moins en moins rapidement. La

lésion, qui évoluait d'abord en huit jours, traîne en longueur et les placards éruptifs restent longtemps couverts
d'une suppuration croûteuse qui, jointe aux complications
diverses : lymphangites, adénites, abcès phlegmoneux, etc.,
épuise le malade bientôt atteint de diarrhée, d'eschares du
décubitus et mourant dans le marasme ou par suite d'une
complication quelconque

Pronostic. — Rares sont les cas où la lésion, au lieu de
procéder ainsi, garde ou reprend un caractère bénin permettant au malade de guérir.

Étiologie. — Le pemphigus chronique, plus fréquent
chez les vieillards, est certainement influencé dans sa production par l'arthritisme.

PEMPHIGUS VÉGÉTANT (DE NEUMANN)

Neumann a appelé *pemphigus foliaceus vegetans* une affection bulleuse dans laquelle, après la rupture des bulles, se
produisent de petites élevures fongueuses, reposant sur
une surface rouge, dénudée, entourée d'une aréole de tissu
exulcéré en dehors duquel se montrent de nombreuses
vésicules disposées en circinations.

Les végétations sécrètent un liquide fétide se concrétant
en croûtes minces.

Les lésions débutent chez l'homme par la muqueuse buccale puis envahissent le pubis, les fesses, les mains, les
pieds, etc. ; chez la femme, c'est la région génitale qui est

atteinte tout d'abord ; plus tard, les grands plis articulaires sont affectés et enfin, lorsque, plus tard encore, le tégument est pris entièrement, les végétations fongueuses diminuent d'intensité et l'affection prend l'aspect de l'herpétide exfoliatrice ou du pemphigus foliacé.

PEMPHIGUS FOLIACÉ (CAZENAVE)

PEMPHIGUS OU POMPHOLIX CONFLUENT DE GIBERT

Dans cette variété de pemphigus, des bulles nombreuses (phase hydrodermique du pemphigus foliacé, dit E. Besnier) se produisant sur la peau saine et pouvant être au début analogues à celles décrites plus haut (pemphigus vrai) deviennent rapidement flasques et aplaties, contenant très peu de liquide et se rompant très rapidement de façon à former des squames jaunâtres, arrondies ou ovalaires, variant de deux à quatre centimètres d'étendue, détachées sur les bords et peu adhérentes ; au-dessous d'elles, la peau est rouge, lisse ou exulcérée, rappelant assez bien l'aspect d'une brûlure superficielle (Hebra).

La physionomie du malade est alors caractéristique : le visage est fendillé, comme écailleux, pâle et amaigri ; le tégument se rétracte, amenant des ectropions et des altérations conjonctivales ; le cuir chevelu, desquamant sans cesse, finit par perdre ses cheveux.

Sur le corps, l'éruption généralisée donne à l'individu tout entier un aspect foliacé tout spécial : les squames se détachent en grande abondance, laissant à nu des surfaces rouges, dans la plupart des cas peu ou pas suintantes et dans certains autres sécrétant une sérosité purulente d'une odeur nauséabonde particulière.

On a noté dans certains cas (QUINQUAUD, E. BESNIER) une papillomatose remarquable.

Dans quelques régions : sacrum, dos, coudes, se produisent des ulcérations profondes dues à ce que l'épiderme est détaché prématurément par les frottements.

Les malades éprouvent surtout des sensations de cuisson et de chaleur, peu ou pas de démangeaisons; au bout d'un certain temps (mois ou années), se produisent des complications (entérite, œdème, congestion pulmonaire, etc.), qui emportent généralement le sujet déjà cachectisé par l'abondance de la desquamation ou de la suppuration, par le séjour au lit, etc.

La guérison est très rare, mais l'affection peut rester longtemps bénigne.

Diagnostic. — Le diagnostic repose :

1° Sur le caractère des lamelles squameuses peu adhérentes qui ne ressemblent en rien aux grosses squames épaisses du *psoriasis;*

2° Sur la généralisation complète de l'éruption qui distingue le pemphigus foliacé de l'*eczéma;*

3° Sur les commémoratifs qui différencient le pemphigus de l'*herpétide maligne exfoliatrice;*

4° Sur la coexistence ou la préexistence des bulles.

PEMPHIGUS DES NOUVEAU-NÉS

Synonymie. — Pemphigus infantile. — Pemphigus fébrile simple des nouveau-nés. — Pemphigus épidémique des nouveau-nés.

Définition. — C'est une affection bulleuse épidémique, inoculable et auto-inoculable, qui atteint de préférence les enfants faibles et chétifs, sans respecter toutefois même les plus vigoureux.

L'affection se montre dès la naissance (fait nié par J.-B. Hillairet), ou dès les premiers jours (ordinairement le cinquième ou le sixième de la vie).

Précédée par un peu de fièvre, un peu de prurit, elle débute souvent par les mains et les pieds (face dorsale), puis envahit le cou, la face, les membres.

Elle se caractérise par des bulles naissant souvent sur un fond érythémateux, de forme arrondie ou ovalaire, pouvant devenir très volumineuses, grosses comme des noix, en général nombreuses, de vingt à trente. Lorsque la bulle est rompue, ce qui arrive très vite, l'ulcération qui en résulte s'agrandit peu à peu, devient confluente avec les ulcérations voisines de façon à envahir quelquefois de grandes surfaces dénudées qui se cicatrisent très lentement ou se recouvrent de croûtelles jaunâtres tombant au bout de quelques jours, de quatre à six.

Marche. — La maladie procède par poussées, soit successives, soit subintrantes.

Quand la terminaison doit être fatale, le petit malade est

bientôt atteint de muguet, de gastro-entérite, et succombe au bout de sept ou quinze jours.

Diagnostic. — L'âge des enfants malades, le caractère épidémique de l'éruption, différencient ce pemphigus de l'*érythème iris*, de l'*urticaire bulleuse*, etc. ; ses localisations le font distinguer de l'*impétigo contagiosa* qui survient chez les enfants de deux à six ans et s'observe surtout à la face, et de la *syphilis* dont les manifestations bulleuses siègent toujours aux régions palmaires et plantaires.

Pathogénie. — Ce serait pour beaucoup une affection parasitaire.

Almquist, de Göteborg, a trouvé dans les bulles un micro-organisme spécial, ressemblant au staphylococcus pyogenes aureus mais donnant lieu, quand on l'inocule sous la peau, non à de la suppuration, mais à une véritable bulle de pemphigus.

PEMPHIGUS SUCCESSIF

A KYSTES ÉPIDERMIQUES

L. Brocq désigne sous ce nom « provisoire » une affection rare dont il ne connaît que trois cas, dont un étudié par E. Vidal sous le titre de : *Lésions trophiques d'origine congénitale à marche progressive*, et un autre publié par H. Hallopeau sous le nom de *Dermatite bulleuse infantile avec cicatrices indélébiles et kystes épidermiques*.

Symptomatologie. — Cette affection est constituée par
« des éruptions successives de bulles discrètes, peu nombreuses, irrégulières de forme, transparentes, citrines,
plus souvent un peu rougeâtres, parfois hémorrhagiques...
Cette tendance aux légères hémorrhagies au niveau des
bulles semble être un des caractères de l'affection...

Les bulles se produisent sans la moindre douleur. Après
avoir persisté pendant un certain temps, elles disparaissent
en laissant aux places qu'elles ont occupées une surface
rouge, parsemée de petits points blanchâtres multiples,
de la grosseur d'une tête d'épingle, et ressemblant au premier abord à de toutes petites pustules ou à des perles.
Quand on déchire l'épiderme qui les recouvre, on voit que
ces points sont constitués par une matière blanchâtre, solide, épidermique et sébacée. »

Le tégument est sec, d'aspect xérodermique, rouge et
lisse ou cicatriciel dans les régions atteintes.

Celles-ci, « presque toujours les mêmes chez le même
sujet, sont les mains, la face, les bras et les avant-bras, les
jambes, mais le reste du corps peut être envahi ».

La maladie débute dès la naissance et semble avoir une
durée indéfinie.

Traitement des pemphigus. — A l'exception du pemphigus aigu dans lequel L. Brocq recommande les toniques
et surtout la quinine, l'ergotine, la caféine, le fer à doses
massives et localement les bains prolongés ou les poudres
sèches suivant les cas, et du pemphigus épidémique des
nouveau-nés dont les lésions doivent être isolées pour éviter l'inoculation et pansées antiseptiquement, toutes les
autres formes de pemphigus réclament le même traitement.

Le malade devra d'abord être soumis aux règles d'une

hygiène appropriée qui comportera en particulier l'éloignement de l'air humide et salin.

Au point de vue interne, on a donné et vanté l'arsenic (J. Hutchinson et Duncan Bulkley), les acides (Rayer), les limonades sulfurique et nitrique (Bamberger), le sulfate de strychnine (Lailler), mais aucun de ces médicaments ne semble avoir une action spécifique. On se contentera, dans la plupart des cas, d'obéir aux indications fournies par l'état général du malade.

Localement, on emploiera, suivant les circonstances, les poudres astringentes : quinquina, sous-carbonate de fer, le liniment oléo-calcaire, la vaseline boriquée, les bains continus.

E. Besnier et A. Doyon conseillent, contre le prurit, les lotions avec la décoction de feuilles de coca, 4 grammes par litre d'eau, et, lorsqu'il y a des poussées congestives intenses, l'enveloppement dans des compresses de lint imbibées de la solution suivante :

Salicylate de soude	2 grammes.
Bicarbonate de soude	1 —
Eau	100 —

(H. Hallopeau.)

PERLÈCHE

Synonymie. — Bridou.

J. Lemaistre a décrit sous ce nom en 1886 une affection spéciale des commissures labiales chez les enfants, toujours bilatérale, limitée ordinairement au pourtour des commissures parfois fissurées.

L'épiderme des lèvres est blanchâtre, macéré, desquamant; le derme rouge.

La perlèche n'occasionne qu'un peu de gêne ou de cuisson, quelquefois une douleur assez vive ou un léger écoulement de sang au niveau des fissures.

C'est une affection à marche rapide, récidivante, contagieuse et due au streptococcus plicatilis, hôte des eaux stagnantes, des puits et des fontaines.

Elle pourrait être confondue avec l'*eczéma séborrhéique de la portion rouge de la partie cutanée des lèvres* dont elle se distingue par son caractère de contagiosité; avec l'*herpès labialis* qui s'en différencie par ses vésicules et avec les *plaques muqueuses* accompagnant toujours d'autres accidents secondaires syphilitiques.

Traitement. — Le traitement d'après J. Lemaistre doit consister dans l'attouchement des commissures malades à l'aide de sulfate de cuivre ou d'alun.

PHTHIRIASE

Synonymie. — Maladie pédiculaire. — Pediculosis. — Phthiriasis. — Morbus phthirius ou pedicularis. — Pedicularia.

Définition. — Tels sont les noms donnés à l'affection cutanée produite par les poux, insectes de la famille des pédiculidés, qui sont de trois espèces : les poux de tête, les poux de corps, les poux du pubis.

PÉDICULOSE DE LA TÊTE

Parasite. — Le pou de tête (*pediculus capitis*) est grisâtre, long de un à deux millimètres, large de un demi à un millimètre; il habite la chevelure dans laquelle il dépose ses œufs (lentes) collés aux cheveux sous la forme de petits grains grisâtres, visibles à l'œil nu.

Les femelles, plus nombreuses que les mâles, pondent en quelques jours un très grand nombre d'œufs éclos très rapidement d'où la multiplication considérable des parasites.

Symptomatologie. — Le pou manifeste d'abord sa présence par des démangeaisons plus ou moins violentes, se produisant surtout au niveau de la nuque et provoquant des grattages et des excoriations de la peau bientôt suivies d'éruptions (*eczéma pédiculaire*) papuleuse, vésiculeuse, pustuleuse, d'où formation de croûtes sèches, jaunâtres ou grisâtres, adhérentes aux cheveux (*impetigo granulata*). (Voir la planche XXXVI).

La dermite occasionnée envahit la nuque jusqu'aux épaules et peut, chez certains sujets : (enfants lymphatiques, femmes à chevelure longue et mal soignée), provoquer des adénites, lymphangites, et, dans le cuir chevelu, des abcès, des éruptions diverses : placards rouges, granuleux, humides (*teigne granulée*); éruptions eczémateuses, impétigineuses, ecthymateuses, plus ou moins suintantes, qui agglutinent les cheveux en une masse (*trichoma* ou *plique*) d'où s'échappe une odeur fétide.

Chez de jeunes enfants, la phthiriase du cuir chevelu peut être la cause de troubles généraux variés : agitation, insomnie, amaigrissement, troubles digestifs et nerveux.

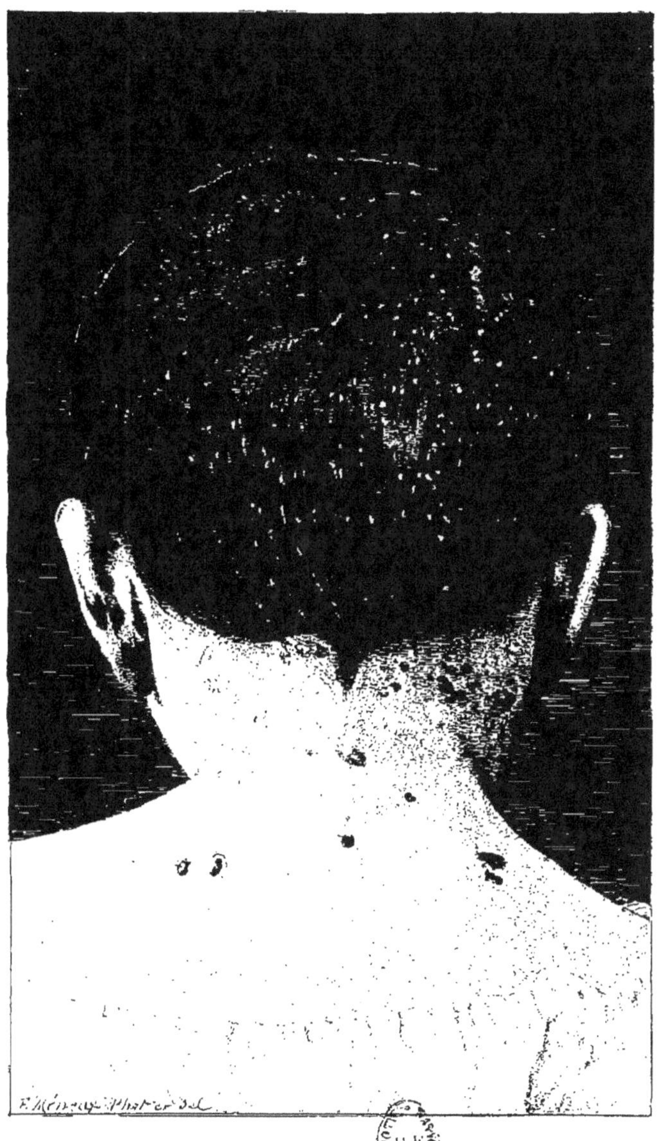

Pl. XXXVI. — Impetigo granulata.

Diagnostic. — Le diagnostic de cette forme de pédiculose est facile par l'examen des cheveux entre lesquels on voit courir les parasites et sur lesquels se détachent les lentes siégeant le long du cheveu, d'autant plus près de l'extrémité libre que l'affection est plus ancienne.

PÉDICULOSE DU CORPS

(Voir la planche XXXVII.)

Parasite. — Le pou de corps (pediculus humanus, pediculus corporis, pediculus vestimenti), de couleur blanc sale, plus long et plus gros que le pou de tête, long de deux à trois millimètres, large d'un millimètre environ, habite les parties du vêtement le plus en contact immédiat avec la peau, comme le col et la ceinture.

C'est à lui qu'est dû le prurigo pédiculaire caractérisé, au point de succion, par une papule urticarienne accompagnée de violentes démangeaisons d'où un grattage énergique qui écorche le sommet de la papule et produit des excoriations épidermiques linéaires plus ou moins étendues.

Symptomatologie. — L'aspect est alors typique : aux régions d'élection, on voit de petites papules urticariennes, des papules de prurigo (*prurigo pédiculaire*) à sommet noirâtre et des excoriations linéaires caractéristiques qui, une fois guéries, restent pigmentées pendant quelque temps.

Souvent se produisent des lésions de complication provoquées par les inoculations de microbes pyogènes vulgaires auxquels le grattage offre de faciles portes d'entrée et consistant en furoncles, abcès dermiques, lymphangites, etc. ; toutes ces lésions reposent, quand la phthiriase est ancienne, sur une peau épaissie, pigmentée en brun plus ou moins clair et en noir dans certains cas de phthiriase invétérée (*mélanodermie parasitaire*).

Dans ces cas, on peut constater des troubles de la santé générale : insomnie, amaigrissement, diarrhée, faiblesse, etc., etc.

Pronostic. — Le pronostic est bénin, mais les récidives sont fréquentes.

Diagnostic. — Il est rare de découvrir le parasite lui-même sur le tégument, car il habite les plis du vêtement; le diagnostic s'impose par le siège des lésions qui prédominent à la nuque et aux épaules d'une part, aux reins et à la taille d'autre part (double ceinture de HEBRA). (Voir la planche XXXVII.)

La *gale* se différencie de la pédiculose du corps en ce que dans la première de ces deux affections les lésions de prurigo siègent à l'abdomen, à la partie antérieure des aisselles, dans les espaces interdigitaux, aux poignets, sur le gland.

PÉDICULOSE DU PUBIS

Parasite. — Le pou du pubis, vulgairement morpion (*pediculus pubis, phthirius inguinalis*), de couleur gris clair, long de deux millimètres et large d'un millimètre et demi, est remarquable par ses six pattes fortes et solides qui lui permettent de se cramponner fermement à la peau.

Siège. — Il peut envahir toutes les parties pileuses du

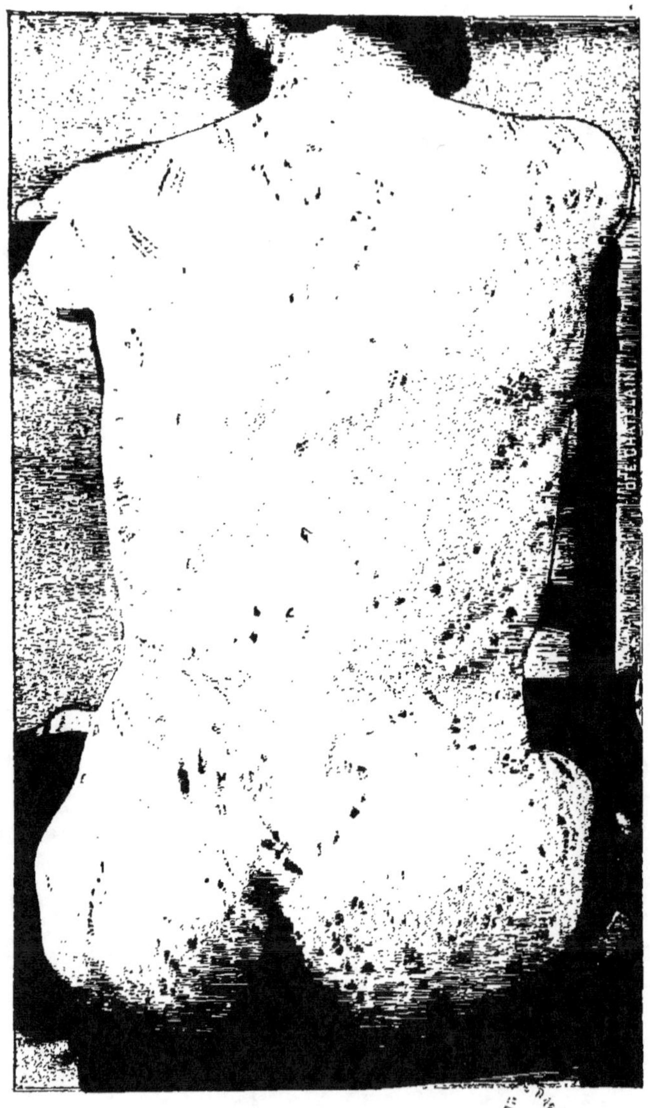

Pl. XXXVII. — Pédiculose du corps.

corps, pubis, abdomen, aisselles, sourcils, cils, barbe, exceptionnellement le cuir chevelu (cas de Trouessart) ; on le rencontre surtout à la région génitale et aux aisselles sur les poils desquels il dépose ses œufs sous forme de lentes.

Symptomatologie. — Les cuissons ou démangeaisons auxquels il donne lieu sont variables dans leur intensité : tantôt complètement nulles, tantôt intolérables.

Dans ce dernier cas, la présence du parasite se manifeste par des lésions de grattage, de l'érythème, du prurigo, parfois des éruptions eczémateuses.

Dans les deux cas, on trouve assez fréquemment sur l'abdomen et le haut des cuisses des taches discoïdes, grandes en moyenne comme une lentille, dites *taches ombrées, taches bleues* ou *ardoisées, taches phthiriaques, macules cyaniques*, pathognomoniques de la présence du parasite.

Celui-ci est peu visible à l'œil nu ; pour le découvrir, il faut souvent recourir à la loupe, l'attention étant presque toujours attirée sur les régions qu'il occupe par les lésions qui font prévoir sa présence.

Étiologie. — Il est généralement acquis dans les rapports sexuels, mais peut se transmettre aussi par contact médiat : cabinets d'aisances, voitures, vêtements, etc.

Traitement. — Dans les trois genres de phthiriase, le traitement a pour but : 1° la destruction du parasite et de ses œufs ; 2° la guérison des lésions de complication : eczéma, prurigo, etc. (voir ces mots).

Le pou de tête est plus facilement détruit chez l'homme et chez les enfants que chez la femme en raison de la chevelure plus ou moins longue que porte celle-ci et qu'il est absolument barbare de couper comme on le fait encore trop souvent aujourd'hui, sauf dans certains cas de plique.

Chez les premiers, pour faciliter le traitement, on devra commencer par couper les cheveux au ras ; chez tous, la tête sera savonnée tous les jours et lotionnée matin et soir avec une solution de sublimé à 1/500. DESCROIZILLES préconise les lotions faites avec la préparation suivante :

Teinture de pyrèthre. . . . . . . 30 grammes.
Teinture de romarin. . . . . } aa 15 —
Teinture de quinquina. . . . }
Alcool. . . . . 40 —

Outre ces lotions, on pourra faire une fois ou deux une application d'onguent napolitain, ou, s'il n'est pas toléré, de glycéré cadique.

Pour détruire les œufs, le meilleur moyen consiste à lotionner les cheveux avec une solution de sublimé dans du vinaigre chaud à 1/300 et à les démêler avec un peigne fin, en métal, trempé dans le même liquide.

Pour les poux de corps, le traitement le plus simple réside dans les soins de propreté et quelques bains sulfureux ; s'il ne suffit pas, il faut ajouter à l'emploi des bains, des lotions avec une solution de sublimé au 1/1000 ou une solution phéniquée au 1/100 et des fumigations cinabrées (?).

Dans tous les cas, le changement de linge et la désinfection complète des vêtements sont absolument indispensables.

Contre les morpions, il faut employer l'onguent gris en frictions pendant deux ou trois jours. Si ce moyen est trouvé trop sale ou trop irritant, on peut y substituer des lotions au sublimé à 1/500, des bains de sublimé à

·10 grammes pour 200 litres d'eau, des applications de pétrole, etc.

PIÉDRA (Osorio de Bogota)

Synonymie. — Chignon-fungus d'Hermann Beigel. — Maladie de Beigel.
— Trichomycose noueuse ou nodulaire de Juhel-Renoy.

C'est une affection rencontrée surtout en Colombie sur les cheveux des femmes, très rarement dans la barbe des hommes.

Elle est caractérisée par de petites nodosités de couleur moins foncée que celle du cheveu, disposées irrégulièrement le long de la tige du poil dont la racine est intacte mais qui devient lanugineux et frisé ; son enchevêtrement avec les cheveux voisins donne lieu à la *plique colombienne*.

Les granulations de la piédra sont constituées par un parasite spécial à mycélium.

C'est une affection sans gravité que sa localisation suffit pour distinguer du *lépothrix* de Wilson et que son parasite empêche de confondre avec la *trichorrhexis nodosa*, le *monilethrix*.

La piédra, probablement contagieuse, se guérit, d'après Juhel-Renoy et Lion, au moyen de lotions avec l'eau très chaude ou la liqueur de Van Swieten.

PITYRIASIS CIRCINÉ ET MARGINÉ

C'est une affection d'aspect semblable à celle du *pity-riaris rosé* de GIBERT, dont E. VIDAL la distingue par la présence d'un parasite spécial, le *microsporon anomœon ou dispar*, par l'asymétrie de l'éruption comparée à la symétrie de celle du pityriasis rosé de GIBERT, par la marche régulière ici et irrégulière là.

Traitement. — Le traitement consiste en bains sulfureux et pommades au goudron ou en bains alcalins et pommade au calomel ou au turbith à 1/30.

PITYRIASIS ROSÉ DE GIBERT

(Voir la planche XXXVIII.)

Synonymie. — Pityriasis rubra aigu maculata et circinata. — Pityriasis pseudo - exanthématique et Arthritide pseudo - exanthématique squameuse de BAZIN. — Eczéma érythémateux orbiculaire et circiné de WIL-SON. — Herpès tonsurant maculeux et squameux de HEBRA et KAPOSI. — Pityriasis circiné de HORAND. — Pityriasis disséminé et circiné de HARDY. — Erythème papuleux desquamatif d'E. VIDAL. — Pseudo-exanthème érythémato - desquamatif d'E. BESNIER. — Roséole squameuse de A. FOURNIER.

Définition. — Le pityriasis rosé de GIBERT, isolé comme entité morbide distincte par ce dermatologiste en 1860, est

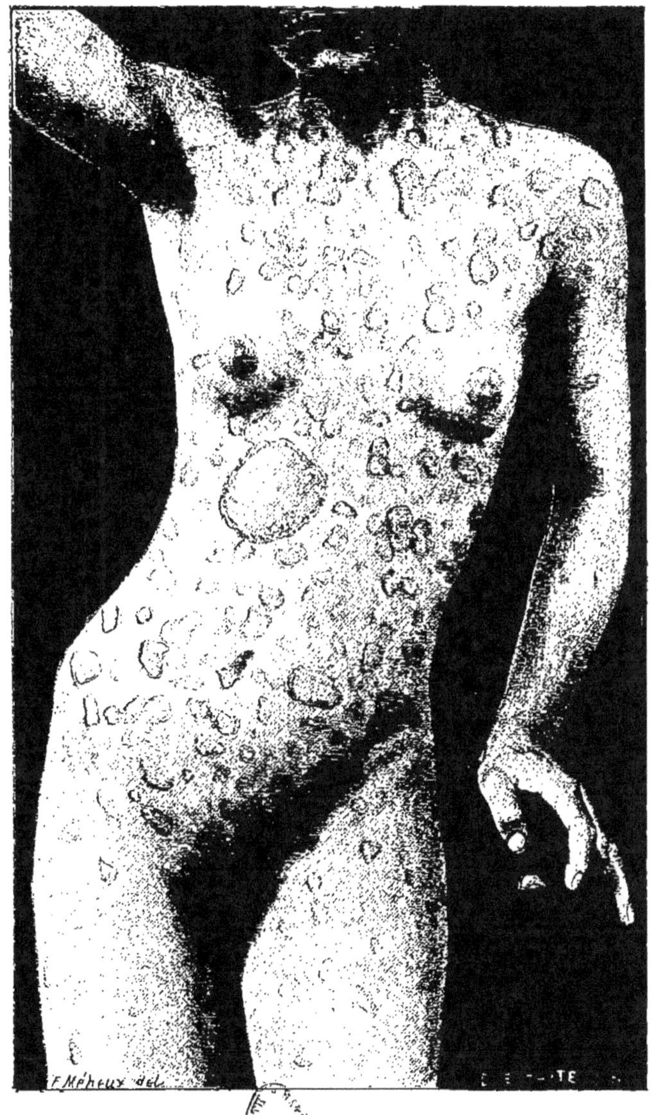

Pl. XXXVIII. — Pityriasis rosé de Gibert.

une affection pseudo-exanthématique dont la nature (parasitaire?) est encore inconnue et caractérisée, à sa période
d'état, par une éruption siégeant surtout au tronc et à la
partie supérieure des membres.

Cette éruption consiste en taches rosées (macules), de
dimension variant de celle d'une lentille à celle d'une pièce
de cinq francs en argent, parfois légèrement saillantes (papules) au début, mais s'aplatissant très vite, s'agrandissant
et devenant rapidement squameuses du centre à la périphérie où la desquamation forme une sorte de collerette
entourée d'une aréole érythémateuse plus ou moins complète tandis que le centre de la tache prend un aspect plissé
caractéristique.

Symptomatologie. — L. BROCQ a démontré que l'éruption
débutait par une plaque unique (plaque primitive), plus
ou moins grande, à siège variable, de forme ovalaire ou
circulaire, présentant les caractères ci-dessus décrits et
persistant seule pendant un laps de temps plus ou moins
long (quatre à quinze jours).

La maladie peut présenter plusieurs formes ; les taches
peuvent être plus ou moins nombreuses : ici, discrètes ; là,
confluentes ; plus ou moins grandes : ici, larges comme un
pois (*pityriasis maculata*), là, formant par leur cohérence
de vastes placards ; ailleurs circinées et encadrées exactement par un bord rouge (*pityriasis circinata*) : en général,
leur étendue ne dépasse guère celle de l'ongle (GIBERT). La
couleur des éléments éruptifs est, elle aussi, variable, passant du rose au gris.

Les symptômes subjectifs ne sont pas constants ; chez
certains sujets, la démangeaison n'existe pour ainsi dire
pas ; chez d'autres, elle peut être très vive et très difficile
à soulager. On a signalé, comme symptômes prodromiques

(Bazin, Hardy), des douleurs dans les membres, de la courbature, de l'inappétence, une fièvre légère, symptômes disparaissant quand survient l'éruption (Bazin).

Marche. — Les éléments éruptifs apparaissent successivement et la marche de l'affection est ordinairement typique : débutant par le thorax (partie supérieure et cou), très abondante sur ses parois latérales, l'éruption descend symétriquement sur les membres supérieurs et inférieurs, ne dépassant pas souvent les poignets et les jambes et n'atteignant que rarement la tête. (Bazin disait cependant l'observer ordinairement sur la face et le cuir chevelu). L'évolution est cyclique, mais la durée est variable, le plus souvent de quinze à soixante jours mais pouvant dépasser ce terme largement.

Pronostic. — C'est une affection sans gravité, peu ou pas récidivante (Thibierge), non contagieuse et guérissant le plus souvent spontanément.

Diagnostic. — Dans les cas typiques, le diagnostic s'impose, mais parfois il y a lieu de le discuter.

L'*eczéma séborrhéique* du tronc ressemble quelquefois au pityriasis rosé de Gibert, surtout quand celui-ci a été irrité d'une façon quelconque, mais, outre que dans l'eczéma séborrhéique le prurit est souvent plus intense, la marche de l'affection éclaire le diagnostic.

L'*herpès circiné*, que l'on pourrait confondre avec la plaque primitive, s'en distingue par ses bords plus nettement arrondis, vésiculeux et par l'examen microscopique.

Le *psoriasis* à petits éléments peut ressembler au pityriasis rosé de Gibert, mais le grattage avec l'ongle développera dans le premier cas une desquamation nacrée caractéristique ; la marche de ces deux affections est aussi bien différente.

Parfois, le *pityriasis versicolor* simule le pityriasis rosé de Gibert, mais, outre que, dans la première de ces maladies la plaque, plus jaunâtre, laisse l'ongle détacher à son niveau une lamelle épidermique caractéristique, on aura encore, pour éclaircir le diagnostic, la découverte du parasite d'EISCHTEDT.

Enfin, on doit citer la confusion faite par les médecins peu habitués aux choses de la peau entre la *roséole syphilitique*, jamais ou presque jamais squameuse, et le pityriasis rosé de Gibert dans lequel la présence de squames suffira pour fixer le diagnostic.

Étiologie et Pathogénie. — Le pityriasis rosé de Gibert paraît s'observer plus fréquemment en été et plus souvent chez les jeunes enfants et chez les femmes (GIBERT).

On a signalé dans le pityriasis rosé de Gibert la dilatation de l'estomac et l'existence de troubles gastriques (L. JACQUET).

Ce serait pour O. LASSAR, de Berlin, une maladie de nature infectieuse.

Traitement. — Le seul traitement utile consiste en bains d'amidon et en applications de glycéré d'amidon pour calmer les démangeaisons et en purgatifs salins si l'état des voies digestives l'indique. Toutefois, chez les sujets dont la peau n'est pas irritable on pourrait user des bains sulfureux et d'une pommade soufrée.

O. LASSAR conseille la lotion suivante :

<pre>
Acétate de plomb . . . .)   2 grammes.
Sulfate de zinc . . . . } aa 300   —
Eau distillée. . . . .)
</pre>

PITYRIASIS RUBRA DE HEBRA

Synonymie. — Pityriasis rouge de HARDY.

Définition. — HEBRA a décrit, le premier, une dermatose spéciale, très rare et caractérisée pendant toute sa durée par une rougeur inflammatoire, uniforme du tégument, accompagnée d'une desquamation généralement furfuracée, continue, sans jamais présenter aucune autre lésion élémentaire : papules, vésicules, bulles, pustules.

Symptomatologie. — La maladie paraît débuter au niveau des plis articulaires, par des placards squameux, secs, de couleur rouge vif. Ces plaques augmentent peu à peu en étendue et en nombre, de telle sorte qu'au bout d'une ou deux années, la totalité du tégument est envahie.

La peau est alors uniformément d'un rouge vif pâlissant à la pression du doigt ou d'un rouge livide dans les régions déclives; elle est sèche, desquamant finement ou en minces lamelles un peu plus larges; les régions palmaires et plantaires sont pâles et recouvertes d'un dépôt épidermique épais et brillant.

La peau reste toujours sèche et présente une température plus élevée qu'à l'état normal.

Les malades se plaignent cependant continuellement de frissons. Ils accusent aussi un prurit très modéré surtout au début, devenant parfois d'une intensité considérable. Au bout d'un certain temps, deux ou trois ans en moyenne, le tégument s'épaissit, devient tendu, œdématié; la peau, unie, brillante, prend une teinte cyanosée et se rétracte, fléchissant les doigts, amenant les paupières inférieures en ectropion, empêchant le patient d'ouvrir complètement la bouche.

Le système pileux (cheveux et poils) devient grêle et est détruit peu à peu; les ongles deviennent minces, fragiles, vitreux, cassants ou épaissis et friables.

Sur certains points, l'épiderme se fissure, le derme s'ulcère soit spontanément soit par suite d'un décubitus prolongé.

Bientôt le malade, complètement cachectisé, tombe dans le marasme et meurt, emporté souvent encore par une complication quelconque : pneumonie, tuberculose, diarrhée.

Pronostic. — Le pronostic du pityriasis rubra de HEBRA était jusqu'à présent toujours donné comme très grave ; actuellement il semblerait y avoir des cas moins funestes. (KAPOSI, L. BROCQ, E. VIDAL.)

Diagnostic. —Le diagnostic est très difficile, en raison de la multiplicité des affections rouges squameuses (*Erythrodermies exfoliantes* d'E. BESNIER et A. DOYON) qui peuvent simuler le pityriasis rubra. Il y a lieu surtout de le différencier avec le *psoriasis*, le *lichen ruber* et le *pemphigus foliacé*.

Dans le *psoriasis*, existent des papules et une infiltration du derme qui manquent dans le pityriasis rubra ; en outre la généralisation de l'éruption est toujours plus évidente dans cette dernière maladie.

Les mêmes caractères séparent le pityriasis rubra du *lichen ruber généralisé*, dans lequel, d'ailleurs, la desquamation est beaucoup moins abondante.

Enfin, dans le *pemphigus*, la peau, toujours un peu suin-

tante, contraste avec la peau sèche du pityriasis rubra de
HEBRA.

Étiologie. — On ignore la cause de cette maladie qui
jusqu'à présent n'a été observée que chez des sujets du
sexe masculin.

Anatomie patholoique. — Dans deux cas, HANS HEBRA
a trouvé des lésions inflammatoires du derme, surtout
autour des vaisseaux; plus tard, une atrophie du réseau de
Malpighi, disparition des papilles, sclérose du tissu conjonctif et hypertrophie du tissu élastique.

PITYRIASIS RUBRA BÉNIN

E. VIDAL et L. BROCQ pensent qu'il existe des formes
bénignes du pityriasis rubra de HEBRA; l'une, le *pityriasis
rubra subaigu bénin* « caractérisé par une éruption prurigineuse généralisée, rouge, desquamant en fines lamelles
pityriasiques, par une légère élévation de la température à
la période d'invasion et d'état, par l'intégrité des phanères
et par une terminaison par la guérison complète au bout de
six à sept mois »; l'autre, le *pityriasis rubra chronique
bénin*, caractérisé « par une éruption d'une multitude de
petits éléments rouges, quasi papuleux, mais ne faisant pas
de saillies bien notables, variant comme grosseur de celle
d'une petite tête d'épingle à celle d'une lentille et plus,
squameuses, d'abord isolées, puis confluentes et formant
alors des nappes rouges; elles ressemblent à des éléments
anormaux de psoriasis; on les voit surtout au cou, aux

parties latérales du tronc, aux avant-bras, à la partie externe des membres inférieurs.

En certains autres points, surtout au devant de la poitrine, l'éruption revêt la forme d'une rougeur diffuse avec des sortes de craquelures rappelant un eczéma avorté.

Les squames sont fines, furfuracées, blanchés, comme micacées, adhérentes, psoriasiformes, surtout au niveau des papules; mais on ne peut en ces points obtenir par le grattage la surface rouge, lisse, luisante, avec piqueté hémorrhagique du psoriasis.

L'éruption est prurigineuse; elle évolue fort lentement, met plusieurs mois ou un an à se généraliser, et encore, au bout de ce laps de temps, certains points du corps comme le visage sont-ils peu atteints.

Au bout de plusieurs années (dix-neuf ans chez le deuxième malade que j'ai vu) la rougeur se fonce davantage devient violacée et comme purpurique en certains points : en même temps les téguments s'amincissent et se plissent. Mais même à cette période avancée l'état général est satisfaisant, on retrouve encore des vestiges d'éléments quasi papuleux, et çà et là surtout au visage et au devant de la poitrine, quelques minuscules lambeaux de peau presque indemne, particularités des plus importantes qui ne permettent pas de confondre ce type avec le *pityriasis rubra ordinaire*, mais qui en font une forme intermédiaire au *lichen ruber*, au *psoriasis,* au *pityriasis rubra pilaris* et au vrai *pityriasis rubra.* » (L. Brocq).

Traitement. — De l'avis unanime de tous les dermatologistes il n'existe actuellement aucun traitement rationnel du pityriasis rubra.

Le traitement externe se rapproche de celui des pemphigus : poudres sèches ou applications humides ou huileuses, bains continus, etc.

PITYRIASIS RUBRA PILAIRE
OU FOLLICULAIRE (D'E. BESNIER)

(Voir la planche XXXIX.)

Synonymie. — Pityriasis pilaris de DEVERGIE et RICHAUD.

Définition. — « C'est une dermatose, disent E. BESNIER et A. DOYON, dont l'élément essentiel est une anomalie accidentelle de la kératinisation de l'épiderme, le phénomène objectif primordial, une hyperkératose exfoliante à petits lambeaux ayant pour foyer d'origine, pour siège fondamental, la paroi de l'infundibulum folliculaire, les glandes sébacées annexes et le lit unguéal, c'est-à-dire les points où l'évolution physiologique de l'épiderme est particulièrement active.

La multiplicité de ses lésions élémentaires — aspérités des orifices folliculaires, kératolyses de types variés, rougeur avec exagération des plis superficiels de la peau — non moins que la multiformité et le caractère protéiforme des efflorescences selon les diverses phases de l'évolution ou les différente slocalisations anatomo-topographiques, lesquelles reproduisent successivement ou simultanément les apparences du psoriasis, de l'ichthyose ansérine, du « lichen pilaire », de la xérodermie pilaire simple ou érythémateuse, du « lichen ruber », du « pityriasis rubra » etc., l'avaient

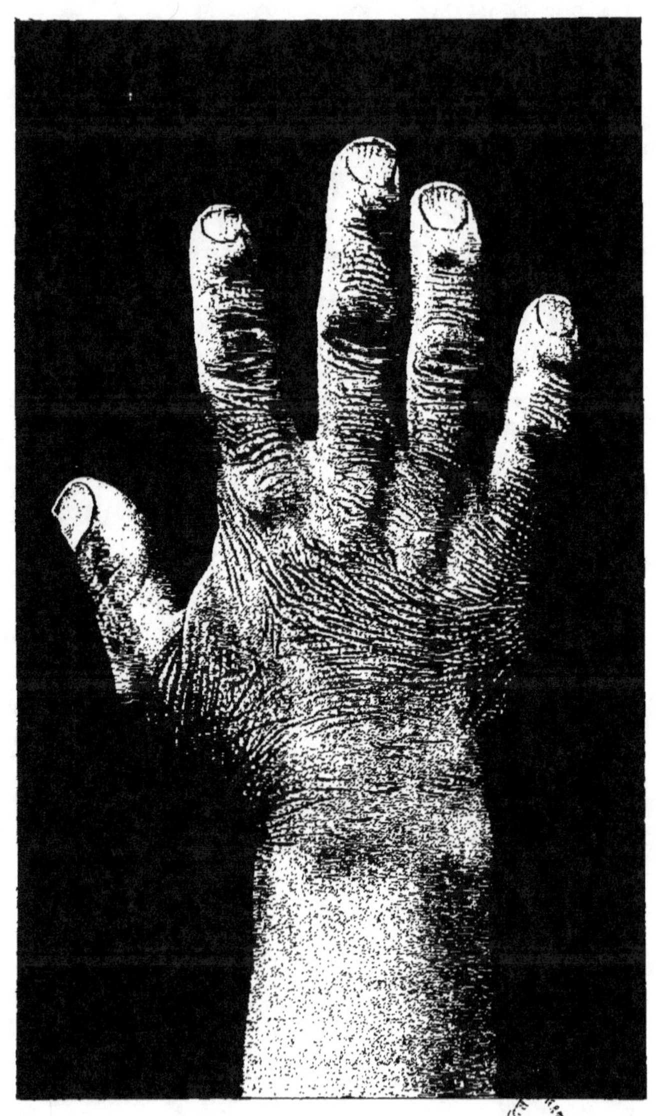

Pl. XXXIX. — *Pityriasis rubra pilaire.*

fait confondre, et la font encore aujourd'hui confondre, par beaucoup d'observateurs avec l'une ou l'autre de ces diverses affections. »

D'après E. Besnier et A. Doyon, auxquels nous empruntons souvent textuellement les détails de cet article, le tableau clinique dermatographique du pityriasis rubra pilaire comprend trois éléments principaux :

a. Les aspérités des orifices folliculaires ;

b. La desquamation ;

c. La rougeur avec exagération des plis de surface de la peau.

a. *Les aspérités des orifices folliculaires* (cônes cornés, cônes épidermiques, circumpilaires ; comédons pilaires, papules cornées, etc.) sont des aspérités de forme variable, coniques, filiformes, rondes, ombiliquées, déformées, etc. ; discrètes ou cohérentes, assez petites parfois pour n'être vues qu'à la loupe ou hautes de plusieurs millimètres ; elles desquament dès le début et sont d'un blanc grisâtre, grisâtres, plâtreuses, argentées, mates, ternes, plus rarement d'un rouge pâle ou rouge brun, rouges ou d'un rose jaunâtre, brillantes, redevenant opaques ou desquamant par le grattage. Le sommet est plein et fermé, mousse ou inégal ou au contraire tronqué et donnant issue à un poil cassé à peu de distance du tégument engainé ou non d'un étui sébacéo-squameux d'un aspect variable suivant la prédominance de l'élément pilaire ou de l'anneau épidermique mais caractéristique de l'affection dans son lieu d'élection, la face dorsale des phalanges. Par suite de la coalescence de plusieurs éléments, se forme « une petite plaque squameuse, que l'on reconnaît à la loupe ou à un examen très attentif, composée d'éléments montrant encore le point central et conservant à la face profonde les cônes pilaires inférieurs associés ». Ces petites plaques, en devenant elles-mêmes confluentes, constituent des placards granités à aspect différent suivant la région, striés de lignes parallèles, disposées en quadrilles, en losange, ou en mosaïque plus ou moins irrégulière, desquamant uniformément et ressemblant à l'eczéma chronique lichénoïde, au psoriasis, au lichen planus, etc.

b. *Desquamation, exfoliation, élimination de la couche cornée de l'épiderme et des phanères.* — Cette exfoliation est essentielle, idiopathique, elle est souvent, principalement au cuir chevelu ou au visage, un des premiers symptômes de la maladie. La desquamation est surtout pityriasique, exagérant les plis de la peau qui est sèche, dure, rugueuse, rappelant l'aspect de la peau ansérine, de la xérodermie, de l'ichthyose ; parfois elle est lamelleuse, (faces palmaires et plantaires), formant des couches épaisses et adhérentes, grasses comme dans la séborrhée (visage) ou sèches et micacées comme dans le psoriasis (coudes et genoux).

Les cheveux et la barbe sont en général peu atteints ; les autres poils peuvent rester sains, croître avec exubérance d'une façon généralisée ou partiellement, ou, au contraire, tomber et même présenter chez un même sujet tous ces caractères réunis.

Les ongles sont plus ou moins altérés ; ordinairement, dès le début de la maladie, ils sont grisâtres, opaques, striés longitudinalement ou transversalement, ponctués et « choses plus caractéristiques, régulièrement dans sa moitié ou dans son tiers inférieurs, l'ongle s'épaissit, change de consistance, prend l'aspect du tissu « moelle de jonc », est rejeté en arrière par l'hyperplasie du lit qui se tuméfie, devient visible, faisant au-dessus et en arrière de la pulpe un bourrelet exfoliant dont le dos est indistinct de la face adhérente de la lame cornée ; tout cela avec l'intégrité typique de la région matriciale, sans décollement ni chute ».

En même temps l'ongle devient douloureux soit spontanément, soit au contact des corps étrangers.

c, *Rougeur; exagération des plis de surface de la peau. Hyperhémie et infiltration de la couche papillaire du derme.*

La rougeur se montre après les aspérités soit à leur pourtour, soit dans leurs intervalles ; elle est constante, parfois masquée par la desquamation pityriasique mais de teinte variable : rose pâle, rouge, jaunâtre, orangée, chamois, etc., disparaissant en partie sous la pression du doigt. Quand l'affection est à sa période d'état, les plaques, en se réunissant, donnent naissance à des îlots soit isolés, soit se réunissant eux-mêmes pour former de vastes nappes au niveau desquelles, la rougeur, l'infiltration légère de la couche papillaire du derme, l'exagération des plis de surface de la peau, la desquamation « constituent définitivement l'état de pityriasis rouge. »

L'état général n'est jamais altéré, en dehors d'un certain degré d'amaigrissement qui n'est d'ailleurs que passager.

Il y a des malades, chez lesquels on constate pendant l'état érythémateux et desquamatif une élévation de température manifeste surtout le soir, la sensibilité au froid, des frissons, quelques troubles nerveux ou digestifs. Chez d'autres existent des sensations de prurit plus ou moins localisé, des sensations de picotement, de brûlure, etc. plus ou moins intenses.

Marche. — Durée. — Le pityriasis rubra pilaire a, en lui-même, une marche toujours lente, mais le début est brusque ; l'affection cutanée, précédée ou non de troubles de la sensibilité envahit rapidement (en deux mois par exemple) une grande partie de la surface tégumentaire. Ce sont les parties découvertes (face, mains, plus rarement le cou, le tronc, l'abdomen, les membres) que les lésions atteignent d'abord, variables dans leurs manifestations selon-les régions observées; à la face, on constate une rougeur plus ou moins vive, une desquamation plus ou moins abondante; aux mains et aux pieds, c'est une desquamation lamelleuse avec ou sans érythème; au tronc et sur les membres, on remarque soit de la sécheresse, de la desquamation, de la rougeur, soit des saillies miliaires, rouges, papuliformes.

L'affection peut en rester là pendant longtemps et ne se généraliser en prenant les caractères plus ou moins typiques que bien longtemps après.

Dans sa généralisation, elle procède, en principe, de haut en bas, mais avec des rémissions, des pseudo-guérisons plus ou moins accentuées.

Au total, la maladie a une durée indéfinie en raison des récidives qui sont fatales.

Pronostic. — C'est donc, quoique ne compromettant pas l'existence, une affection grave à pronostic réservé.

Diagnostic. — « Dans les cas réguliers et complets observés à une époque déjà avancée du processus, le pityriasis rubra pilaire réunit un ensemble de caractères propres qui l'individualisent au plus haut degré comme type morbide et qui ne permettraient à aucun observateur informé de le méconnaître, alors même qu'il le rencontrerait pour la première fois.

L'enveloppement épais, gras et pityriasique du cuir chevelu, la rougeur desquamative de la face avec tension de la peau et ectropion léger, ou son ensevelissement uniforme sous une couche plâtreuse, sèche et adhérente, les saillies ponctuées xérodermiques, blanches, grises ou rouges, squameuses, centrées par les poils et manifestes sur le dos des phalanges comme lieu d'élection, les lésions exfoliantes symétriques des faces palmaires et plantaires, les altérations en moelle de jonc du segment inférieur des ongles et du lit unguéal, la rougeur pityriasique avec exagération élégante et fine des plis superficiels de la peau, la marche subaiguë, lente ou chronique, l'absence de phénomènes généraux graves, etc., etc., font de cette affection ainsi développée, l'une des plus aisées à reconnaître et des plus caractéristiques.

De même encore dans les cas moins avancés ou moins complets, la réunion de deux ou de plusieurs phénomènes qui sont propres au pityriasis pilaire, par exemple les groupes pilaires du dos des phalanges, la desquamation spéciale du cuir chevelu, ou de la face, les lésions unguéales, la desquamation localisée des faces palmaires et plantaires, etc, individualisent encore à ce point la maladie que l'apprentissage de son diagnostic est des plus courts et des plus aisés. » (E. BESNIER et A. DOYON.)

Toutefois, il y a lieu d'établir le diagnostic différentiel entre le pityriasis rubra pilaire et l'*ichthyose*, le *lichen ruber*, le *pityriasis rubra de Hebra*, le *psoriasis*.

L'*ichthyose*, à l'encontre du pityriasis rubra pilaire, est héréditaire et débute toujours dans les premiers temps de la vie, respecte régulièrement les plis articulaires, le cuir chevelu et le col toujours atteints à l'excès dans le pityriasis pilaire, enfin n'offre ni la rougeur caractéristique, ni les altérations unguéales, ni les lésions exfoliantes des faces palmaires et plantaires, ni les périodes de guérison du pityriasis rubra pilaire.

Dans la *xérodermie pilaire érythémateuse* ou la *xérodermie ichthyosique* commune, le début a lieu dans la seconde enfance, la lésion évolue dans des proportions restreintes, sur des territoires déterminés et manque de

toutes les altérations palmaires, plantaires, unguéales, etc.
du pityriasis rubra pilaire.

Le *pityriasis rubra de Hebra*, maladie le plus habituellement pernicieuse, ne revenant jamais en arrière, caractérisée surtout négativement et par élimination des autres
érythrodermies connues, diffère du pityriasis pilaire dont
il n'a ni les localisations folliculaires, ni les lésions
unguéales, ni même les lésions palmaires et plantaires du
même type.

Ces mêmes lésions, jointes aux altérations de la face et
du cuir chevelu constatées ici, distinguent suffisamment
le *lichen ruber* de WILSON avec ses papules vraies, vernis-
sées, polygonales, ses disques pigmentés, etc, du pityriasis
rubra pilaire que sa bénignité sépare encore des *lichens
ruber pur* de HEBRA et *acuminé* de KAPOSI, affections si
graves.

Enfin le *psoriasis* a été souvent confondu avec certaines
formes du pityriasis rubra pilaire dont les aspérités kératosiques, les plaques granitées des sommets articulaires,
les lésions unguéales peuvent rappeler les points initiaux
du psoriasis, ses placards et ses lésions unguéales, mais le
cône corné du pityriasis ne s'exfolie pas comme le point
psoriasique, saigne rarement; le psoriasis offre au cuir
chevelu des disques montagneux tout spéciaux, etc.

Étiologie. — Le pityriasis rubra pilaire apparaît à tout
âge, le plus ordinairement dans l'enfance ou pendant la
jeunesse; il a été observé plus fréquemment chez les hommes que chez les femmes, chez les descendants de nerveux,
les lymphatiques, les scrofulo-tuberculeux, les rhumatisants.

L'affection apparaît d'ordinaire sans cause déterminante
bien nette.

Nature. — Pathogénie. — « La nature intime et la pathogénie sont aussi profondément obscures que celles du psoriasis et de l'ichthyose. » (E. Besnier et A. Doyon.)

Traitement. — Aucun traitement interne n'a donné jusqu'à présent de résultat indiscutable.

Localement, on emploie des pommades énergiques à l'huile de cade, à l'acide pyrogallique, les emplâtres irritants mercuriels, de Vigo, rouge, à l'acide salicylique, etc., remplacés, s'il survient des phénomènes d'irritation par des cataplasmes émollients, des enveloppements humides, etc., etc.

PITYRIASIS SIMPLEX OU BLANC

Synonymie. — Herpès furfureux volatil (Alibert). — Pityriasis capitis. — Porrigo furfurans de Bateman.

Définition. — Le nom de pityriasis, sans qualificatif, s'applique à toute desquamation épidermique sous forme de poussières semblables à celles du son, furfuracée ou lamelleuse. On désigne sous le nom de pityriasis blanc ou simple, ce symptôme envisagé comme espèce nosologique distincte.

Symptomatologie. — La symptomatologie du pityriasis simplex varie suivant qu'il existe à la tête ou sur d'autres régions du corps, en particulier la face.

Au cuir chevelu, il est constitué par une poussière formée de squames épidermiques, minces, fines ou lamelleuses (*pityriasis lamelleux*) de couleur blanche ou grise, plus ou moins adhérentes, visibles sur les cheveux eux-mêmes et sur le col et les épaules des vêtements.

En même temps, existent une démangeaison plus ou moins intense et une chute des cheveux plus ou moins accentuée, d'où une alopécie transitoire ou parfois même définitive.

A la face, le pityriasis blanc est constitué par des taches ou des plaques (*dartres volantes farineuses*) plus ou moins grandes, arrondies ou ovalaires, à bord flou, d'une couleur blanche, grise ou rosée, fort peu saillantes et desquamant finement, soit spontanément, soit sous l'influence de la démangeaison légère qu'elles provoquent.

Pronostic. — D'un pronostic bénin, eu égard au peu de gravité des lésions, sauf en ce qui concerne le cuir chevelu, le pityriasis simplex, ordinairement tenace, récidive avec facilité.

Étiologie. — Les plaques du visage s'observent surtout chez les enfants à l'époque de la dentition et chez les jeunes femmes.

(Voir l'article *Séborrhée.*)

Traitement. — Le traitement interne s'appliquera particulièrement à l'état général du malade (alcalins, arsenicaux, sulfureux, anti-strumeux, etc.).

Localement, il faut, à la face, éviter tout irritant (vent, froid, soleil) ; laver le visage avec de l'eau salée, faire une onction avec une pommade comme celle-ci :

Oxyde de zinc	1 gramme.
Vaseline.	20 —
Teint. de benjoin.	X gouttes.

ou la suivante :

> Cold-cream frais. . . . .   30 grammes.
> Bicarbonate de soude. . .   2   —
> Térébenthine de Chio. . .   3   —
> Teinture de vanille. . ⎫
> Teinture d'ambre. . . ⎭ aa 2   —
>
> (MONIN.)

ou les pommades soufrées ou mercurielles :

> Soufre. . . . . . . ⎫
> Ichthyol. . . . . . . ⎭ aa   2 grammes.
> Vaseline . . . . . . ⎫
> Lanoline. . . . . . ⎭ aa 20   —

ou :

> Turbith minéral.. . . . .   1^{gr},50
> Beurre de cacao . . . . . 10 grammes.
> Huile de ricin 50   —
> Beurre du Pérou.   1   —
>
> (MALASSEZ.)

PITYRIASIS VERSICOLOR OU PARASITAIRE

(Voir la planche XL.)

Synonymie. — Chloasma de WILSON. — Crasse parasitaire. — Mycosis microsporina. — Pityriasis d'EICHSTEDT. — Tinea versicolor. — Taches hépatiques (*vulgo*).

Définition. — Le pityriasis versicolor est une affection produite par un champignon parasite végétal, le Microsporon furfur, découvert par EICHSTEDT en 1846, et distinguée cliniquement par sa couleur spéciale, en général café au lait, mais toutefois variable, plus ou moins claire, rosée, etc. (versicolor).

Symptomatologie. — La coloration particulière des taches qui tranchent sur la peau saine d'où un aspect bigarré qui a aussi valu à cette affection le nom qu'elle porte est souvent caractéristique.

C'est une couleur ordinairement café au lait (*pityriasis lutea* de HARDY) mais qui peut aller jusqu'au jaune brunâtre et même atteindre un ton complètement noirâtre (*pityriasis nigra* de WILLAN et BATEMAN, HARDY). Les taches sont tantôt lisses et brillantes, tantôt mates et squameuses, légèrement saillantes; elles sont assez adhérentes, mais l'ongle peut toujours facilement en détacher des lambeaux, ce qui constitue le signe dit « du coup d'ongle » important pour le diagnostic; leur forme et leur étendue sont extrêmement variables, elles sont, en général, sinueuses, irrégulières, sans cette circination nette que l'on observe dans la plupart des affections parasitaires, elles se présentent tantôt sous forme de points, tantôt sous l'aspect de taches arrondies ou irrégulières de dimension plus ou moins grande, d'anneaux, de disques d'une largeur variant de celle d'une pièce de cinquante centimes à celle de la paume de la main, tantôt encore sous forme de vastes placards recouvrant le thorax presque tout entier; tantôt enfin, l'affection envahit progressivement et complètement le tronc et une partie des membres.

Les symptômes subjectifs, en général nuls ou peu accentués, ne consistent qu'en démangeaisons d'intensité variable.

Siège. — Néanmoins, c'est surtout à la partie supérieure du tronc et au cou que le pityriasis versicolor siège le plus

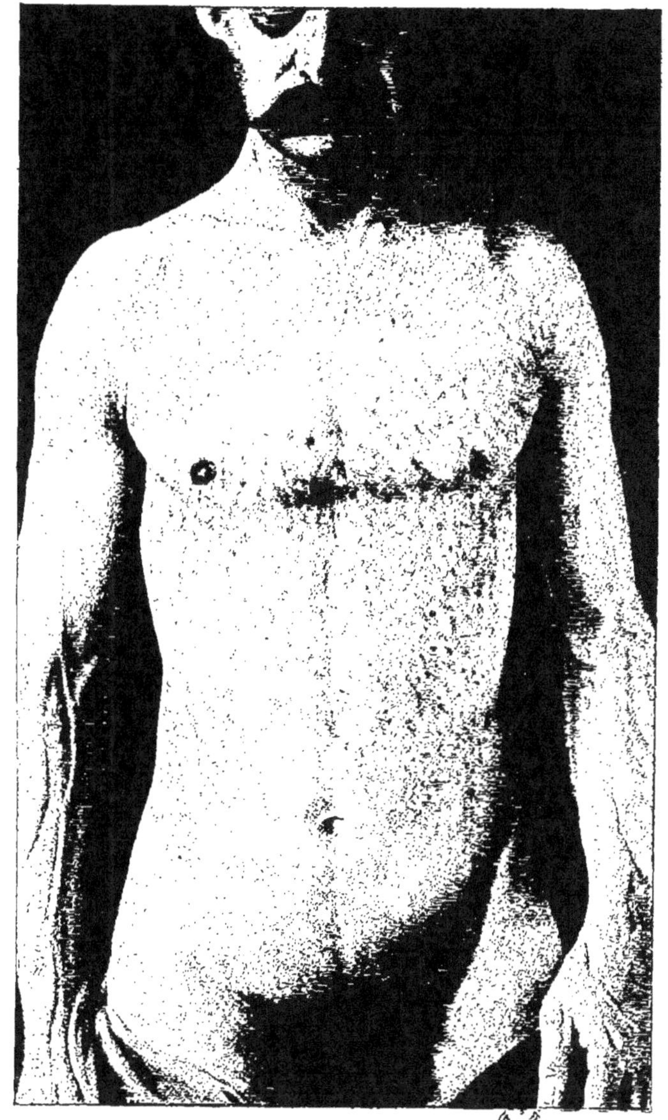

Pl. XL. — Pityriasis versicolor.

souvent; on peut d'ailleurs le rencontrer partout sauf aux mains et aux pieds.

Pronostic. — Le plus souvent disparaissant avec facilité, le pityriasis versicolor récidive très fréquemment et, dans certains cas, peut résister très longtemps au traitement.

Diagnostic. — Le diagnostic est presque toujours très simple, grâce à la coloration spéciale de l'affection et au signe du coup d'ongle; néanmoins, le pityriasis versicolor a été confondu parfois avec le *chloasma*, masque des femmes enceintes (BAZIN, HARDY), les *éphélides* et les *syphilides pigmentaires* primitive ou secondaire qui n'offrent ni desquamation, ni démangeaison, et avec le *vitiligo* quand, au premier abord, on prend la partie malade pour la partie saine et réciproquement.

Dans les cas tant soit peu douteux, l'examen microscopique résoudra immédiatement la question de diagnostic.

Parasite. — Le parasite, microsporon furfur, qui siège toujours dans l'épiderme est caractérisé par ses spores arrondies, groupées en amas au milieu des tubes de mycélium courts, ramifiés et entre-croisés en tous sens, formant, comme dit L. BROCQ, une sorte de feutrage.

Étiologie. — Le pityriasis versicolor dont la nature contagieuse était encore douteuse pour HARDY, en 1886, paraît plus fréquent au printemps et pendant l'été; il se rencontre surtout chez les individus débilités ou malpropres; il paraît avoir besoin, pour se développer, d'une peau formant un terrain de culture approprié (arthritiques et phtisiques) on ne le voit ni chez les tout jeunes enfants, ni chez les vieillards.

Traitement. — Presque exclusivement local, le traitement a pour but de détruire les couches superficielles de l'épiderme, seules envahies par le parasite. Tous les moyens capables de produire ce résultat sont bons : le plus simple consiste, quand les plaques ne sont pas trop étendues, en badigeonnages iodés, et, lorsqu'une grande partie du corps est envahie, en frictions quotidiennes avec le savon noir, le savon de pierre ponce, les savons au goudron, au naphthol, à l'ichthyol et en bains sulfureux pris à deux ou trois jours d'intervalle.

Langdon obtiendrait en trois jours la disparition des placards au moyen de la benzine.

Les badigeonnages avec l'ichthyol pur et les bains de sublimé (10 grammes pour un bain ordinaire) nous ont souvent réussi.

On obtiendrait encore de bons effets des bains au goudron (Saafeld de Berlin).

Il y a lieu aussi de songer à la désinfection des vêtements contaminés.

Dans les cas rebelles, on a conseillé un traitement tonique et l'envoi des malades à Barèges, à Bagnères-de-Luchon, à Ax, à Aix-la-Chapelle, etc.

Enfin dans ces derniers temps, MM. de Molènes et Costilhes, ayant observé ce fait que le pityriasis versicolor se développe plus particulièrement sur la peau des dyspeptiques atteints de séborrhée, conseillent, outre le traitement local, d'instituer un traitement général antidyspeptique ainsi conçu :

1° Aider aux évacuations intestinales par les moyens ordinaires, l'hydrothérapie, le massage, etc.

2° Donner avant chaque repas un des cachets suivants :

> Bicarbonate de soude. . . . . . ⎫
> Salol . . . . ⎬ aa 10 grammes.
> Magnésie . . . . ⎭
>
> (Pour 30 cachets.)

C'est en obéissant au même ordre d'idées que nous avons soumis avec succès au traitement interne par l'ichthyol à la dose de 1 gramme par jour un malade atteint de cette affection par poussées récidivantes depuis dix ans.

PLIQUE

Synonymie. — Plique polonaise. — Trichoma. — Trichosis plica.

Contrairement à l'opinion de quelques dermatologistes, nous pensons que la plique ne constitue pas une entité morbide distincte mais simplement un état spécial des cheveux et quelquefois des poils du pubis et de la barbe dû à leur inextricable enchevêtrement qui se produit surtout chez les gens malpropres ou au cours d'affections diverses ; phthiriase, impetigo granulata, ulcérations syphilitiques, etc.

L'aspect des régions atteintes et l'odeur fétide qui s'en exhale suffisent à faire reconnaître la plique plus fréquente chez les femmes en raison de la longueur de la chevelure.

Traitement. — Les soins de propreté, dans les cas graves la coupe des cheveux, suffiront pour débarrasser le malade sans préjudice, bien entendu, des soins à donner aux affections concomitantes.

PRURIGO

Le nom de prurigo, appliqué par les anciens dermatologistes à diverses entités morbides, doit, pour être compris aujourd'hui, être suivi d'un qualificatif : prurigo *parasitaire*, prurigo *ictérique*, prurigo de Hebra, etc. On refuse même actuellement la dénomination de prurigo, nom de la lésion élémentaire, de la papule de prurigo, aux affections prurigineuses sans papules, aux *prurits*. (Voir plus loin.)

Le prurigo peut être symptomatique d'un certain nombre d'affections cutanées : gale, phthiriase, etc., de maladies générales : diabète, affections du foie, des reins, etc. Enfin ce nom a été appliqué par Hebra à une affection de la peau qu'il a bien catégorisée et que l'on appelle communément en France, avec E. Besnier, prurigo de Hebra (voir ce mot).

Définition. — Quelle qu'en soit la cause, le prurigo est une affection caractérisée par deux ordres de symptômes :

1° La démangeaison ;

2° La production de papules, plus ou moins volumineuses, distinctes, bientôt excoriées par le grattage et présentant alors à leur sommet une petite croûtelle noirâtre provenant de l'exsudation séro-sanguine.

Symptomatologie. — La démangeaison est généralement le premier symptôme observé ; elle peut être plus ou moins intense, tantôt légère et supportable, agréable même a-t-on dit ! tantôt violente et incitant le malade à se gratter furieusement avec les objets les plus divers. Cette démangeaison, habituellement constante, possède toutefois ce cáractère de s'exaspérer le soir, sous l'influence de la chaleur du lit et, par suite de l'insomnie dont elle est la cause, elle peut amener des troubles plus ou moins accentués de la santé générale : accidents digestifs, troubles du système nerveux, etc.; parfois même, un véritable état cachectique auquel peuvent succéder le dépérissement et la mort.

Après la démangeaison surviennent les papules : celles-ci sont ordinairement petites, pâles, de la couleur de la peau ou légèrement teintées en rose; leur sommet, excorié par le grattage, donne à la lésion un aspect pathognomonique; dans leur voisinage, on constate toujours la présence d'excoriations linéaires (lésions de grattage).

Quand l'affection dure depuis un certain temps, la peau, sous l'influence des grattages répétés, s'épaissit, s'indure plus ou moins et prend une teinte jaune-brun, d'aspect sale sur lequel tranchent quelques lignes ou quelques points blanchâtres, vestiges cicatriciels de lésions secondaires telles que l'*ecthyma*, complication fréquente des affections prurigineuses due à l'inoculation de microbes pyogènes vulgaires.

Siège. — Un point important dans l'histoire du prurigo, c'est l'étude des lieux d'élection des lésions que nous venons de décrire, permettant souvent, à eux seuls d'établir d'emblée le diagnostic de la nature du prurigo.

Dans la *gale*, les lésions siègent principalement dans les espaces interdigitaux, aux poignets, aux aisselles, sur l'abdomen, aux fesses, sur les cuisses.

Dans la *phthiriase du cuir chevelu*, les lésions de grattage n'existent qu'à la nuque et à la face postérieure du cou.

Dans la *pédiculose vestimentaire*, c'est d'une part sur la région inter et sus-scapulaire et d'autre part, dans la région lombaire, là où les vêtements s'appliquent plus étroitement au corps, que l'on rencontre des lésions de grattage.

Dans la *phthiriase pubienne*, les accidents locaux se voient à la partie antéro-inférieure de l'abdomen et aux aisselles.

Enfin, le prurigo lié à des *affections générales*, a pour caractère spécial d'être disséminé sans ordre sur les diverses régions du corps.

Pronostic. — Le pronostic du prurigo dépend complètement de la cause qui l'a engendré; généralement bénin dans les cas de prurigo parasitaire, il peut être très grave lorsqu'il est provoqué par certaines affections générales ou chez des gens débilités, vieux, alcooliques, etc.

Diagnostic. — Le diagnostic de la lésion élémentaire du prurigo est toujours facile; ce qu'il faut faire en outre, c'est le diagnostic de la variété ou de la cause de l'affection; on y parviendra, en dehors des raisons tirées des caractères mêmes de l'éruption, en faisant l'examen complet du malade au point de vue de la médecine générale.

Traitement. — La principale indication dans le traitement du prurigo, c'est d'instituer la médication la plus propre à combattre les causes étiologiques : maladies générales, parasites, etc.

Localement, on usera des lotions de sublimé au millième, des eaux alcoolisées, des solutions de bromure de potassium, etc., des préparations à l'huile de cade, etc.; enfin, de l'enveloppement ouaté de L. JACQUET. Les bains sont souvent nuisibles. (Voir aussi l'article prurit.)

PRURIGO DE HEBRA

(Voir la planche XLI.)

Synonymie. — Prurigo agria, ferox, mitis, formicans des anciens auteurs français et étrangers. — Strophulus prurigineux de HARDY. — Scrofulide boutonneuse bénigne de BAZIN. — Lichen polymorphe ferox d'E. VIDAL. — Lichen polymorphe chronique de L. BROCQ. (Névrodermite chronique polymorphe.)

Définition. — Cette dermatose, rangée encore par un certain nombre de dermatologistes dans le genre lichen, est une affection distinguée par trois caractères :

1° Son début, presque toujours dès le jeune âge, avant deux ans, succédant souvent à des poussées urticariennes.

2° Les localisations de ses papules.

3° Son extrême durée.

Symptomatologie. — Les lésions symptomatiques du prurigo de HEBRA sont, en général, précédées ou accompagnées au début par des lésions d'urticaire pouvant exister seules pendant un certain temps avec leur caractère particulier de plaques blanches, de démangeaison, etc., ou présentant les signes du strophulus pruriginosus de HARDY, « papules assez volumineuses ou de la grosseur d'un grain de millet, d'une couleur blanche ou rose, à sommet entier et acuminé ou déchiré et recouvert d'une petite croûte jaunâtre » décrites déjà, comme le rappelle J.-B. HILLAIRET,

par les anciens auteurs français : Rayer, Cazenave et Sché-
del, Gibert et Bazin.

Une fois constituée, la maladie offre un aspect absolument typique.

C'est sur les membres inférieurs, du côté de l'extension,
sur les fesses et sur les membres supérieurs (bras et
avant-bras), que siègent surtout les lésions d'autant plus
intenses que l'on envisage les régions du corps les plus
déclives, l'affection semblant décroître d'intensité à mesure
que l'on examine le malade de bas en haut, sens dans lequel
la maladie paraît s'étendre.

Les papules prurigineuses, petites, pâles ou rouges, rapidement excoriées par le grattage incessant provoqué par
les démangeaisons qui tourmentent l'individu atteint,
reposent sur une peau qui a subi des altérations considérables dans sa couleur et sa consistance. Elle est, en effet,
pigmentée, et cette pigmentation se présente soit d'une
façon diffuse, soit sous forme de raies ; le tégument offre
alors une couleur jaune brun, sale, striée d'excoriations ou
de cicatricules linéaires, vestiges d'anciennes lésions de
grattage. La souplesse primitive du tégument a disparu ;
celui-ci est devenu sec, rugueux, épaissi, œdématié, glabre
par places par suite de l'arrachement des poils follets ou
offrant des signes d'hypertrichose localisée.

A cet état se surajoutent des lésions secondaires : pustules d'inoculation impétigineuses ou ecthymateuses, placards d'eczéma suintant ou squameux (joues, cou, front).

Enfin, les ganglions lymphatiques inguinaux sont toujours hypertrophiés (bubons du prurigo de Hebra).

Marche. — Le prurigo de Hebra présente ordinairement
des alternatives de diminution et d'aggravation dans ses
symptômes ; c'est ainsi qu'en général l'éruption et les

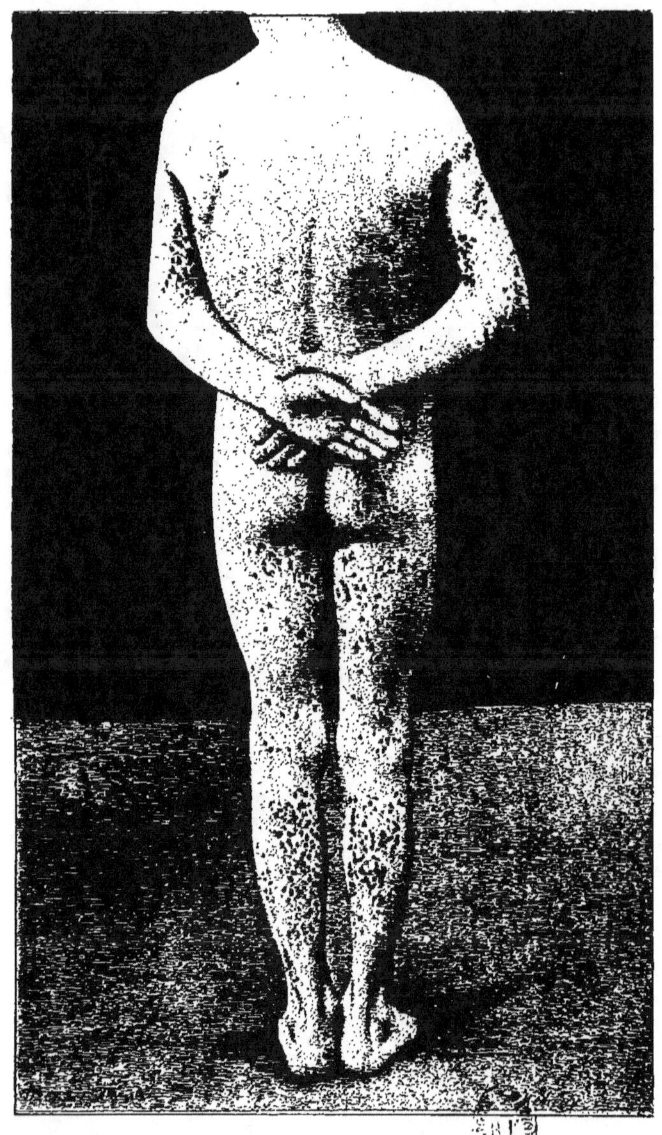

Pl. XLI. — Prurigo de Hebra.

démangeaisons diminuent ou cessent pendant l'été pour se
reproduire pendant l'hiver. Cette règle, toutefois, est complètement renversée dans certains cas, les poussées se produisant pendant l'été pour cesser pendant l'hiver.

Les démangeaisons, qui aggravent considérablement les
lésions décrites, peuvent parfois être intolérables, empêcher l'individu malade de vivre de la vie commune, le
pousser au suicide par conséquent, etc. ; c'est là la forme
grave, le prurigo « agria ou ferox » ; dans d'autres cas,
les symptômes observés : intensité de la démangeaison et
de l'éruption, fréquence des poussées, etc., sont beaucoup
moins redoutables ; on a alors la forme « mitis ».

Pronostic. — La distinction de ces deux formes est importante pour le pronostic car elles paraissent rester toujours distinctes (contrairement à l'opinion d'EHLERS, de
Copenhague, pour lequel tout prurigo *gravis* devient,
après la puberté, un prurigo *mitis*), le prurigo mitis ne se
transformant pas en prurigo agria mais pouvant au contraire être complètement guéri, tandis que le prurigo ferox
a une durée qui semble illimitée.

Diagnostic. — Le diagnostic est facile à la période
d'état ; il est délicat et doit être réservé dans le jeune âge,
à la période urticarienne. Il est difficile aussi quand les
lésions eczémateuses masquent les caractères propres à la
maladie elle-même en envahissant, par exemple, les plis
articulaires ; dans ce cas, les commémoratifs seront toujours d'un très grand secours.

L'absence de parasites et les localisations des lésions
distingueront suffisamment le prurigo de HEBRA des divers
prurigos parasitaires.

Étiologie. — Comme causes étiologiques on a invoqué le lymphatisme, l'arthritisme, la syphilis.

Le prurigo de Hebra paraît plus fréquent chez l'homme que chez la femme.

Il n'est pas contagieux, ni transmissible directement aux enfants (Kaposi).

Pour E. Vidal, le prurigo de Hebra n'est pas une maladie indépendante : « c'est la résultante de plusieurs conditions pathogénétiques dont les deux majeures sont le nervosisme et la constitution lymphatique (diathèse scrofuleuse des anciens auteurs) ».

Anatomie pathologique. — En dehors des lésions vulgaires inflammatoires des couches superficielles de la peau il y aurait, d'après H. Leloir et Tavernier, dans le prurigo de Hebra, une lésion spéciale caractérisée par « la formation d'une sorte de cavité kystique dans le corps de Malpighi, renfermant un liquide clair, quelques cellules épithéliales altérées et quelques rares globules blancs ».

Traitement. — Au point de vue général, il y a lieu d'instituer une hygiène (alimentaire en particulier) très sévère et de formuler suivant l'état constitutionnel des individus atteints une médication interne : huile de foie de morue, alcalins et iodures, arsenic, tous médicaments qui n'ont bien entendu rien de spécifique; toutefois l'acide phénique donné à l'intérieur à la dose de 0,20 à 0,80 centigrammes par jour a été considéré par plusieurs dermatologistes (Augagneur, etc.), comme le traitement de choix.

Localement, si la peau n'est pas irritée ou a été calmée par les moyens appropriés, on a conseillé les enveloppements dans l'huile de foie de morue, additionnée ou non d'acide phénique dans les cas de prurit considérable, le liniment oléo-calcaire, les bains salés, de sublimé, le naphtol recommandé par KAPOSI qui fait faire chaque soir une friction légère avec :

Naphtol. . . . .   5 grammes.
Onguent émollient.   100   —

ou

Naphtol. . . . .   1 à   2 grammes.
Onguent émollient.   100   —
(Pour les enfants.)

et, tous les deux soirs, un lavage dans le bain avec du savon de naphtol et de soufre.

Un excellent traitement que nous avons vu réussir plusieurs fois dans le service de M. le Dr TENNESON à l'hôpital Saint-Louis et qui nous a donné aussi en ville des résultats excellents, mais non dans tous les cas, consiste à occlure complètement la peau avec l'une des colles indiquées par UNNA, la suivante par exemple :

Oxyde de zinc. . . . .   15 parties.
Gélatine.   15   —
Glycérine.   25   —
Eau.   45   —

Nous faisons plus volontiers usage de celle-ci :

Tanin. . . . .   10 grammes.
Gélatine.   50   —
Glycérine . . . . ⎫ āa 200   —
Eau . . . . ⎭
(TENNESON.)

E. VIDAL recommande particulièrement les toiles emplastiques à l'huile de foie de morue additionnée de menthol ou de naphtol.

PRURITS

Synonymie. — Prurigo latent d'ALIBERT. — Prurit cutané de GINTRAC,
CHAUSIT, HEBRA. — Prurigo sans papules de J.-B. HILLAIRET. — Né-
vrodermies de L. BROCQ.

Définition. — Le prurit, lorsqu'il n'est pas symptomatique d'une maladie cutanée prémonitoire ou consécutive
(présence d'épizoaires, eczéma, etc.), constitue une affection spéciale de la peau dont le caractère essentiel, prédominant, caractéristique, est la démangeaison non accompagnée de symptômes objectifs, en dehors de lésions de
grattage la plupart du temps même très minimes.

Le prurit peut être généralisé ou restreint à telle ou telle
région du corps.

Quel qu'en soit le siège, la démangeaison est soumise à
une série de règles en général assez fixes. Elle survient par
accès, d'une fréquence plus ou moins grande, quelquefois
périodiques. Ces accès peuvent tenir à diverses causes :
difficulté de la digestion, émotions morales, mouvements
violents ou repos forcé; la cause déterminante du prurit
le plus fréquemment notée est-le changement de température, les accès se montrant souvent le soir sous l'influence de la chaleur du lit.

PRURIT GÉNÉRALISÉ

Symptomatologie. — Dans le prurit généralisé, plus
rare que le prurit partiel, le malade ressent d'abord en un

point quelconque du tégument une sensation de léger chatouillement plutôt qu'une véritable démangeaison à laquelle il peut tout d'abord résister, puis il se trouve forcé
de la combattre soit par une sorte de compression manuelle;
soit par un grattage modéré jusqu'à ce qu'enfin la démangeaison, devenant de plus en plus violente et insupportable, oblige le patient à se gratter furieusement non
seulement avec les ongles, mais encore avec les objets
quelconques qu'il trouve à sa portée. Le prurit ne se calme
que lorsque la peau est hyperhémiée, excoriée, saignante,
mais ces traces de grattage sont peu persistantes et bien
souvent même le grattage ne détermine sur le tégument
qu'une sécheresse et un état rugueux tout particuliers.

Pronostic. — On conçoit facilement que de pareils
symptômes, se prolongeant indéfiniment pendant des mois
et des années, puissent conduire à l'amaigrissement, aux
troubles nerveux, quelquefois même à la folie et au suicide, d'où un pronostic grave.

Étiologie. — Le prurit généralisé semble s'observer
plus particulièrement chez les arthritiques.

Deux variétés bien spéciales de prurit généralisé ont été
étudiées séparément par les auteurs, ce sont :

1° Le prurit sénile;

2° Le prurit de Duhring ou pruritus hiemalis.

PRURIT SÉNILE

Symptomatologie. — La description du prurit sénile
rentre bien dans le cadre du prurit généralisé que nous
venons de décrire.

Le développement de cette variété est certainement favo-
risé par la régression des éléments de la peau qui, chez les
vieillards, est souvent fanée, sèche et ridée, mais ce prurit peut être produit, comme cela arrive chez les adultes,
par des affections générales : diabète, albuminurie, carcinome et plus particulièrement, a-t-on dit (E. Besnier),
l'insuffisance rénale (rein sénile).

Diagnostic. — Le diagnostic du prurit sénile se basera
sur : 1° la durée de l'affection ; 2° l'absence ou le peu d'intensité des lésions de grattage ; ce sont ces deux caractères
qui, seuls, permettront à l'observateur de fixer un diagnostic excluant les divers prurigos.

PRURIT DE DUHRING

Définition. — C'est une affection saisonnière, apparaissant avec les premiers froids, s'attaquant principalement
pour les uns aux arthritiques, aux nerveux; pour les autres,
tres, aux lymphatiques; l'alimentation et les troubles de
l'appareil génital chez la femme paraissent avoir une influence notable sur son développement.

On a aussi songé à invoquer l'influence du parasitisme
(Moraga Porras, de Santiago).

Symptomatologie. — Ce prurit se montre par accès durant une, deux et même plusieurs heures et apparaissant
la nuit de préférence; les symptômes prédominent aux
membres inférieurs qui peuvent même présenter des
signes plus ou moins accentués de véritable dermite lorsque l'affection dure depuis un certain temps.

Cette durée varie généralement de quelques semaines à plusieurs mois, la maladie disparaissant presque toujours complètement en été.

Diagnostic. — Les localisations et l'époque de l'apparition des symptômes du pruritus hiemalis en faciliteront le diagnostic ; il faut néanmoins songer à le différencier du prurigo de HEBRA et des *prurigos parasitaires*.

PRURITS LOCALISÉS

Définition. — Le prurit localisé consiste en démangeaisons survenant par accès et d'une façon chronique dans certaines régions du corps ; on décrit :
1° Le prurit génital, du scrotum ou de la vulve ;
2° Le prurit anal ;
3° Le prurit des narines ;
4° Le prurit palmaire ou plantaire.

PRURIT GÉNITAL

Le prurit génital de l'homme (*prurigo scroti*) peut envahir, outre le scrotum, le périnée (il coïncide souvent avec le prurit anal), le méat urinaire et la muqueuse uréthrale ; on l'observe fréquemment dans le cours du diabète dont il est un bon signe révélateur.

Dans cette variété, extrêmement rebelle, les démangeaisons, continuelles parfois, ou plus souvent se montrant par accès, sont absolument intolérables et commandent forcément le grattage.

Sous l'influence de ce dernier, la peau rougit, s'épaissit et se pigmente sans présenter en général d'autre altération; parfois cependant, les irritations perpétuelles développent une dermite eczématiforme qui peut rendre le diagnostic fort difficile.

Chez la femme, le prurit génital (*prurigo pudendi muliebris*) se localise aux parties génitales externes : vulve, grandes et petites lèvres, clitoris, et envahit même le vagin. On constate dans ces régions de la rougeur, un épaississement des téguments, une hypéresthésie du clitoris et parfois des excoriations et des croûtes.

Ce prurit est ordinairement amené ou entretenu par des écoulements vaginaux, des troubles utérins quelconques; dans d'autres cas, il se produit chez des femmes hystériques ou à l'époque de la ménopause. Il accompagne souvent le diabète; on l'a noté comme prodrome précoce des tumeurs utérines (cancers, fibromes, etc.).

PRURIT ANAL

Le prurit anal (*prurigo podicis*), se produisant continuellement ou par accès, se manifeste sous la forme de sensations de cuisson, de brûlure, de picotement, sensations souvent atroces, survenant surtout le soir.

Il siège à l'orifice et au pourtour s'étendant quelquefois à l'intérieur de l'anus.

Les hémorroïdes, la goutte, le diabète, l'arthritisme ou le nervosisme le provoquent.

Au début, l'anus n'est que rouge, la muqueuse est le

siège d'un suintement séreux ; plus tard, la peau s'épaissit, se ride et se pigmente. On peut constater parfois aussi
des excoriations et même de véritables lésions secondaires
eczématiformes ou lichénoïdes.

PRURIT DES NARINES

Le prurit des narines s'observe surtout chez les arthritiques ; il est continuel et par suite fort gênant.

PRURIT PALMAIRE ET PLANTAIRE

Le prurit palmaire et plantaire (*prurigo plantaris* d'ALI-
BERT), avec ou sans hyperidrose, est rare, mais existe chez
certains arthritiques ; il est symétrique et toujours très
rebelle.

PRURIT LINGUAL

Parmi les prurits localisés, on peut encore signaler le
prurit lingual, très rare, mais « indicateur d'un état névro-
pathique en préparation ou latent » (E. BESNIER et A. DOYON).

Pronostic. — Le pronostic des divers prurits localisés

varie nécessairement suivant leurs causes ; il sera surtout grave dans les prurits absolument vrais, sans lésions pathogéniques.

Diagnostic. — Le point le plus difficile dans le diagnostic réside dans la recherche de la cause provocatrice du prurit.

Traitement. — En dehors du traitement s'appliquant plus directement à la cause à laquelle on croit devoir rapporter le prurit et à la constitution du malade, on devra tout d'abord prescrire une hygiène sévère, particulièrement au point de vue alimentaire, la diète lactée sera souvent très utile.

En outre, certains médicaments comme la valériane, l'acide phénique, l'arsenic ont, pour ne citer que les principaux, une action sédative marquée sur la démangeaison. Les alcalins ont été particulièrement prônés dans ces derniers temps (LANGE, E. BESNIER).

R. SIMON, de Birmingham, a préconisé contre le prurit sénile les injections sous-cutanées de pilocarpine.

WERTHEIMHER a, dans trois cas de prurit généralisé, prescrit avec succès le salicylate de soude à la dose de 2 cuillerées à soupe trois fois par jour d'une solution à 3 p. 100.

Localement, on peut, dans le prurit généralisé, employer l'enveloppement dans le caoutchouc ; l'emmaillotement dans des compresses imbibées de solutions tièdes de vinaigre à 5 ou 10 p. 100, d'acide phénique à la dose de 25 centigrammes à 1 gramme p. 100, d'acide salicylique à la dose de 1 gramme à 5 grammes p. 1 000, les lotions avec les décoctions de fleurs de camomille, de racine d'aul-

née, de feuilles de coca, etc., ou avec les solutions suivantes :

Eau. . . . . 1 000 grammes.
Chloral.. . . . . 5 à   25   —

ou :

Bromure de potassium.. . . . . 5 à   50 grammes.

ou :

Cyanure de potassium. . . . .   2 grammes.

ou :

Sublimé.. . . . . 1 à   2   —

les pommades à l'acide phénique :

Acide phénique. . . . . 1 à   2 grammes.
Vaseline.   60   —
Essence de menthe. . . . .   X gouttes.

au glycéré tartrique :

Acide tartrique.. . . . .   1 gramme.
Glycéré d'amidon à la glycérine neutre.   20   —

(E. Vidal.)

au cyanure de potassium :

Cyanure de potassium. . .   0^{gr},05 centigr. à   0^{gr},20 centigr.
Cérat sans eau, axonge fraîche ou vaseline.   30 grammes.

(L. Brocq.)

les frictions au naphtol camphré (Mossé et A. Bonafos),
enfin l'occlusion par le pansement ouaté (L. Jacquet) ou les
diverses colles médicamenteuses.

Contre le prurit sénile, E. Besnier emploie les composés
salicyliques de la façon suivante :

1° Faire usage des bains amidonnés ou d'eau de son.

2° Lotionner tous les soirs la surface du corps avec de

l'eau chauffée à 40 degrés, et additionnée de deux cuillerées à soupe de la solution suivante :

<pre>
Acide phénique. . . . . . .   4 grammes.
Vinaigre aromatique. 200   —
</pre>

3° Saupoudrer ensuite avec le mélange suivant :

<pre>
Salicylate de bismuth. . . . .   20 grammes.
Amidon   90   —
</pre>

Ou bien :

<pre>
Acide salicylique. . . . · . . .   10 grammes.
Amidon.   90   —
</pre>

Appliquer ces poudres par de légères frictions sur la
peau des régions malades.

Dans les prurits localisés, on prescrit les mêmes solutions, pommades, etc. ; de plus, dans le prurit anal ou vulvaire, les badigeonnages avec une solution de nitrate d'argent au 30°, au 20°, au 10°, et, plus tard ainsi que dans
le prurit scrotal, les scarifications linéaires quadrillées
(E. VIDAL), l'ignipuncture.

Contre le prurit anal, A. OHMANN-DUMESNIL de Saint-
Louis, outre un traitement général approprié, prescrit
d'appliquer deux fois par jour sur la région anale la
mixture suivante :

<pre>
Sublimé . . . .   0gr,03 centigr.
Chlorhydrate d'ammoniaque .   0gr,12   —
Acide phénique . . . .   4 grammes.
Glycérine.   60   —
Eau distillée de roses. 115   —
</pre>

Contre le prurit vulvaire, P. MÉNIÈRE préconise les applications répétées deux ou trois fois par jour à l'aide d'une

houppette à poudre de riz ou d'un pinceau en poil de blaireau de la poudre suivante :

Talc pulvérisé.	15 grammes.
Bichlorure d'hydrargyre.. .	0ᵍʳ,50 centigr.
Extrait sec de valériane . .	2 grammes.

Enfin, on a conseillé les applications du courant continu (BLACKWOOD, CHOLMOGOROFF).

PSEUDO-LYMPHANGIOMES

E. BESNIER et A. DOYON réunissent « provisoirement » sous ce titre deux affections distinctes :

1° Les *cystadénomes épithéliaux bénins ;*

2° Les *hématangiomes lymphangiomatoïdes, kératoïdes, angiomes lacunaires de la couche papillaire du derme.*

CYSTADÉNOMES ÉPITHÉLIAUX BÉNINS

Synonymie. — Lymphangiome tubéreux multiple de KAPOSI. — Idradénomes éruptifs d'E. BESNIER. — Épithéliomes adénoïdes des glandes sudoripares de DARIER. — Syringocystadénomes de UNNA et TÖRÖK. — Cellulomes épithéliaux éruptifs de QUINQUAUD. — Épithéliomes kystiques de la peau de L. JACQUET.

E. BESNIER et A. DOYON en donnent la description suivante :

« Les sujets qui ont été observés sont jeunes, de l'un et de l'autre sexe; l'affection qu'ils présentent ne leur cause aucun désagrément matériel, à peine un peu de prurit ou de picotement quand la température de la peau s'élève ; mais elle les désoblige plus ou moins au point de vue plastique pendant la période affective de l'existence ; ou encore parce qu'elle est confondue avec quelque maladie suspecte, la syphilis, par exemple.

Le lieu d'élection est représenté par le col et par la région thoraco-abdominale antérieure, mais l'éruption peut être rencontrée sur les autres points du tronc et des membres, particulièrement du côté de la flexion. Très nombreux, les éléments éruptifs sont lenticulaires, constitués de papulo-tubercules ne dépassant guère en profondeur l'étage moyen du derme, et ne surplombant la surface que de un à trois millimètres environ. Quelquefois voisins, jamais en groupes réguliers, toujours disséminés ; au thorax très visiblement disposés en séries linéaires ou en rangées parallèles dans la direction des crêtes que couronnent les orifices sudoripares ; d'une teinte rosée jaune variable ; à surface non desquamative, lisse ou finement plissée, sans dépression, ni ombilic, ni ostium ; d'une forme plus ou moins régulièrement arrondie ou ovalaire ; à peu près de la consistance du derme normal et variable du volume d'une tête d'épingle à celui d'un petit pois ou d'une lentille qu'ils ne paraissent pas pouvoir dépasser, quelle que soit leur ancienneté. Ils n'ont aucune tendance à la régression, progressent puis stationnent comme les nævi, ne sont le siège d'aucune exsudation, d'aucun phénomène irritatif, ne s'ulcèrent ni ne dégénèrent ; leur bénignité est absolue.

« Du consentement de tous les histologistes, il s'agit dans cette affection de petits *épithéliomes kystiques*, de nature absolument bénigne. »

Traitement. — La destruction par le thermo-cautère,

la galvano-caustique, l'électrolyse, est le seul moyen de
guérison.

HÉMATANGIOMES

HÉMATANGIOMES (*lymphangiomatoïdes, kératoïdes*); ANGIOMES LACUNAIRES DE LA COUCHE PAPILLAIRE DU DERME (*télangiectasie verruqueuse* de L. BROCQ).

Dans ce chapitre, disent E. BESNIER et A. DOYON, il
faudrait ranger les cas de COLCOTT FOX (*lymphangiectasies
des pieds et des mains*), de VITTORIO MIBELLI (*angiokératome*), de DUBREUILH (*verrues télangiectasiques*) qui sont
« des angiomes lacunaires papillaires et intradermiques,
avec revêtement corné, dû à la localisation aux mains et
aux pieds », de SCHMIDT (*lymphangiome simple de la peau,
circonscrit, et lymphangione simple de la muqueuse buccale,
tubéreux*), d'ARRAGON (angiomes des muqueuses).

L'identité clinique de tous ces faits est manifeste.
« Dans tous, on voit des groupes d'éléments, les uns également hématiques, les autres pigmentaires, presque
mélaniques, mélanoïdiques, ou d'aspect colloïde, durs,
résistants, et ne donnant à la piqûre ni matière colloïde,
ni lymphorrhagie véritable, mais seulement du sang ou
un liquide séreux. Ces caractères les rattachent aux hématangiomes, et non aux lymphangiectasies. Ils sont innés
ou congénitaux, longtemps inaperçus, et progressant avec
le développement des tissus; indolents, bénins; leur traitement est celui des angiomes lacunaires, la destruction
électro-caustique; notre observation montre qu'ils peuvent
être héréditaires. »

PSEUDO-URTICAIRE DERMOGRAPHIQUE

(Voir la figure ci-contre.)

Synonymie. — Urticaire artificielle. — Urticaire factice. — Urticaire fictive. — Urticaire provoquée. — Urticaire nerveuse. — Urticaire graphique, etc., des anciens auteurs. — Urticaire autographique. — Urticaire anesthésique. — Dermographisme. — Autographisme de Dujardin-Beaumetz et Mesnet. — Stigmatodermie polychrome ou stigmasie de T. Barthélemy et A. Colson. — Dermatoneurose stéréographique de Chambard. — Dermographie de Ch. Féré et H. Lamy. — État dermographique de la peau de Paul Raymond.

Définition. — Nous décrivons sous ce nom un phénomène assez curieux, connu depuis longtemps, mais étudié plus particulièrement dans ces dernières années, consistant dans l'apparition sur la peau de certains sujets de saillies urticariennes succédant à un contact quelconque.

Nous avons proposé en 1891, d'appeler cet état *pseudo-urticaire dermographique*, aucune des dénominations proposées avant nous ne nous semblant être absolument satisfaisante.

En effet, les noms d'urticaire factice, artificielle, provoquée, etc., tout en indiquant bien exactement la cause déterminante du phénomène, la provocation, l'irritation nécessaires à sa production, éveillent en même temps l'idée d'une dermatose accompagnée de symptômes subjectifs propres à l'urticaire : prurit très prononcé, sensation de chaleur et de cuisson, etc.; or, dans le phénomène qui nous occupe, le prurit, la chaleur, la cuisson n'existent pour ainsi dire jamais, ou sont, alors, tout à fait exceptionnels.

D'autre part, les mots d'autographisme, de stigmato-

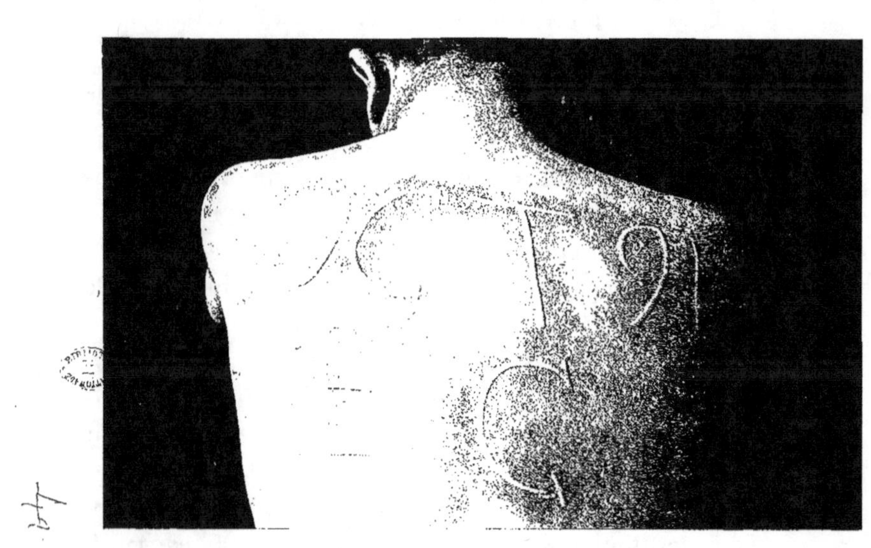

dermie, de dermatoneurose stéréographique, de dermographie, d'état dermographique de la peau, nous semblent
meilleurs; mais ils ont le défaut, à nos yeux, tout en indiquant que la peau garde l'empreinte des signes qui ont été
tracés à sa surface, de ne pas donner à comprendre l'aspect objectif des saillies, blanches, rosées, *urticariennes*
bien caractéristiques.

Symptomatologie. — Lorsque sur la peau d'un sujet
dermographique on trace à l'aide de l'ongle, d'un crayon,
de l'extrémité libre d'un porte-plume, d'un coupe-
papier, etc., des caractères quelconques, on détermine
ainsi des raies blanches sur lesquelles se manifeste aussitôt la *cutis anserina* commune. Au bout de quelques
secondes (vingt-cinq, dans le cas que nous avons publié),
la raie blanche prend une couleur rosée et se borde de
deux zones pâles très étroites. Une minute après, apparition d'une zone rouge encadrant les premières manifestations. Presque en même temps s'élève sur la ligne centrale
une série d'élevures blanches, ortiées, dont la réunion
forme une saillie caractéristique, blanche, atteignant en
largeur et en hauteur plusieurs millimètres (sept et six
chez notre sujet, intensité qui tenait sans doute à ce que
notre malade était à la fois urticarien vrai, nerveux et
alcoolique). La lésion est alors à son apogée : chez notre
malade, elle offrait, d'une manière frappante, l'aspect
d'une plume d'oie posée sur la peau et encadrée d'une
aréole bilatérale érythémateuse vive, large de deux centimètres en certains points et se fondant peu à peu ensuite
avec la teinte ordinaire du tégument cutané.

Cet état persiste plus ou moins longtemps, douze heures
(DUJARDIN-BEAUMETZ), vingt-quatre heures (BOURNEVILLE et
REGNARD), deux jours (V. CORNU).

Au niveau des régions en expérience, la température est sensiblement augmentée; William Gull a noté un raccourcissement du tégument; chez notre sujet, nous avons constaté, ce qui n'avait pas encore été signalé, une hyperesthésie notable au niveau des saillies pseudo-urticariennes.

Les malades n'accusent généralement aucun phénomène subjectif; on a constaté, et encore rarement, une sensation de chaleur légère.

Siège. — Le siège de prédilection de la pseudo-urticaire dermographique est la peau de la face dorsale du thorax, puis celle de la région présternale, enfin celle de la face où l'affection est parfois prédominante (cas de Chouppe), des bras, avant-bras, poignets, cuisses, jambes; on l'a rencontrée sur la muqueuse buccale.

Pronostic. — Le pronostic est extrêmement variable suivant les cas; il dépend surtout de l'état du sujet pseudo-urticarien.

Diagnostic. — Le diagnostic s'impose toujours; il suffit d'être témoin du phénomène.

Étiologie. — La pseudo-urticaire dermographique, considérée jusqu'à présent comme une névrose vaso-motrice, due à l'excitation des nerfs vaso-dilatateurs, a été observée d'une façon particulière chez les nerveux et les hystériques (Dujardin-Beaumetz, Gourbeyre, Chambard, Bourneville et Regnard, Lwoff, Ch. Féré et H. Lamy, Paul Raymond), chez les urticariens vrais (Blachez, Ch. Féré, et Lamy, H. Huchard, Zunker), chez les alcooliques (Paul Raymond), enfin chez des sujets en bonne santé (W. Gull, Vulpian, Axenfeld, Michelson, Baumgarten).

Anatomie pathologique. — Nicolle a fait l'examen biopsique d'une saillie ortiée et a montré que la lésion est caractérisée uniquement par un œdème superficiel inégalement réparti suivant les points et, d'une façon générale, modérément accentué.

Traitement. — Celui-ci, qui ne peut s'adresser qu'à l'état général du sujet, différera nécessairement suivant les cas et consistera en bromures, douches, etc., institution d'un régime diététique sévère.

Dans le cas que nous avons observé et dans lequel le phénomène se produisait chez un urticarien, l'antipyrine a très rapidement fait disparaître la sensation prurit de l'urticaire vraie diminuant et cessant, d'où, par conséquent, abstention du grattage et, par suite, non-production de la pseudo-urticaire dermographique.

PSORIASIS

(Voir la planche XLII.)

Synonymie. — Herpès furfuraux circiné. — Herpès squameux centrifuge. — Herpès squameux lichénoïde d'Alibert. — Lepra vulgaris et alphoïdes de Willan et Bateman. — Alphos d'Erasmus Wilson. — Dartres squameuses sèches. — Dartres écailleuses.

Définition. — Le psoriasis est une affection de la peau qui consiste, objectivement, dans la production de squames sèches, blanches, argentées, plus ou moins épaisses, relativement adhérentes, au-dessous desquelles la surface cutanée

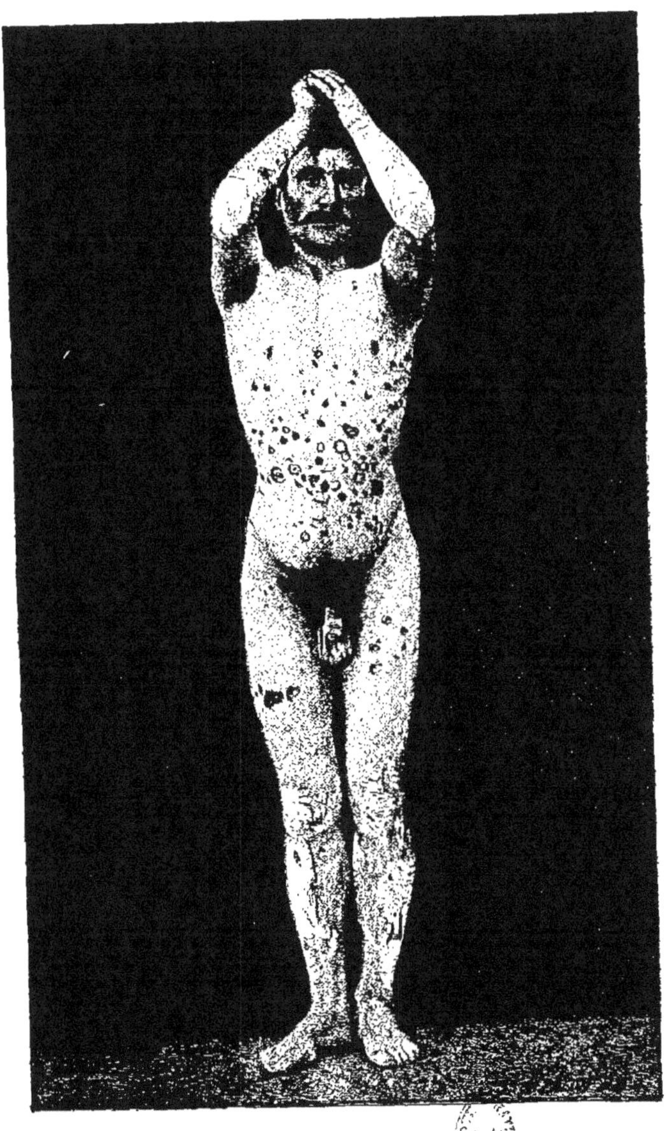

Pl. XLII. — Psoriasis.

est d'une couleur rouge plus ou moins foncée, luisante, épaissie, saillante et saignant facilement.

Subjectivement l'affection s'accompagne ou non de prurit; l'état général reste bon, sauf chez les sujets arrivés déjà à un certain âge et chez lesquels on peut trouver des troubles digestifs et musculaires plus ou moins variés et, dans certaines formes, de véritables arthropathies.

Variétés. — Cette maladie peut offrir à l'observateur des formes différentes, que celles-ci constituent des variétés à proprement parler ou simplement des degrés dans l'acuité de l'affection.

Le psoriasis peut ne consister qu'en un simple petit point rouge s'effaçant par la pression du doigt, mais se couvrant d'une squame blanche sous l'influence du grattage : c'est le *psoriasis punctata*, forme sous laquelle débute toujours l'affection.

Quand la tache, recouverte de squames blanchâtres, est arrondie, légèrement saillante, semblable à une petite tache de bougie, elle constitue le *psoriasis guttata.*

Les éléments éruptifs sont-ils plus grands, ils forment des plaques qui ressemblent à des pièces de monnaie de cinquante centimes, d'un franc, de deux francs, de cinq francs; c'est alors le *psoriasis* dit *nummulaire*. (Voir la planche XLII.)

Quand, par leur cohérence, les éléments psoriasiques forment des dessins à bords saillants, encadrant une surface saine plus ou moins grande (aspect qui peut encore résulter de la guérison au centre d'une plaque de psoriasis), dessinant des lignes circinées, des rubans sinueux, on a le *psoriasis figuré*, plus spécial au tronc, le *psoriasis linéaire*, *psoriasis gyrata*, le *psoriasis annulaire*, etc.

Lorsque le psoriasis constitue de vastes placards recouvrant de grandes surfaces comme les boucliers de jadis, c'est le *psoriasis scutata*, le *psoriasis diffusa*, dont l'exagération produit le *psoriasis inveterata* « recouvrant souvent tout un membre comme le ferait une écorce d'arbre » (Hardy), envahissant parfois le tégument cutané presque tout entier par ses larges placards de squames épaisses et fendillées.

Quelles que soient les diverses formes affectées par le psoriasis qui ne changent en rien, d'ailleurs, l'essence du processus, la maladie est toujours caractérisée par l'aspect de ses squames plus ou moins épaisses, pulvérulentes, stratifiées, rupioïdes, plus ou moins adhérentes, d'un blanc mat ou d'un blanc jaunâtre, ressemblant à des taches de bougie ou de plâtre déposées sur la peau et devenant, sous l'influence du grattage, d'un blanc brillant ou nacré. Au-dessous des squames, le derme est généralement sec, parfois légèrement humide, mais toujours d'un rouge brun qui déborde sur la peau saine, brillant, lisse, crevassé cependant dans certains cas et offrant, quand le grattage pour l'enlèvement des squames a dû être un peu violent, un piqueté hémorrhagique caractéristique (signe du piqueté sanglant).

Siège. — Un des faits les plus importants à signaler dans l'étude du psoriasis, c'est sa tendance à envahir certains points de la surface cutanée et particulièrement la partie médiane des surfaces d'extension des membres, genoux et coudes (voir la planche XLII) où on le note souvent dès le début de l'affection; il est rare, en effet, qu'un psoriasique n'offre pas en ces régions des traces de la maladie dont il est atteint qui s'y manifeste presque toujours par des placards qui seraient absolument pathognomoniques, si des affections psoriasiformes ne pouvaient, elles aussi, affecter ces mêmes régions.

Dans certains cas, l'éruption est localisée et circonscrite à la tête, aux paupières, à la paume des mains, à la plante des pieds, aux ongles, au prépuce, à l'orifice vulvaire, mais non sur la muqueuse (le psoriasis vrai des muqueuses n'existant pas) ; d'où la description par les auteurs de ces divers psoriasis, rarement circonscrits, il est vrai, d'une façon complète à ces régions ; le plus souvent celles-ci sont atteintes en même temps que le reste du corps, mais présentent des aspects spéciaux.

A la tête, le psoriasis peut envahir le cuir chevelu plus ou moins complètement ; dans certains cas on n'y rencontre que quelques éléments psoriasiques ; parfois, au contraire, ce sont des amas de squames plâtreuses formant des bosselures caractéristiques, traversées par les cheveux, plus secs qu'à l'état normal. Tantôt, le psoriasis du cuir chevelu n'est indiqué que par quelques squames furfuracées, comme tantôt la tête est le siège d'une plaque unique débordant le cuir chevelu et reconnaissable au front et à la nuque par sa ligne arrondie et rouge.

Le psoriasis de cette région a été confondu avec le *favus*, l'*herpès tonsurant*, la *séborrhée*, le *lupus érythémateux* et l'*eczéma*.

Ce dernier s'en distingue surtout par ses limites moins nettes et son caractère d'humidité.

Dans le *favus*, les croûtes sont jaunes et l'altération des cheveux ainsi que les cicatrices habituelles rendent souvent inutile l'examen microscopique qui pourrait juger en dernier ressort.

Le diagnostic du psoriasis de la face est plus difficile ; c'est surtout avec le *lupus érythémateux* qu'on peut le confondre ; si le lupus n'a point encore produit de lésions cicatricielles, le meilleur guide, pour arriver au diagnostic, sera de rechercher ailleurs les signes de l'une ou l'autre affection.

Aux oreilles, le psoriasis ressemble beaucoup à l'*eczéma séborrhéique*.

Quand il affecte les paupières, il les rend sèches, raides et les met en ectropion.

Lorsqu'il siège aux mains et aux pieds, ce qui arrive encore plus rarement qu'on ne le croit en général, le psoriasis respecte presque toujours la face dorsale; ses squames sont souvent foliacées; l'épiderme est épaissi, les mouvements sont gênés par les fissures sillonnant la peau qui « se fendille comme un vieux morceau de cuir desséché qu'on cherche à courber ».

Le psoriasis est souvent confondu ici avec la *syphilis*, l'*eczéma*, la *kératodermie*.

Les syphilides palmaires ou plantaires sont plus lamelleuses, forment des cercles ou des segments de cercle et sont surtout bien plus souvent unilatérales que le psoriasis presque toujours symétrique.

Le diagnostic du psoriasis et de l'eczéma est souvent très difficile : on a signalé, à la paume des mains, la rougeur plus vive du psoriasis.

Dans la kératodermie, au contraire, la rougeur est moins vive et les squames beaucoup plus épaisses.

Le psoriasis des ongles, décrit pour la première fois par Biett, est isolé ou concomitant à d'autres lésions psoriasiques; il est caractérisé par des taches opaques ou ecchymotiques, de la sécheresse, de l'épaississement, de la rugosité, de la fragilité; l'ongle est ponctué, sillonné de stries transversales et peut même tomber, détaché par les amas de squames épidermiques.

Aux régions génitales, en raison de l'humidité qui leur est spéciale, le psoriasis n'est pas squameux et ressemble beaucoup aux syphilides papuleuses, d'où un diagnostic presque impossible localement.

En dehors des différences objectives dues à ces sièges divers, il existe des psoriasis dits atypiques comme ceux qui, limités aux plis de flexion de certaines articulations, à bords nets, d'une couleur rouge vif, luisants, squameux, quelquefois même suintants, ont été décrits par UNNA dans son eczéma séborrhéique.

Ailleurs, le psoriasis peut affecter primitivement ou non la totalité de la peau (*psoriasis scarlatiniforme*) qui devient rouge, luisante, ridée sous les squames peu épaisses, foliacées et peu adhérentes.

Dans d'autres cas, le psoriasis est *papillomateux, verruqueux*, surtout aux mains.

Enfin, chez certains sujets, le *psoriasis arthropathique* s'accompagne de douleurs articulaires (forme arthralgique) ou de véritables arthropathies.

Marche. — Chaque élément psoriasique, pris en particulier, offre une marche à peu près typique : débutant par une rougeur et une tuméfaction limitées, bientôt recouvert par la squame caractéristique qui peut aussi être le premier phénomène appréciable, l'élément psoriasique s'agrandit excentriquement, reste stationnaire à la période d'état pendant un temps plus ou moins long (quelques semaines ou quelques mois), puis décroît, en même temps que diminuent aussi la rougeur et la tuméfaction, la sécrétion et l'accumulation épidermique; mais la peau garde encore fréquemment pendant un certain laps de temps une pigmentation plus foncée qu'à l'état normal.

Envisagée au point de vue général, la marche du psoriasis est essentiellement chronique; c'est une affection qui procède par poussées successives, souvent de plus en plus intenses. Ces poussées durent plus ou moins longtemps, deux ou trois mois en moyenne, laissant dans leurs intervalles des repos plus ou moins longs, variant de quelques semaines à trois, quatre, huit mois, un an, quelquefois même durant de longues années.

Parfois, les récidives deviennent de moins en moins intenses et le malade ne garde plus comme symptômes de son affection que quelques squames aux coudes et aux genoux. Cet état est le seul auquel on puisse donner le nom de guérison du psoriasis, affection qui ne disparaît jamais complètement et sans retour.

Pronostic. — Le pronostic, peu sérieux quant à la lésion locale, est grave par la ténacité et la fatalité des récidives du psoriasis; ce qui, chez certaines classes de malades, influe fâcheusement sur l'état moral.

Bazin indique comme terminaison possible du psoriasis l'asthme, la bronchite chronique, le cancer; Hardy confirme l'opinion de Bazin au sujet de cette dernière maladie.

Ce qu'il est bon de savoir, c'est qu'il est certain que le psoriasis *inveterata* ou *scarlatiniforme* peut tuer par la cachexie qu'il provoque ou aboutir à la maladie décrite sous le nom d'herpétide maligne exfoliatrice (voir ce mot).

Diagnostic. — L'*eczéma* se différencie du psoriasis par ses bords moins limités, plus diffus, ses squames plus molles, plus lamelleuses, plus jaunâtres; dans l'eczéma, il y a eu ou il y a une sécrétion séreuse caractéristique; toutefois l'eczéma séborrhéique offre quelquefois des difficultés de diagnostic insurmontables.

Dans le *lichen ruber planus*, qui ressemble beaucoup au psoriasis punctata, on trouve la plupart du temps, outre les localisations spéciales au lichen (voir ce mot), quelques papules brillantes caractéristiques; de plus, dans le lichen, les squames sont plus fines, moins saillantes, moins blanches, plus adhérentes, et la peau semble aussi plus épaisse et plus ridée.

Le psoriasis circiné a été confondu avec l'*herpès circiné;* dans ce dernier, les squames minces, peu adhérentes, ont été presque toujours précédées de vésicules ou de vésico-pustules; l'affection est plus superficielle; enfin, le microscope d'ailleurs lèvera tous les doutes.

Le *pityriasis rosé* de GIBERT se distingue du psoriasis par l'aspect de ses squames et par son évolution.

Dans le *lupus érythémateux,* les squames sont grisâtres, mais, s'il n'y a pas de cicatrices, le diagnostic peut être parfois fort difficile.

Le psoriasis scarlatiniforme diffère de l'*herpétide exfolia-trice* par sa rougeur plus vive, ses squames moins abondantes et son état général moins grave.

Dans le *pityriasis rubra,* les squames sont minces, peu adhérentes, non imbriquées et n'occupent pas les sièges de prédilection du psoriasis.

Le diagnostic du psoriasis avec certaines *syphilides* est quelquefois difficile et les différences ordinairement signalées (écailles plus épaisses du psoriasis, différence de coloration, etc.) sont souvent en défaut; il est bon, toutefois, de noter que, dans la syphilis, la squame, plus rare, n'est jamais une lésion primitive et que la syphilis palmaire et plantaire est souvent asymétrique; mais les antécédents, les commémoratifs et le traitement spécifique seront seuls parfois à donner la clé du diagnostic.

Étiologie. — Pour le professeur LANG, d'Inspruck, la cause du psoriasis serait un parasite; d'autres observateurs, A. WOLFF, de Strasbourg, DESTOT, de Lyon, partagent cette manière de voir qui n'est pas encore admise généralement.

Quoi qu'il en soit, le psoriasis ne paraît pas contagiéux; il est héréditaire, mais souvent d'une façon indirecte ; plus commun chez l'homme que chez la femme, il apparaît ordinairement pour la première fois à l'âge adulte, souvent aussi dans l'enfance.

L'arthritisme et le nervosisme influent certainement sur sa production et sa réapparition.

Anatomie pathologique. — Anatomo-pathologiquement, le psoriasis consiste en une hypertrophie des couches superficielles de la peau.

Traitement. — Malgré la spécificité jadis tant vantée de l'arsenic dans le psoriasis, il n'existe contre cette maladie aucun médicament d'une utilité véritablement curative ; c'est plutôt la constitution du sujet qui doit guider dans le choix d'une médication interne à instituer par l'arsenic aussi bien que par l'iodure de potassium, l'huile de foie de morue, les alcalins, le mercure, etc., etc.

Toutefois, Mac Call Anderson, de Glasgow, obtiendrait de bons résultats, chez les enfants, avec le baume de copahu donné à l'intérieur à doses progressivement croissantes.

Localement, il faut d'abord décaper le malade, c'est-à-dire, le débarrasser des amas de squames ; on y arrive par les bains, l'enveloppement dans le caoutchouc, les frictions au savon noir, les onctions grasses.

Ensuite, plusieurs modes de traitement sont à choisir et semblent même varier d'influence avec les sujets.

Le traitement le plus ordinaire consiste en frictions biquotidiennes avec l'huile de cade soit pure, soit coupée

de glycéré d'amidon en quantité plus ou moins élevée
suivant les formules d'E. Vidal :

Huile de cade vraie . . . . 15 grammes.
Extrait fluide de Panama . . . . . . q. s. pour émulsionner.
Glycéré d'amidon à la glycérine neutre. 90 grammes.
Essence de girofle. . . . . q. s.

(Glycéré cadique faible d'E. Vidal.)

Huile de cade vraie. . . . . 50 grammes.
Extrait fluide de Panama . . . . . . 5 —
Glycéré d'amidon à la glycérine neutre. 45 grammes.
Essence de girofle. . . . . q. s.

(Glycéré cadique fort d'E. Vidal.)

L. Brocq conseille d'y ajouter un peu d'acide salicylique :

Huile de cade vraie. . . . . 100 grammes.
Extrait fluide de Panama . . . . : . . 10 —
Glycérine. . . . . 84 —
Amidon . . . . 7 —
Acide salicylique . . . . 6 —
Essence de girofle. . . . . 10 —

Ce traitement, en général assez bon, a le défaut d'être
souvent impraticable en raison de l'odeur désagréable de
l'huile de cade.

Il n'en est pas de même du traitement par l'acide chrysophanique (Balmanno Squire), mais celui-ci a l'inconvénient d'être très irritant pour les yeux, de tacher le linge
et de colorer en violet la peau saine, en jaune brun les
ongles, les poils et les cheveux; on peut l'employer soit
sous forme de pommade à 10 p. 100, soit en badigeon-
nant les plaques avec le médicament dissous dans le
chloroforme ou l'éther, en le recouvrant ensuite d'une
couche de traumaticine (dissolution d'une partie de gutta-
percha purifiée dans dix parties de chloroforme).
Les mêmes procédés peuvent être employés en substi-

tuant à l'acide chrysophanique l'acide pyrogallique, mais à doses moitié moindres et en usant de grandes précautions pour éviter toute intoxication que l'on constaterait au début par l'apparition d'une teinte noire ou rosée dans les urines. Certains dermatologistes préfèrent à ces traitements ceux par les mercuriaux (que T. Mapother, de Londres, emploie à l'intérieur et à l'extérieur), les divers goudrons, l'anthrarobine, l'acide phénique, le naphtol, la créoline, etc.

L'éthylate de soude, à la dose de 2 grammes dans 100 grammes d'huile d'olive, aurait, dans un cas, amené en vingt jours la disparition presque complète de l'affection (Gamberini et Monari, de Bologne).

P. Eichhoff a publié deux cas de guérison rapide (en quinze jours) par des applications d'aristol en pommade ou en collodion à 10 p. 100.

Nous-même avons essayé à diverses reprises les applications répétées tous les deux jours sur chaque placard d'ichthyol ammonium pur avec, dans l'intervalle, des frictions avec des pommades à l'ichthyol au dixième. En quinze jours, trois semaines au maximum, nous avons, dans des cas où les placards étaient en petit nombre, obtenu leur disparition; dans les cas où les taches étaient nombreuses, l'amélioration qui se manifestait au début du traitement par un affaissement et une décoloration de la lésion cessait bientôt de progresser et nous étions forcé de revenir aux traitements classiques.

A l'intérieur, l'ichthyol ne nous a semblé donner aucun résultat bien appréciable, sinon dans certaines variétés se rapprochant beaucoup de l'eczéma séborrhéique de Unna.

PSOROSPERMOSE FOLLICULAIRE VÉGÉTANTE

DE DARIER

(*Angiofolliculite cornée psorospermique, irritative, sébor-rhéique, proliférante, végétante.*)

Définition. — E. BESNIER et A. DOYON désignent sous cette dénomination une affection de la peau « qui cessera d'être rare quand on saura la reconnaître » et déjà décrite sous le nom d'*hypertrophie générale du système sébacé* par LUTZ et de *kératose folliculaire* par J. C. WHITE, mais dont ces auteurs ignoraient la nature coccidienne.

E. BESNIER et A. DOYON décrivent cette affection de la façon suivante :

Symptomatologie. — « Au premier stade de l'affection cutanée, et maintenant patente pour un observateur pré-venu, l'efflorescence est un soulèvement papuliforme plan, arrondi, ou conique, léger, quelquefois de la couleur normale de la peau dans les points où le système pileux prédomine sur le sébacé, mais, dans les autres, blanc sale, grisâtre, jaunâtre, quelquefois noir ou noirâtre, selon la couleur de la peau et le degré de la séborrhée, sans orifice folliculaire appréciable ni trace d'ombilic, et traversé ou non, ou côtoyé par un poil. La main passée à la surface de ces éléments perçoit une sensation de rugosité, de râpe, plus ou moins accentuée.

Si l'on cherche à ruginer l'efflorescence, on éprouve une

résistance vive ; il faut faire effraction de la couche cornée pour enlever une petite masse en forme de clou à tête plan-convexe, dont la partie inférieure représente une véritable petite corne, enchâssée dans une dépression infundibuli-forme par une extrémité conique ou cylindrique, d'un blanc sale, de consistance demi-molle et un peu grasse au doigt. La dépression de la peau qui reçoit cette extrémité est un infundibulum à bords un peu saillants, papuleux ; il correspond manifestement à l'orifice dilaté d'un follicule pilo-sébacé. Si plusieurs éléments sont enlevés à la fois, la peau apparaît inégale, rugueuse, criblée de petits orifices en entonnoir ; l'épiderme est conservé, et il n'y a pas de suintement sanguin. »

L'aspect varie toutefois avec les localisations anatomo-topographiques, selon que la région atteinte est plus ou moins riche en follicules pilo-sébacés, sébacés, sudoraux.

Au cuir chevelu et sur les régions pileuses, l'affection ressemble, au début, à la séborrhée sèche ; plus tard seulement, elle prend un aspect papillomateux.

Ailleurs, dans les sillons et plis cutanés, ce sont des placards croûteux, noirâtres ou huileux, coïncidant alors avec des comédons indépendants, d'après DARIER, de la psorospermose.

A la face dorsale des mains et des doigts, l'éruption consiste en petites papules blanchâtres, peu saillantes, très confluentes et adhérentes ; aux régions palmaires et plantaires, « l'extrémité des doigts, les lignes papillaires, sont couvertes de petites perforations ponctuées, peu profondes, sans altération de la couleur normale ou de points jaunâtres (cas de DARIER) très fins, saillants, ou déprimés, nodules cornés microscopiques fondus dans le revêtement épidermique corné de la région ; ils ne desquament pas et ne sauraient être extirpés.

« Dans le second stade, stade de végétation, les éléments cutanés consistent en saillies folliculaires à pertuis central, dont le revêtement corné est, en partie, éliminé, autour de l'infundibulum d'abord, lequel apparaît entouré d'un anneau rouge à teintes variées, mollasse, bourgeonnant, suintant, fétide, et occupé par un comédon imparfait ou simplement par de l'exsudat puriforme. Aux régions de confluence, ces éléments se juxtaposent inégaux, les uns comprimant, les autres comprimés, en même temps que la région entière est épaissie et soulevée. Le tout exhale une odeur indéfinissable et absolument intolérable. »

Chez deux malades (cas d'E. Besnier et de J.-C. White) on a constaté l'existence de *leucokératoses linguales* et *buccales*.

Pronostic. — Aucun trouble fonctionnel ne coexiste avec cette affection à marche progressive et symétrique dont le diagnostic est cependant très sérieux en raison de sa généralisation et de sa résistance aux traitements.

Diagnostic. — Le diagnostic se fera toujours par l'examen microscopique qui déterminera la nature de la maladie due, comme l'a démontré Darier, à des psorospermies ou coccidies, organismes de la classe des sporozoaires.

Traitement. — Aucun traitement n'a réussi jusqu'à présent ; ni les acides phénique ou salicylique, ni le goudron, le soufre, etc. ; les mercuriaux semblaient, dans le cas d'E. Besnier, agir sur la prolifération des éléments psorospermiques, mais ne pouvaient malheureusement pas être employés d'une façon continue.

PURPURA

Synonymie. — Péliose (Swediaur et Alibert). — Poupre (*vulgo*).

Définition. — Symptomatologie. — On désigne sous le nom de purpura des taches cutanées dues à l'extravasation intradermique du sang, indolentes, se montrant successivement, de forme arrondie ou irrégulière, plus ou moins nombreuses, ne disparaissant pas sous la pression du doigt et d'une couleur variable au début, elles sont d'un rouge plus ou moins foncé, parfois brunâtres ; peu à peu elles prennent une teinte fauve, puis jaunâtre, quelquefois verdâtre, et disparaissent au bout de quelques jours.

Siège. — Elles siègent principalement aux membres inférieurs.

Étiologie. — Le purpura est toujours symptomatique d'un état morbide quelconque.

Il constitue dans certains cas un symptôme capital ; il en est ainsi dans le *purpura rhumatismal* ou *péliose rhumatismale* (Shoenlein), *rheumatokelis* (Fuchs), *purpura exanthématique* (Laget), *purpura rhumatismal exanthématique* (du Castel), *purpura exanthématique rhumatoïde* (Mathieu), *variété d'érythème purpurique* ou de *purpura érythémateux* d'E. Besnier et A. Doyon, et dans le *purpura hémorrhagique* (*morbus maculosus, hemorrhagicus, maladie de Wer-*

lhof, purpura febrilis de WILLAN, *scorbut de terre* ou *scorbut endémique*).

Dans d'autres cas, il dépend d'affections générales infectieuses ou non : *purpura idiopathique aigu* (*Typhus angiohématique* de GOMOT), *purpura hémorrhagique primitif* de MARTIN DE GIMART, *purpura contagiosa* (*purpuras variolique, rubéolique, scarlatineux, septicémique, etc.*), *purpura scorbutique, purpura nerveux* (HENOCH et COUTY), *purpura myélopathique* (FAISANS).

Il peut être encore en rapport avec la cachexie (*purpura cachectique*) quelle qu'en soit la cause; l'absorption de certaines substances comme l'iode (*purpura iodique* ou *iodopotassique* d'E. BESNIER, *iodisme pétéchial*, FOURNIER, AUSPITZ), l'alcool, l'arsenic, l'ergot de seigle (LAILLER), etc., ou tenir au changement brusque des conditions de la circulation (*purpura des nouveau-nés*, KAPOSI).

Il peut coïncider avec d'autres affections cutanées : l'urticaire (*purpura urticans*), l'érythème polymorphe, l'eczéma, le psoriasis (*purpura papuleux* de HEBRA, *lichen lividus* de WILLAN).

Traitement. — Il faut d'abord instituer le traitement de la cause dont le purpura paraît dépendre, et insister sur le repos absolu des régions affectées.

RHINOSCLÉROME (Hebra et Kaposi)

Définition. — Symptomatologie. — C'est une affection rare, attaquant habituellement le nez, la lèvre supérieure et les régions voisines.

Elle se manifeste par des plaques et des nodosités bien limitées qui infiltrent la peau, confluentes ou isolées, douloureuses à la pression, dures mais élastiques; le tégument est rouge ou conserve sa couleur normale; l'épiderme est lisse ou fissuré.

Par suite de l'induration et de l'épaississement des tissus qui augmentent peu à peu, les parois des narines se rapprochent, l'ouverture de la cavité buccale se rétrécit et la lésion finit par envahir la bouche, les gencives, le palais, le pharynx et le larynx.

Ces localisations amènent des troubles fonctionnels parfois très sérieux.

Pronostic. — La maladie qui ne rétrocède jamais comporte donc un pronostic très grave, mais n'entraîne la mort qu'à très longue échéance.

Diagnostic. — Le diagnostic, en général facile, doit dans certains cas être fait avec la *syphilis*, le *lupus* et le *carcinome*.

Nature. — On admet généralement qu'il s'agit d'une maladie de cause inconnue, probablement parasitaire.

Traitement. — Les divers traitements locaux dont le but était toujours la destruction partielle ou générale de la néoplasie ne semblent pas avoir donné jusqu'à présent de résultats satisfaisants.

RUPIA

Définition. — Le plus grand nombre des dermatologistes (français) sont d'avis qu'il ne faut plus considérer aujourd'hui le rupia comme une espèce nosologique distincte; ils désignent sous ce nom un processus ulcératif arrivé à la période croûteuse dans lequel les croûtes, constituées par la concrétion d'un liquide jaune brun, mélange de sérosité, de pus et de sang, qui distend l'épiderme sous forme de bulles d'abord, puis de pustulo-bulles, offrent un aspect spécial.

Symptomatologie. — Au fur et à mesure que la lésion produit une croûte entourée d'une aréole inflammatoire intense, elle évolue excentriquement de manière à former une série de croûtes de plus en plus larges, de telle sorte que la première est soulevée par la seconde, la seconde par la troisième et ainsi de suite. Ces croûtes, conchyliformes, forment une masse stratifiée d'un aspect particulier, d'une couleur grisâtre ou noirâtre et tombent spontanément si l'on n'intervient pas, au bout d'un temps pouvant varier entre deux et quatre semaines, laissant parfois des ulcérations à fond blafard, saignant, à bords épais et livides, sécrétant un liquide sanieux. Dans les deux cas, la lésion se termine soit par une macule rougeâtre, brunâtre, violacée, souvent déprimée; soit par une cicatrice brunâtre, suivant la nature ou l'intensité de l'ulcération qui lui a donné naissance.

L'éruption du rupia est généralement discrète et disséminée çà et là, mais procède par poussées successives.

On ne constate ordinairement que peu au pas de douleur *loco dolenti*, mais l'éruption est souvent accompagnée de symptômes généraux, fièvre, amaigrissement, etc., dus à l'état de débilité de l'individu malade.

Étiologie. — Le rupia se rencontre, en effet, plus particulièrement chez les sujets cachectiques; on l'observe aussi dans certaines formes de syphilides.

Siège. — Il siège surtout aux membres inférieurs, aux cuisses et aux lombes.

Les auteurs qui décrivent le rupia comme entité morbide distincte en admettent trois variétés :

1° Le *rupia simplex*.

2° Le *rupia proeminens*.

3° Le *rupia escharotica* (*ecthyma gangréneux* de Hardy).

Traitement. — Le traitement interne a pour but de relever l'état du malade par des toniques appropriés.

(Pour le traitement local, voir l'article Ecthyma.)

SARCOMES CUTANÉS

La sarcomatose cutanée comprend des tumeurs ressemblant cliniquement au cancer et divisées actuellement en deux grandes classes.

1° Les SARCOMES MÉLANIQUES.

2° Les SARCOMES NON MÉLANIQUES.

Le sarcome mélanique cutané primitif est rare, il débute ordinairement au niveau d'un nævus, par une petite tumeur, dure et arrondie, grosse comme un pois environ, de couleur brunâtre, bleu-foncé ou noirâtre. Au bout d'un temps variable après le début de l'affection, se montrent d'autres tumeurs plus ou moins confluentes dont les unes s'atrophient et disparaissent, tandis que quelques-unes se ramollissent et s'ulcèrent. Peu à peu, la généralisation se complète et le malade meurt dans la cachexie.

Les sarcomes non mélaniques comprennent :

1° Le *sarcome localisé;*

2° Le *sarcome généralisé.*

Le sarcome localisé siège d'ordinaire aux extrémités où il affecte la forme d'une tumeur ne dépassant pas un certain volume, parfois de couleur rouge, plus souvent de la couleur de la peau, rugueuse, quelquefois ulcérée, pouvant guérir sans récidive par le traitement chirurgical.

2° Le sarcome non mélanique généralisé (*sarcomatose généralisée pigmentaire de* KAPOSI) débute par les mains et les pieds sous forme de nodosités de la grosseur d'un grain

de plomb ou d'une fève, d'un rouge brun ou bleu, disposées çà et là ou confluentes, formant des placards saillants
et bosselés, déformant les régions épaissies et douloureuses.
Peu à peu les tumeurs gagnent les avant-bras, les jambes,
la face, le tronc ; les unes s'affaissent et disparaissent laissant à leur place des dépressions cicatricielles pigmentées ;
d'autres se tuméfient, s'ulcèrent, mais toujours superficiellement. Enfin au bout de plusieurs années (de trois à cinq)
surviennent des symptômes généraux : fièvre, diarrhée,
hémoptysie, etc., auxquels succèdent le dépérissement et
la mort.

L'affection, limitée aux extrémités, ressemble à la *syphilis*, à la *lèpre*, au *lupus*, dont elle est difficile à distinguer.

Le pronostic est fatalement mortel.

Traitement. — Le traitement chirurgical est inutile
dans la sarcomatose cutanée, les tumeurs ont toujours réci-
divé. On a essayé des injections interstitielles de naphtol
camphré et des injections hypodermiques de liqueur de
Fowler coupée par moitié d'eau à la dose de deux à neuf
gouttes par jour, suivies dans deux cas de la guérison
(Kobner et Shattuck).

A l'intérieur, aucun médicament n'a réussi jusqu'ici.

SCLÉRÈME DES NOUVEAU-NÉS (Chaussier)

Synonymie. — Induration des tissus cellulaires des nouveau-nés. — Algidité
progressive (Hervieux). — Décrépitude ou athrepsie infantile (Parrot).

Le sclérème des nouveau-nés, bien distingué par
Parrot, est caractérisé par une rigidité toute spéciale de la

peau débutant par les membres inférieurs et envahissant rapidement tout le corps.

Le tégument est induré, rigide, tantôt blanc, tantôt rouge, tantôt livide, froid au toucher, l'affection est précédée et accompagnée de symptômes athrepsiques auxquels succombe bientôt (entre le second et le dixième jour) le petit malade atteint généralement dans les premiers jours de la vie.

Traitement. — En présence d'un cas semblable, il faut employer les frictions et le massage, réchauffer le corps artificiellement ou au moyen de la couveuse. On a publié un cas de guérison obtenu par les frictions mercurielles (A. MONEY).

SCLÉRODERMIE (ÉLIE GINTRAC)

Synonymie. — Sclérémie (ALIBERT). — Sclérème des adultes (THIRIAL). — Chorionitis. — Sclérosténose cutanée (FORGET). — Cutis tensa chronica (FUCHS). — Kéloïde d'ADDISON.— Eléphantiasis scléreux (RAMUSSEN). — Sclérème cutané cicatrisant (WERNICKE). — Sclerosis telæ cellulosæ et adiposæ (WILSON). — Dermato-scléroses (E. BESNIER).

Définition. — Cette affection est caractérisée par une induration toute spéciale de la peau et souvent des tissus sous-jacents pouvant aboutir à une atrophie plus ou moins complète de ces tissus :

On en décrit trois formes :

1° La SCLÉRODERMIE GÉNÉRALISÉE (*sclérémie* d'E. BESNIER et A. DOYON);

2° La SCLÉRODERMIE PARTIELLE : *morphée, sclérodermie en*

plaques et *sclérodermie en bandes* (*slérodermie* d'E. Besnier et A. Doyon);

3° La sclérodactylie de Ball.

SCLÉRODERMIE GÉNÉRALISÉE

Synonymie.—Œdématie concrète de Doublet.— Sclérodermie œdémateuse de Hardy. — Sclérodermie généralisée diffuse progressive des adultes.

Symptomatologie. — La sclérodermie généralisée est constituée à sa période d'apogée par un état tout spécial des tissus, rigides et résistants, qui sont gonflés comme par une sorte d'œdème dur; ils sont tendus, luisants, sans mobilité ni souplesse, « offrant une consistance pierreuse ». La peau est froide, blanchâtre, résistant sous la pression du doigt; plus tard elle est rétractée, éraillée, le malade éprouve une sensation de tension; la sensibilité tactile est conservée, le toucher est quelquefois même douloureux. Les altérations tégumentaires existent symétriquement et le tégument sain se continue insensiblement avec le tégument malade.

Cet état est généralement précédé d'une période prodromique pendant laquelle existent des troubles de la sensibilité décrits par E. Vidal : algidité, asphyxie locale, phénomènes pré-sclérodermiques comprenant encore des troubles vaso-moteurs, des sensations de chaleur, de froid, de prurit, des douleurs diverses dans les muscles, les nerfs, les articulations.

Marche. — Le début est quelquefois brusque, mais la maladie apparaît ordinairement d'une façon progressive;

la marche et l'évolution peuvent dans certains cas être rapides ; mais, généralement, l'affection marche lentement. La maladie peut rester stationnaire ou rétrocéder : le plus souvent elle continue à évoluer d'une façon très lente mais progressive jusqu'à ce que le malade finisse par succomber dans le marasme ou à une complication viscérale.

Siège. — L'affection atteint d'ordinaire la face et la moitié supérieure du corps, moins souvent les membres inférieurs ; elle peut envahir tout le corps.

A la face, le visage est absolument sculptural, impassible, dur ; les tissus sont collés au squelette et comme atrophiés d'où résulte une gêne parfois considérable pour les diverses fonctions, parole, alimentation, etc. ; les larmes s'écoulent continuellement des paupières immobilisées.

Aux mains, les doigts, effilés et amincis, ressemblent à des baguettes rigides ou crochues.

Ces lésions tégumentaires peuvent s'accompagner et s'accompagnent souvent de troubles de vascularisation ou de pigmentation, hyperchromies et dyschromies ; celles-ci peuvent être diffuses, linéaires, ponctuées (*vitiligo ponctué* de FÉRÉOL) ; dans certains cas surviennent des gangrènes des doigts (*sclérodermie mutilante*).

Pronostic. — La sclérodermie généralisée, tant en raison des troubles qu'elle engendre, que du peu d'empire qu'ont sur elle les médications, comporte un pronostic mauvais.

SCLÉRODERMIE LIMITÉE

La sclérodermie limitée comprend deux grandes classes :
1° La *sclérodermie en plaques;*
2° La *sclérodermie en bandes ;*
La première se divise en plusieurs variétés : la *scléro-dermie en plaques*, la *morphœa alba atrophica* et surtout la *morphée* (*morphœa alba plana*).

MORPHÉE (Erasmus Wilson)

(Voir la planche XLIII.)

Synonymie. — Sclérémie particlle d'Alibert. — Kéloïde vraie d'Addison. Chéloïde blanche de Bazin.

Symptomatologie. — La principale caractéristique de cette forme de sclérodermie est la coloration spéciale de ses plaques.

Au début, ce sont de petites taches, en général planes (*morphœa alba plana*), quelquefois saillantes (*morphœa tuberosa*), rosées ou d'un violet pâle, mauve, parfois fon-cées (*morphée noire*), rondes, ovales ou irrégulières, d'une étendue variable, en général de quelques centimètres de diamètre. Les taches s'agrandissent peu à peu en se déco-lorant par places isolées au centre et, lorsqu'elles ont atteint tout leur développement, elles présentent un as-pect absolument typique.

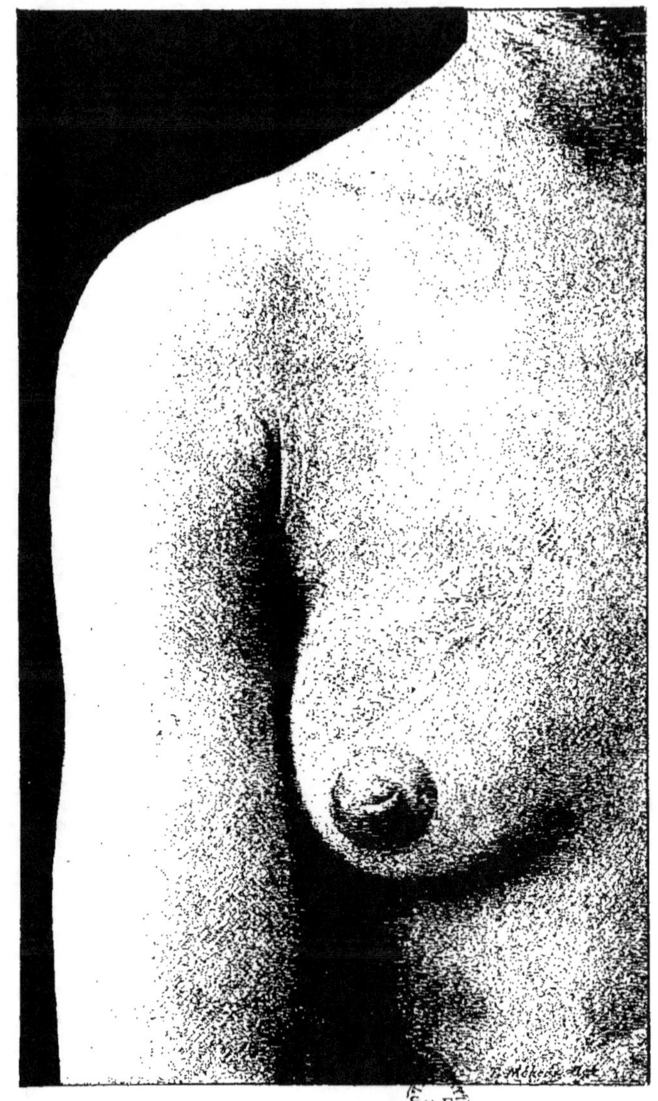

Pl. XLIII. — Morphée.

La plaque, bien délimitée, offre à étudier deux parties distinctes, la partie centrale et la partie périphérique.

Sur la première qui constitue presque toute l'étendue de la plaque, la peau est de couleur blanche, blanc-jaunâtre ou jaune-brunâtre, ressemblant à de l'ivoire jauni ; elle est épaissie, indurée, brillante et lisse ou légèrement squameuse ; le système pileux est atrophié ; les sécrétions sont amoindries ou disparues ; la sensibilité est plus ou moins atteinte.

La partie périphérique, qui entoure la première à la manière d'un cadre, forme une zone pigmentaire plus ou moins foncée, une sorte de ruban périphérique d'une couleur violacée particulière, lilas un peu bleuâtre (*lilac-ring* des Anglais) ; cet anneau se détache souvent sur une peau plus pigmentée que normalement.

Il existe rarement de la douleur, quelquefois des fourmillements au niveau des plaques.

Celles-ci sont souvent multiples, ordinairement au nombre de deux ou trois ; elles peuvent être unilatérales, symétriques, zoniformes.

Siège. — La morphée se développe plus particulièrement au cou, au front, à la poitrine, à l'abdomen, aux bras, aux cuisses.

Marche. — Après être resté stationnaire plus ou moins longtemps, le cercle lilas pâlit et s'efface peu à peu ; il se produit au niveau de la plaque un processus atrophique accompagné parfois de petites exulcérations, au cours duquel, après une desquamation épidermique, le derme redevient souple, mais aminci et atrophié ; la plaque prend alors l'aspect d'une cicatrice déprimée, sèche et glabre, entourée d'une zone pigmentée plus ou moins foncée. Dans certains cas, la tache s'efface spontanément, d'une façon complète, sans laisser ni cicatrice ni parfois même aucune trace pigmentaire.

Pronostic. — Le pronostic ici n'est donc pas grave.

MORPHŒA ALBA ATROPHICA

Dans cette variété de morphée l'état cicatriciel est non secondaire mais primitif.

SCLÉRODERMIE EN PLAQUES (VIDAL, PAUTRY)

Les plaques de cette forme de sclérodermie sont toujours très nombreuses, se réunissent facilement de façon à envahir la presque totalité des téguments; la peau est de couleur blanche, déprimée, plissée, mate, sans anneau périphérique lilas; les plaques sont quelquefois saillantes, chéloïdiques même (*plaques chéloïdiennes, pseudo-chéloïdes scléreuses* d'E. BESNIER et A. DOYON), coïncident avec d'autres lésions de la sclérodermie et sont accompagnées de taches dyschromiques.

Pronostic. — Le pronostic est généralement favorable.

SCLÉRODERMIE EN BANDES

Ici les lésions se montrent sous forme de traînées rubanées, de bandes allongées dans le sens du grand axe des membres ou du tronc; elles peuvent être déprimées ou élevées, plus ou moins superficielles (*plaques parcheminées, stries parcheminées, vergetures scléreuses* d'E. BESNIER et A. DOYON).

SCLÉRODACTYLIE

Synonymie. — Sclérodermie dactylée. — Sclérème cicatrisant de WERNICKE.

Localisée souvent aux extrémités supérieures, la sclérodactylie présente une altération particulière des troisièmes phalanges, atrophiées et détruites en partie; les tendons des fléchisseurs, contractés en permanence, coudent la dernière phalange sur la seconde à angle droit. La peau, indurée, adhère au squelette; elle est violette et présente souvent des exulcérations tournioliformes; les ongles sont détruits en grande partie.

Pronostic. — Cette forme est grave en raison des mutilations qu'elle provoque.

Diagnostic. — La sclérodermie diffère de la *lèpre* par sa généralisation toujours moins grande; de plus, la lèpre se reconnaîtra à ses tubercules, ses ulcérations, ses troubles de la sensibilité.

L'*asphyxie des extrémités* ne comporte pas, comme la sclérodactylie, l'atrophie des phalanges; il n'existe pas de flexion des doigts; la peau, non altérée, est lisse et non adhérente au tissu osseux.

La *gangrène des extrémités* ressemble beaucoup à la sclérodactylie; mais, dans la première de ces deux affections, on constate une mortification et une chute complète des phalanges et non une atrophie spontanée et successive.

La sclérodermie en plaques pourrait être confondue avec l'*aplasie lamineuse* de la face, mais celle-ci est unilatérale et la peau reste mobile sur les tissus sous-jacents.

La morphée diffère de la *chéloïde* d'ALIBERT en ce que, dans cette dernière, la saillie est toujours plus ou moins considérable, la peau ordinairement colorée en rouge et l'aspect cicatriciel.

Étiologie. — La sclérodermie peut se développer à tous les âges; on l'observe plus souvent chez les femmes que chez les hommes; on a dit qu'elle était plus fréquente chez les nerveux et les rhumatisants; on la considère actuellement comme une trophonévrose.

Anatomie pathologique. — D'après MÉRY la «sclérodermie est, au point de vue anatomo-pathologique, constituée par une sclérose du derme accompagnée d'altérations vasculaires (endopériartérite) considérables et fréquentes. Les lésions des nerfs périphériques y sont beaucoup plus rares. On retrouve, chez les malades atteints de sclérodermie, le même processus scléreux, les mêmes altérations vasculaires, dans d'autres organes, muscles, myocarde, utérus, poumons, reins.

Les altérations vasculaires jouent dans la sclérose de la peau le même rôle que dans les scléroses viscérales; elles forment la lésion primitive qui entraîne la sclérose à sa suite; et sont le lien anatomique commun de toutes les scléroses cutanées.

Elles reconnaissent, elles-mêmes, des causes variées, ce qui explique la diversité d'origine des sclérodermies.

Un premier groupe (sclérodermies généralisées) comprend les cas qui ont été rattachés au rhumatisme, et qui sont, peut-être, de nature infectieuse.

Le deuxième groupe renferme surtout les sclérodermies localisées qui sont sous la dépendance d'altérations nerveuses (ataxie, trophonévrose).

On peut enfin voir la sclérose de la peau à la suite de l'artério-sclérose généralisée, et des lésions traumatiques des artères. »

Traitement. — Actuellement, on prescrit dans le traitement de la sclérodermie, outre une hygiène appropriée (exercice, précautions contre le refroidissement, port de la flanelle), tous les agents modificateurs du système nerveux soit internes (bromures, valérianates, ergotine, etc.); soit externes (hydrothérapie, courants continus, la révulsion le long du rachis).

Localement, on conseille le massage, l'électricité, les douches sulfureuses chaudes, l'électrolyse (L. Brocq), les emplâtres résolutifs, mercuriels en particulier, etc.

SÉBORRHÉE

Synonymie. — Stéatorrhée.

Définition. — Le groupe des séborrhées, de création récente, englobe un grand nombre d'affections de la peau et du cuir chevelu décrites pendant longtemps sous les noms les plus divers. C'est à Hebra et à Unna que l'on doit d'avoir étudié, sous ce titre, *les diverses maladies dues à des anomalies de sécrétion des glandes sébacées ou sudoripares.*

On a décrit les séborrhées sèches, concrètes, huileuses, circinées, des régions glabres, pileuses.

L. BROCQ classe les séborrhées sous quatre types de la façon suivante :

Premier type : SÉBORRHÉES SÈCHES, — forme pityriasique, comprenant le pityriasis simplex capillitii et le pityriasis simplex des parties glabres.

Deuxième type : SÉBORRHÉES CONCRÈTES, — forme croûteuse, comprenant les croûtes graisseuses du cuir chevelu et celles des parties glabres divisées elles-mêmes en deux variétés : la variété *diffuse*, coïncidant souvent avec la séborrhée concrète du cuir chevelu et la variété *circonscrite* qui doit être séparée des séborrhées vraies et qui comprend les verrues plates séborrhéiques, l'acné sébacée concrète.

Troisième type : SÉBORRHÉES HUILEUSES, — forme fluente, hyperidrose huileuse du cuir chevelu et de la face.

Quatrième type : ECZÉMA SÉBORRHÉIQUE, — forme figurée, eczéma séborrhéique figuré du cuir chevelu, du thorax et des grands plis articulaires.

Cliniquement, ce qui importe le plus, ce sont les localisations de la séborrhée qui atteint souvent simultanément le cuir chevelu, la face et le thorax (la séborrhée généralisée des Allemands est une xérodermie).

Au point de vue pratique, il y a lieu d'étudier trois formes de séborrhée :

1° La séborrhée sèche;

2° La séborrhée huileuse;

3° L'eczéma séborrhéique.

Ces formes ont une symptomatologie un peu différente suivant qu'on les envisage au cuir chevelu ou sur les régions glabres.

SÉBORRHÉE SÈCHE SQUAMEUSE FURFURACÉE

A. SÉBORRHÉE SÈCHE DU CUIR CHEVELU

Synonymie. — Pityriasis capillitii. — Alopécie pityrode furfuracée de PINCUS. — Acné sébacée sèche de CAZENAVE. — Séborrhée sèche de HEBRA. — Séborrhée pityriasiforme d'E. BESNIER. — Variété squameuse de l'eczéma séborrhéique de UNNA. — Pityriasis simplex de VAN HARLINGEN.

Définition. — Symptomatologie. — Désigné communément sous le nom de pityriasis, sans qualificatif, ce genre de séborrhée est caractérisé par une desquamation épidermique généralement abondante du cuir chevelu et parfois de la barbe et des sourcils. Ces squames, blanches ou grises, sèches et cassantes, parfois un peu grasses, sont extrêmement fines, furfuracées, quelquefois lamelleuses; elles tombent en général facilement sous forme d'une poussière qui recouvre les cheveux et le col des habits, ainsi que les épaules.

Une démangeaison plus ou moins intense accompagne cette production de squames dont la chute est accentuée par le grattage.

Le cuir chevelu ne paraît pas malade; toutefois, au cours de cette affection, les cheveux tombent en assez grande abondance (*effluvium capillorum*), parfois pour ne plus repousser (*séborrhée dépilante*).

Pronostic et Diagnostic. — C'est une affection tenace dont le diagnostic avec l'*eczéma* est parfois difficile; on s'en tiendra facilement au diagnostic de séborrhée sèche s'il n'y a pas trace d'eczéma ailleurs, s'il n'y a pas de

28

croûtes, si la région malade ne suinte pas ou n'a pas suinté et aussi si le système pileux paraît malade.

B. SÉBORRHÉE SÈCHE DES PARTIES GLABRES

Symptomatologie. — Cette forme est fréquente au visage chez les enfants et les jeunes femmes (*dartres farineuses vulgaires, dartres furfuracées, volantes*, etc.), et dans la barbe, chez les individus du sexe masculin.

Elle se présente sous la forme de petites taches plus ou moins irrégulières ou arrondies, blanches, grises ou jaunâtres, desquamant soit spontanément, soit sous le grattage.

Souvent, il n'existe aucun phénomène subjectif concomitant; parfois on constate un peu de chaleur et de démangeaison.

Étiologie. — Chez les enfants, on l'observe surtout au moment des poussées de la dentition; chez les femmes, l'affection peut revenir périodiquement au printemps et à l'automne.

Pronostic. — La séborrhée sèche est souvent tenace et quelquefois irritable.

Diagnostic. — Cette forme pourrait parfois être confondue avec la *trichophytie* cutanée; outre l'examen microscopique, toujours utile, on se rappellera que les placards de la séborrhée sèche n'ont pas la marche excentrique de la trichophytie dont les contours sont plus nets, la surface plus grande et les bords couverts de vésicules et de papules.

SÉBORRHÉE HUILEUSE OU ADIPEUSE
OU OLÉAGINEUSE

Synonymie. — Stéatorrhée. — Stéarrhée. — Séborrhagie.

Ce type est dû probablement à l'hypersécrétion commune des glandes sébacées et sudoripares et se présente sous deux formes distinctes : la forme fluente et la forme concrète.

A. FORME FLUENTE

Synonymie. — Écoulement graisseux. — Peau onctueuse. — Fluxus sebaceus. — Acné sébacée fluente de CAZENAVE. — Acné sébacée liquide ou huileuse d'E. BESNIER et A. DOYON. — Seborrhæa oleosa seu adiposa de HEBRA et KAPOSI. — Hyperidrose huileuse de L. BROCQ.

La forme fluente est caractérisée par la production toujours renouvelée d'une couche huileuse et grasse qui se dépose à la surface de la peau.

Symptomatologie. — Là couche huileuse est plus ou moins abondante ; chez certains malades, il faut, pour la déceler, appliquer sur la région atteinte un morceau de papier à cigarette sur lequel on voit se développer un semis de points graisseux correspondant aux orifices glandulaires ; ceux-ci sont dilatés, béants, plus apparents qu'à l'état normal ; ils donnent au tégument l'aspect d'une peau d'orange et l'on peut voir sourdre à leur niveau une petite gouttelette de liquide. La région malade est grasse, brillante, sale par suite des poussières qui s'y attachent (*se-*

borrhæa nigricans des paupières de Néligan et Wilson, *blépharomélæna* (Lara).

La peau peut avoir conservé sa coloration ordinaire; généralement, elle est rouge, comme épaissie et enflammée, souvent couverte de manifestations acnéiques.

On n'observe aucune sensation de démangeaison ou de cuisson, parfois quelques picotements.

Siège. — Cette forme siège le plus ordinairement au visage et est particulièrement fréquente sur les parties latérales du nez, sur les joues, le front, les tempes et le menton; on la rencontre aussi au cuir chevelu, aux parties génitales de l'homme (gland, face interne du prépuce, sillon balano-préputial, *smegma preputii*) et de la femme (petites lèvres et clitoris); elle peut d'ailleurs envahir tout le tégument.

Étiologie. — La séborrhée huileuse se montre surtout chez les jeunes strumeux.

Pronostic. — Elle ne constitue qu'une affection sans gravité, exception faite de sa durée et de sa ténacité.

B. SÉBORRHÉE CONCRÈTE

Cette forme peut accompagner la séborrhée huileuse, lui succéder ou exister séparément.

Symptomatologie. — Elle se présente sous l'aspect de croûtes formant des placards adhérents au tégument. Ces croûtes, constituées par un mélange de matière sébacée et de squames, couvrent le cuir chevelu d'une couche de crasse, plus ou moins sèche et dure ou graisseuse, jaunâtre, analogue à de la cire (*croûtes de lait, crasse de tête, touzet* (vulgo); chez les adultes, où elle dépasse souvent le cuir chevelu, la séborrhée forme des plaques brillantes, feuilletées, amiantacées; au-dessous, la peau est humide, lisse, couverte d'une pellicule brillante au bout d'un instant, ou rouge et facilement excoriée, ou encore eczémateuse; les cheveux viennent facilement.

Sur les téguments, la séborrhée est plus ou moins étendue; chez les nouveau-nés elle peut être généralisée (*vernix caseosa du fœtus, desquamatio, exfoliatio epidermidis neonatorum, ichthyose congénitale* de quelques auteurs, *ichthyose sébacée* ou *séborrhée squameuse des nouveau-nés* de KAPOSI; *cutis testacea*); ce vernis, par suite de la tension qu'il détermine, donne lieu à des fissures douloureuses de la peau. Celle-ci est brillante, d'une couleur rouge brunâtre, ressemblant à du lard rôti (HEBRA).

Cet état, d'après KAPOSI, serait passager et curable.

Chez les vieillards, la séborrhée consiste en petits disques arrondis, aplatis, légèrement saillants, d'une couleur allant du gris jaunâtre au gris noirâtre, siégeant plus particulièrement au cou et au tronc (*verrues plates séborrhéiques des vieillards*); ou bien, ce sont de petites plaques croûteuses, épaisses, rougeâtres, noirâtres, sales, irrégulières, mais à bords nettement limités, siégeant au visage (paupières, nez, tempes, etc.), et sous lesquelles le derme saigne avec facilité (*acné sébacée concrète*). Cette forme, comme le fait remarquer L. BROCQ, est souvent la première phase, la phase la plus superficielle du cancroïde (*carcinome séborrhagique* de WOLKMANN).

Dans certains cas, la séborrhée concrète peut envahir de grandes surfaces couvrant tout le visage d'un masque croûteux et graisseux, de couleur jaune sale, gris jaunâtre ou jaune noirâtre, ou envahissant la plus grande partie de la surface tégumentaire (*cutis testacea* ou *ichthyosis sebacea*), plus particulièrement le tronc et les membres qui sont couverts de croûtes d'un brun verdâtre et noirâtre, soit minces, aplaties, divisées en petits fragments correspondant aux sillons cutanés, soit accumulées et saillantes ; elles adhèrent alors assez fortement à la peau et présentent à leur face profonde des prolongements coniques qui pénètrent dans les orifices glandulaires, élargis et entr'ouverts. Au-dessous de ces croûtes, le tégument est rouge, légèrement humide, un peu tuméfié, douloureux.

Les malades accusent parfois des sensations de chaleur, de cuisson, de démangeaison.

Siège. — On rencontre la séborrhée concrète au cuir chevelu (*seborrhæa capillitii*), aux sourcils, aux cils qu'elle dépile et sur toute la surface du corps.

Pronostic. — L'affection est plus rebelle chez les adultes que chez les enfants : elle est surtout tenace à la face.

Diagnostic. — Le diagnostic est parfois difficile dans l'acnée sébacée concrète de la face facile à confondre avec l'*épithélioma* et le *lupus érythémateux*.

L'*épithélioma* a des bords plus nets, souvent perlés ; le derme sous-jacent est induré, friable, et saigne facilement.

Les croûtes du *lupus érythémateux* sont plus sèches, plus squameuses, plus adhérentes que celles de la séborrhée ; la peau, dans la séborrhée, n'est point épaissie et infiltrée comme dans le lupus ; enfin, caractère plus précis, ce dernier laisse après lui des cicatrices.

Au cuir chevelu, le *psoriasis* à squames minces et furfuracées diffère de la séborrhée par ses croûtes toujours plus sèches, plus larges, plus épaisses, l'aspect du derme sous-jacent qui est coloré et malade, l'étendue de la lésion, souvent bien plus considérable que dans la séborrhée, dans laquelle, en outre, les cheveux tombent généralement plus ou moins.

Étiologie. — La séborrhée se montre souvent chez les sujets débilités, chlorotiques (Hebra).

ECZÉMA SÉBORRHÉIQUE (Hebra)

(Voir la planche XLIV.)

Cette forme est constituée par des placards croûteux et graisseux, circinés ou arrondis, roses ou bistres, siégeant simultanément sur le sommet de la tête et sur les faces antérieure et postérieure du thorax.

Cette dernière localisation a reçu des noms très divers : *eczéma flanellaire banal*, *eczéma acnéique* de Bazin, *lichen annulatus serpiginosus* de Wilson, *seborrhœa corporis* de L. A. Duhring, *eczéma séborrhéique* de Unna.

Les placards eczémateux dont le centre est rosé ou jaunâtre, un peu squameux, ont des contours nets, plus ou moins arrondis, des bords un peu saillants, excoriés par le grattage; ils s'étendent par extension et se réunissent souvent les uns aux autres. (Voir la planche XLIV.)

C'est une affection très prurigineuse.

(Voir aussi l'article Eczéma, page 120.)

Traitement. — Le traitement de la séborrhée doit nécessairement comprendre un traitement général et un traitement local.

Au point de vue général, les indications thérapeutiques à remplir seront dictées par la constitution du sujet séborrhéique ; aux uns (nerveux) on donnera les antispasmodiques ; aux autres (arthritiques et goutteux), les alcalins ; aux lymphatiques conviennent l'huile de foie de morue et le sirop d'iodure de fer ; aux anémiques les ferrugineux et l'arsenic. Ce dernier médicament a été considéré par certains dermatologistes comme une médication héroïque de la séborrhée.

L. A. Duhring donne le soufre et les sulfures pendant très longtemps ; nous nous sommes, nous, bien trouvé de l'usage interne de l'ichthyol à la dose moyenne de $1^{gr},50$ par jour.

Le sujet atteint sera, en outre, soumis à une hygiène régulière.

Localement, il y a lieu de séparer le traitement de la séborrhée des régions glabres de celui de la séborrhée des régions pileuses.

La séborrhée sèche du visage (pityriasis simplex) sera traitée par les lotions savonneuses, simples, salées, ou faites avec des savons médicamenteux au soufre, à l'ichthyol.

On peut appliquer une pommade au tanin et au calomel, à l'acide salicylique, etc.

La forme croûteuse réclame d'abord l'emploi des moyens destinés à faire tomber les croûtes : onctions, pulvérisations, cataplasmes, etc., puis il faut frictionner avec les savons déjà indiqués et appliquer ensuite une pommade soufrée ou mieux à l'ichthyol :

Ichthyol	3 grammes.
Lanoline	
Vaseline	} aa 15 —

Chez certains sujets, les lotions soufrées conviennent davantage.

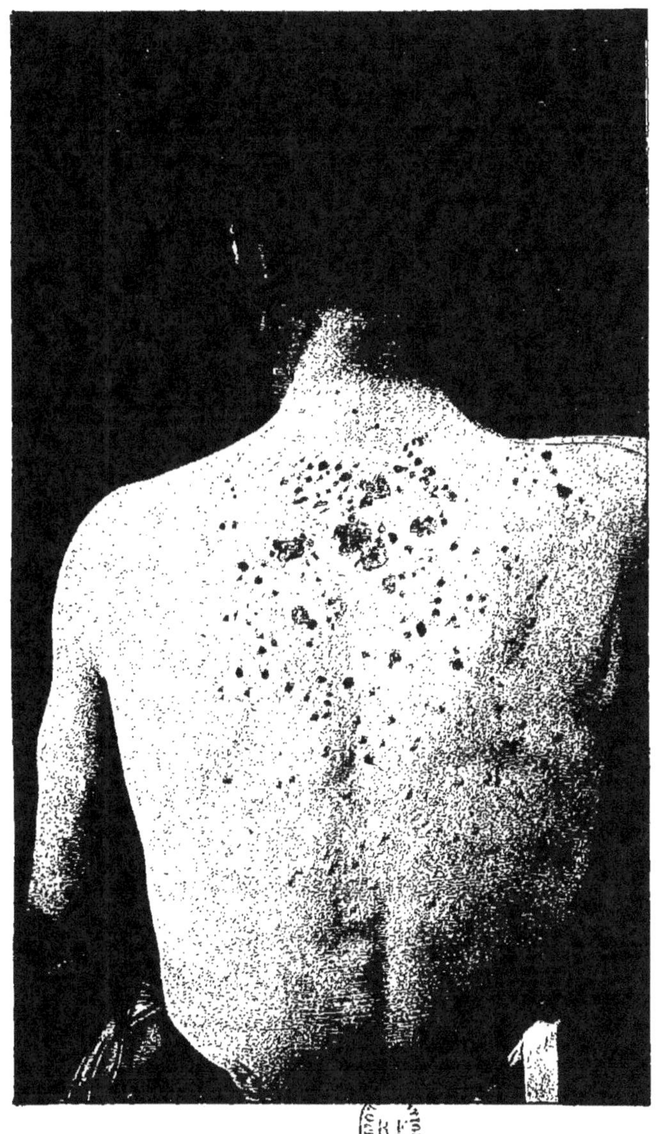

Pl. XLIV. — Eczéma séborrhéique.

S'il y a lieu, on fera le soir, ou le matin et le soir, si c'est possible, des frictions ou même des applications de savon vert de potasse.

Dans l'hyperidrose huileuse, les poudres sont préférables; après le savonnage, on saupoudrera avec une poudre soufrée quelconque contenant, pour 100 grammes d'excipient (amidon, magnésie, talc, etc.), de 10 à 20 grammes de soufre pulvérisé. L. Brocq recommande la formule suivante :

Acide salicylique	2	grammes.
Chlorhydrate de pilocarpine pulvérisé . .	1	—
Soufre pulvérisé	12	—
Borate de soude	5	—
Poudre d'amidon	10	—
Poudre de talc	70	—

Dans certains cas rebelles, il faut recourir aux scarifications linéaires (E. Vidal).

C'est encore ce traitement qu'E. Besnier et A. Doyon préconisent contre certaines localisations faciales de la séborrhée (séborrhée de la portion exposée de la surface rouge des lèvres, séborrhée du nez et de la partie attenante des joues).

On pourra néanmoins, dans ces localisations, essayer d'abord les pommades astringentes.

Aux régions génitales, on se servira surtout de poudres isolantes : lycopode, talc, kaolin, oxyde de zinc, etc.

Dans les régions pileuses, le cuir chevelu principalement, il faut, contre la séborrhée sèche, employer les lavages avec le savon à l'ichthyol par exemple, puis faire une onction avec une pommade soufrée ; on peut aussi, suivant les cas, user de lotions soufrées.

Dans les formes croûteuses et huileuses, après avoir fait tomber les croûtes et les squames (ce qui est quelquefois fort difficile à bien faire chez les femmes à longue chevelure que l'on ne veut et que l'on ne doit pas, autant que possible, sacrifier, mais dont une portion plus ou moins considérable, déjà non adhérente, se détache et tombe, ce dont il faut avoir soin de prévenir la malade qui ne manquerait pas d'attribuer ce résultat à la médication employée) au moyen d'onctions huileuses, de lavages avec la décoction de bois de Panama, la décoction de saponaire, etc., le savon noir parfois, quand le cuir chevelu n'est pas trop irritable, on applique le traitement à proprement parler.

Celui-ci se compose généralement de l'emploi de préparations soufrées ou sulfureuses, mercurielles ou à l'ichthyol.

On frictionnera quotidiennement le cuir chevelu avec une brosse trempée dans de l'eau chaude additionnée pour un verre d'une, de deux ou de trois cuillerées à soupe de la préparation suivante :

> Polysulfure de potassium . . . . . ⎫ aa   5 grammes.
> Teinture de benjoin . . . . ⎭
> Eau   300   —

Ou bien, procédé plus actif, on appliquera, avec un pinceau, sur les parties malades une couche de

> Soufre précipité . . . . ⎫ aa 15 à 30 grammes.
> Alcool camphré . . . . ⎭
> Eau distillée . . . .   250 —

(L. Brocq.)

Les applications de soufre en poudre conseillées par certains auteurs nous semblent moins bonnes que les pommades soufrées appliquées quotidiennement ; on emploie d'ordinaire la formule suivante après le nettoyage de la tête.

> Soufre précipité . . . . 3 grammes.
> Vaseline 30   —

Si le cuir chevelu est irrité on ajoute de l'oxyde de zinc.

<pre>
Oxyde de zinc. . . .)
Soufre. . . . .) aa   2 grammes.
Vaseline pure. 40   —
</pre>

L'usage des mercuriaux comprend les frictions avec une solution de sublimé, la liqueur de Van Swïeten par exemple, puis une friction avec

<pre>
Précipité jaune. . . . . .   1 gramme.
Vaseline. 30   —
</pre>

ou bien

<pre>
Turbith minéral . . . . .   1^{gr},50
Beurre de cacao . . . . . 10 grammes.
Huile de ricin 50   —
Baume du Pérou   1   —
</pre>

L'ichthyol, que nous conseillons très volontiers dans la plupart des cas, s'emploie en pommade :

<pre>
Ichthyol. . . . .   3 grammes.
Vaseline. . . . . . .)
Lanoline. . . . . . .) aa 15   —
</pre>

en frictions :

<pre>
Ichthyol. . . . . 5 à 30 grammes.
Éther . . . .)
Alcool à 90° . . . . .) aa 50   —
</pre>

(L. Brocq.)

Nous avons très rapidement obtenu des améliorations persistantes par l'application d'ichthyol pur qui, néanmoins, a le léger inconvénient de déterminer une sorte de constriction désagréable des parties malades.

Enfin, on a aussi employé le naphtol (Kaposi), les acides lactique, citrique, borique (Pincus), l'acide phénique (L. A. Duhring), l'acide acétique (Cotte), le bicarbonate de soude que H. Paschkis, de Vienne, emploie en faisant pratiquer des lavages avec une solution de 20 grammes de bicarbonate de soude et de 80 ou 100 grammes de savon pour un litre d'eau ; en outre, il fait faire des lotions avec

Résorcine.	5 grammes.
Alcool	120 —
Huile de ricin.	2 —

et, plus tard, des frictions toniques à la quinine et au tanin :

Sulfate de quinine.	1 gramme.
Alcool	60 —
Eau de Cologne	30 —

Tanin. . . . . 1 à	5 grammes.
Alcool	q. s.
Huile d'amandes douces. .	40 —

Lorsqu'on doit diriger le malade sur une station minérale, on choisira : Spa, Salins, Luchon, Cauterets, Uriage, la Bourboule, etc.

Traitement de l'eczéma séborrhéique. — L'eczéma séborrhéique réclame principalement un traitement externe ; mais, disent E. Besnier et A. Doyon, « bien que la médication externe soit souvent suffisante à elle seule et demeure prépondérante, on a toujours intérêt à tenir compte des conditions particulières du sujet. Les sulfureux, les alcalins, les arsenicaux, doivent être administrés dans tous les cas rebelles où l'indication particulière en est relevée. L'arsenic est l'agent principal de la médication interne et il est absolument nécessaire d'en élever les doses jusqu'aux limites de la tolérance. »

Localement, on peut employer d'abord les préparations anodines comme les pommades à l'oxyde de zinc, mais très rapidement il faut recourir aux pommades suivantes dont l'activité devra toujours être surveillée par le médecin :

Borate de soude. 0ᵍʳ,50 centigr. à   1ᵍʳ,50
Acide salicylique . . . .   0ᵍʳ,25 centigr.
Oxyde de zinc pulvérisé. . . .   2 grammes.
Vaseline   8   —
(L. Brocq.)

Soufre précipité. . . . .   3 grammes.
Vaseline pure   30   —

Soufre précipité . . . .   2 grammes.
Naphtol β   1   —
Vaseline. . . . . } aa   15   —
Lanoline. . . . . }

Huile de cade. . . . . . . 1 à   5 grammes.
Glycéré d'amidon.   30   —

Précipité jaune. 0ᵍʳ,50 centigr. à   1 gramme.
Huile de cade vraie . . . . 1 à   3   —
Vaseline pure   20   —

recommandée par L. Brocq dans l'eczéma séborrhéique des plis articulaires.

Acide salicylique . . . .   1 gramme.
Teinture de benjoin   2   —
Vaseline   50   —
(Lassar.)

Acide pyrogallique . . . . 1 à   3 grammes.
Vaseline   50   —

Acide chrysophanique. . . 5 à   10 grammes.
Vaseline   30   —

Ichthyol . . . . 3 à   10 grammes.
Vaseline   30   —

Ce médicament, employé à l'état pur, en badigeonnages sur des régions limitées, nous a, à l'encontre de ce qui a été dit par certains de nos confrères, donné souvent d'excellents résultats.

Tous les médicaments précités sont facilement applicables sous forme d'épithèmes, de pâtes, de gélatines, etc., et l'on s'en servira utilement en se rappelant le conseil d'E. Besnier et de Unna d'employer, dans les formes humides, les médicaments doux, le soufre et l'oxyde de zinc mélangés, et, dans les formes sèches, toutes les autres préparations.

STROPHULUS

Synonymie. — Feux de dents.

Le strophulus est une affection actuellement peu ou pas diagnostiquée par les dermatologistes, du moins en France. On a, en effet, isolé du cadre général STROPHULUS une série de variétés pour les ranger, les unes, comme le *strophulus albidus*, le *strophulus candidus*, le *strophulus volaticus*, dans l'*urticaire infantile;* une autre, le *strophulus pruriginosus* de Hardy, *scrofulide boutonneuse bénigne* de Bazin, dans le *prurigo* de Hebra, etc.

Définition. — On peut encore, néanmoins, conserver ce nom à un genre d'éruption infantile caractérisée par une éruption de papules plus ou moins grosses, plus ou moins confluentes, mais toujours distinctes et accompagnées de prurit.

Symptomatologie. — Les papules, toujours nombreuses, peuvent être plus ou moins considérables ; quelquefois petites comme un grain de millet, en général, du volume d'une tête d'épingle; leur sommet, vésiculeux, est souvent excorié et recouvert d'une croûtelle jaune ou brune; leur coloration, rouge, rayonne plus ou moins en dehors de la papule : *strophulus intertinctus* de Willan dans le premier cas, *strophulus confertus* dans le deuxième. Lorsque les papules sont blanches avec une aréole rouge, le strophulus est dit : *albidus;* s'il n'y a point d'aréole, on l'appelle *strophulus candidus.*

Les lésions déterminent des démangeaisons assez vives, surtout le soir, d'où grattage et excoriation des papules.

Ordinairement, la santé générale est assez bonne; toutefois, l'éruption est presque toujours précédée de quelques troubles digestifs et d'une fièvre légère.

Siège. — Les papules sont disséminées çà et là sur la surface tégumentaire sur laquelle elles apparaissent simultanément, mais elles siègent plus particulièrement aux fesses, sur le ventre, aux membres inférieurs, aux avant-bras, moins souvent à la face.

Marche. — Durée. — La marche du strophulus est aiguë; l'éruption, parfois récidivante ou à poussées subintrantes (*strophulus volaticus*), peut ne durer que quelques jours ou persister pendant plusieurs semaines.

Pronostic. — Le pronostic est peu grave en dehors de l'insomnie et des récidives.

Diagnostic. — C'est surtout par élimination que l'on pourra, mais quelquefois avec difficulté, différencier le strophulus des *prurigos parasitaires* (gale, phthiriase, etc.), des *urticaires*, des *éruptions sudorales*, du *prurigo* de Hebra, etc.

Étiologie. — Les troubles digestifs (indigestion, sevrage mal conduit), les accidents de la dentition (feux de dents), sont les causes les plus fréquentes de l'éruption qui s'observe plus particulièrement chez les nouveau-nés et les enfants à la mamelle. BAZIN considérait la scrofule comme une cause prédisposante.

Traitement. — L'étiologie commune du strophulus commande sa thérapeutique, qui consistera surtout dans une hygiène alimentaire sévère, en particulier dans l'usage exclusif du lait.

Localement, on aura recours aux soins de propreté minutieux, aux lotions émollientes ou faiblement alcoolisées suivant les cas et à l'emploi de poudres inertes : oxyde de zinc, amidon, talc, etc.

A l'intérieur, suivant la méthode de A. BLASCHKO, de Berlin, on peut donner le soir une cuillerée à café de :

Antipyrine. . . . . 2 grammes.
Eau distillée. . . . . . } aa 25   —
Sirop simple. . . . . }

(A. BLASCHKO et E. GEBERT.)

SUDAMINA

Synonymie. — Miliaire pellucide (TROUSSEAU). — Miliaire cristalline (HEBRA). — Bourbouilles.

Symptomatologie. — On désigne sous ce nom de petites vésicules roses ou blanches, à peine grosses comme une fine tête d'épingles, transparentes et contenant un liquide clair et acide. Lorsque leur confluence est grande, elles peuvent, par leur réunion, donner lieu à un soulèvement épidermique bulleux.

Elles ne déterminent, en général, aucun symptôme subjectif.

Siège. — Elles siègent surtout à la face antérieure du tronc et de l'abdomen, aux aines, aux aisselles et au cou.

Marche. — Elles se rompent très rapidement ou s'affaissent par suite de la résorption du liquide donnant lieu à une desquamation épidermique furfuracée.

Étiologie. — Elles coïncident presque toujours avec des sueurs abondantes et s'observent dans un grand nombre de maladies générales : rhumatisme, fièvre typhoïde, fièvres intermittentes.

On les considère comme formées par des gouttelettes de sueur retenues au-dessous de l'épiderme.

Traitement. — On évitera toutes les causes de production de chaleur : bains, chaleur, boissons échauffantes, exercices violents, etc., etc.

On fera des lotions légèrement alcoolisées et astringentes et surtout des applications *largâ manu* de poudres absorbantes.

SYCOSIS

(Voir la planche XLV.)

Synonymie. — Mentagre. — Sycose mentonnière. — Acné mentagre. — Sycosis menti de Bateman, — Sycosis simple, — Varus mentagre d'Alibert. — Impétigo pilaire de Devergie. — Sycosis non trichophytique. — Adénotrichie (Hardy).

Définition. — Ce nom, sans qualificatif, est réservé actuellement aux lésions d'inflammation profonde des follicules pileux des régions velues, du visage principalement, quelle qu'en soit l'origine.

Symptomatologie. — Au début, on ne constate tout d'abord que quelques petites pustules inflammatoires, isolées, rouges, arrondies; peu saillantes, qui siègent à l'orifice du follicule pileux; elles sont presque toujours centrées par le poil.

Elles peuvent être plus ou moins nombreuses et de leur confluence ou de leur dissémination résultent des aspects un peu distincts : lorsqu'en effet les pustules se rompent, si elles sont disséminées çà et là, la petite croûtelle isolée qui les recouvre tombe rapidement et l'affection ne persiste que grâce à de nouvelles poussées pustuleuses successives; d'autres fois, existent des placards arrondis de la dimension d'une pièce de cinquante centimes ou de celle d'une pièce de cinq francs en argent, sur lesquels apparaissent des végétations papillaires, saillantes, rouges, suintantes

se mentionn...
...is simple. -
...re. — 5

... il pres... ...urs
...
...t être ...
...
un...   ... lorsq...
si...   ...inées çà et ...
           ...rapidemen...
           ...ées p...

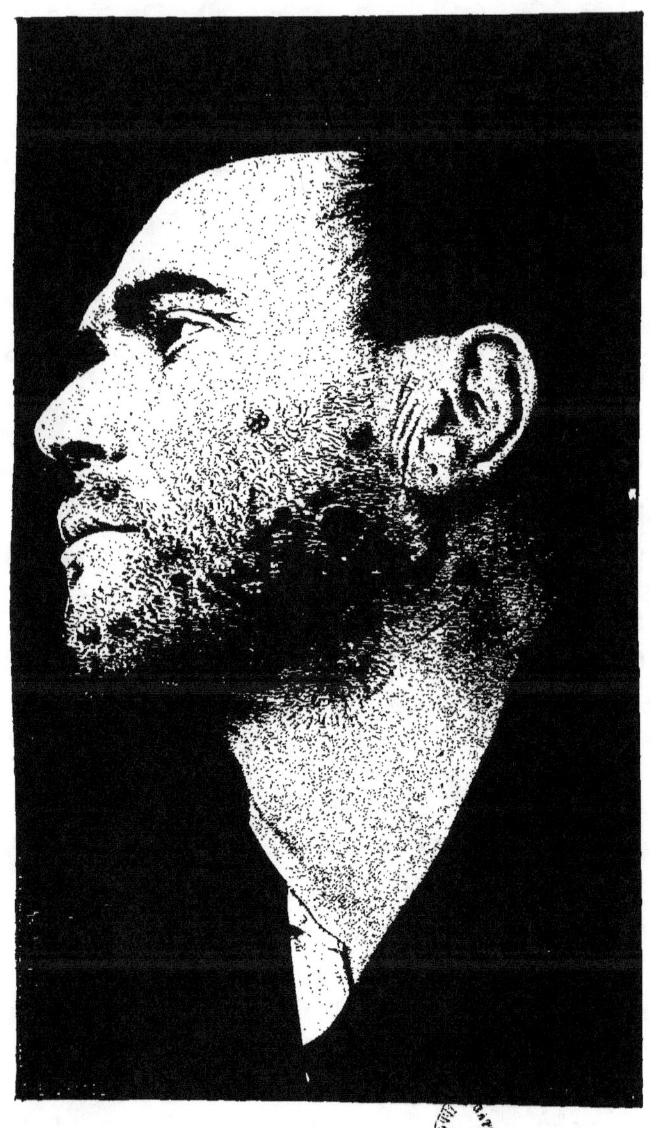

Pl. XLV. — Sycosis.

et saignant facilement, d'où formation de croûtes épaisses ;
lorsque les lésions de folliculite sont confluentes, elles donnent lieu à des noyaux pustuleux, véritables abcès dermiques, plus ou moins indurés, de volume variable, per-
ceptibles à la vue et au toucher ; les croûtes, de couleur
brunâtre, étendues, volumineuses, couvrent alors des espaces considérables ; elles sont sèches, adhérentes et laissent à leur place une surface rouge, humide, suintante,
plus ou moins excoriée ; elles sont suivies de cicatrices.

La peau participe au processus inflammatoire : elle est
épaissie, gonflée, infiltrée, mamelonnée.

Le poil perd son adhérence, il tombe et l'on peut constater que sa racine est épaissie, engainée, infiltrée de pus dont
on voit parfois une gouttelette sortir de l'orifice du follicule ; la repousse se fait généralement, sauf cependant
quand la folliculite a été assez intense pour amener une
atrophie du follicule pileux ; parfois, le poil repousse fri-
sottant, comme athrepsié.

Comme dans toute inflammation le malade ressent des
élancements, des picotements, des sensations de chaleur et
de brûlure. La santé générale reste bonne.

Siège.— Le sycosis est une maladie des régions pileuses,
de la face particulièrement, envahissant surtout la lèvre
supérieure, le menton et les joues.

Marche. — L'affection a presque toujours une marche
chronique ; les pustules se montrent souvent par poussées
successives pendant des mois et des années.

Pronostic. — Le sycosis est rebelle et tenace ; quand la
guérison survient, il ne reste ni alopécie, ni cicatrice ;
sauf dans certains cas indiqués plus haut.

Diagnostic. — Le diagnostic peut être épineux : le *sycosis parasitaire* se reconnaîtra au trichophyton.

Les lésions de l'*eczéma pilaire*, sans induration profonde, sont plus superficielles que celles du sycosis qu'elles peuvent cependant compliquer.

Les *acnés vraies* siègent plutôt sur les parties découvertes.

Enfin, certains cas de *lupus*, arrivés à la période croûteuse, pourraient simuler d'assez près le sycosis pour qu'un examen très attentif soit nécessaire.

Étiologie. — Toutes les irritations extérieures : savons de mauvaise qualité, pommades rances, poussières irritantes, coryza, tabac chez les priseurs, etc., peuvent développer cette affection qui semble, d'après les classiques, plus rebelle et plus longue chez les lymphatiques, les scrofuleux, et les arthritiques.

Nature. — L'opinion générale est que, dans le sycosis, l'infection des follicules est causée par les microbes pyogènes vulgaires (*sycosis coccogenic* de Bockhart, en opposition au *sycosis hypogenic* ou *trichophytique*) pénétrant jusqu'à eux par une excoriation quelconque : plaies faites par le rasoir, écorchure, etc. On a décrit récemment (Tommasoli et Unna) un bacille, « le bacillus sycosiferus fœtidus », parasite d'un troisième sycosis, le *sycosis bacillogenic*.

Traitement. — Le sycosis réclame surtout un traitement externe. Celui-ci consiste, après que l'on a calmé les symptômes inflammatoires, s'ils existent, en lotions, pansements, applications d'emplâtres ou pommades antiseptiques mercurielles, soufrées, à l'ichthyol, en badigeonnages iodés, etc., combinés avec les scarifications et

surtout l'épilation, cette dernière faite ici particulièrement dans les meilleures conditions possible d'antisepsie.

Rosenthal recommande l'application bi ou tri-quoti-
dienne de la pommade suivante.

> Acide tanique.. . . . . 1 gramme.
> Lait de soufre.. . . . . 2 —
> Vaseline jaune. . . . . 20 —

et pendant la nuit, une pommade émolliente.

Gottheil emploi au début la pommade ci-dessous :

> Laudanum de Sydenham. . . 2 à 4 grammes.
> Acide phénique pur. . . . . . . $0^{gr},50$ centigr.
> Cold-cream.. . . . . 30 grammes.

et plus tard.

> Précipité blanc. . . . . 2 grammes
> Vaseline. . . . . 30 —

TÉLANGIECTASIES

Les télangiectasies sont constituées par de petites taches roses, rouges, violettes, diffuses, sur lesquelles rampent des vaisseaux dilatés donnant à la peau un aspect marbré.

Localisées, elles sont idiopathiques (*télangiectasie idiopathique* de HEBRA, *angiome simple* de HARDY) et siègent alors le plus souvent à la face (joues, nez, paupières) ou symptomatiques d'autres affections (acné, chéloïde, kératose pilaire, etc.).

Lorsqu'elles sont généralisées, elles rentrent dans l'étude de maladies générales comme l'asthme, l'asystolie, etc.

Traitement. — Actuellement, le seul traitement rationnel des télangiectasies consiste dans l'emploi méthodique et régulier des scarifications linéaires.

TRICHOPTILOSE (LITTRÉ ET DEVERGIE)

Synonymie. — Trichoxérosis. — Scissura pilorum. — Fragilitas crinium. — Dissociation des fibres pileuses du poil de KÖLLIKER.

C'est une affection qui consiste dans le fendillement des cheveux ordinairement secs; ce fendillement peut se pro-

duire à l'extrémité du poil, à la racine ou dans la longueur
de la tige.

Elle est idiopathique ou coïncide soit avec des affections
du cuir chevelu, soit avec des maladies graves comme la
phtisie ; on rencontre la trichoptilose surtout aux cheveux des femmes, un peu moins souvent à la barbe des
hommes.

Traitement. — Les auteurs ne conseillent d'autre traitement que de couper le poil entre son point d'implantation et le point fendillé.

TRICHOPHYTIE

C'est à Hardy que l'on doit la proposition du nom de
trichophytie pour désigner les diverses lésions que peut
produire le parasite végétal connu sous le nom de trichophyton tonsurans, découvert en 1844-1845 par Gruby et
Malmsten, et auquel sont dus :

1° La *teigne tondante* ou *trichophytie du cuir chevelu*.

2° Le *sycosis parasitaire* ou *trichophytie de la barbe*.

3° L'*herpès circiné* ou *trichophytie cutanée*.

4° La *trichophytie des ongles* ou *onychomycose trichophytique*.

Parasite. — Le champignon est composé de mycélium
et de spores.

Le mycélium, que l'on rencontre surtout dans les lamelles épidermiques, est formé de tubes longs, peu flexueux, ramifiés à des intervalles espacés.

Les spores rondes ou ovales, incolores, à surface lisse, d'un diamètre variant entre 0^{mm},003 et 0^{mm},008 (Robin), écartent les fibres des poils et se rencontrent dans l'intérieur des follicules pileux ou les plaques épidermiques; elles sont en amas ou en chaînes longitudinales, régulières et parallèles.

Divers auteurs ont étudié et classé un certain nombre de variétés du trichophyton.

Les travaux les plus récents sur ce sujet sont ceux de Neebe et Furthmann qui ont réussi à cultiver quatre espèces bien nettes de trichophyton et de R. Sabouraud qui décrit aussi quatre types humains d'espèces trichophytiques.

« 1° Le *trichophyton à petites spores,* parasite ordinaire de la teigne tondante et qu'on ne trouve jamais sur les régions glabres.

« 2° Le *trichophyton à grosses spores,* parasite moins fréquent de la teigne tondante, auteur habituel des trichophyties de la barbe, causant environ la moitié des trichophyties circinées tégumentaires.

« 3° Le *trichophyton à grosses spores à cultures spéciales,* cause de la moitié des trichophyties circinées tégumentaires et spécialement de celles qui affectent le type de *folliculite agminée.* Il n'a pas été rencontré dans les cheveux.

« 4° Le *trichophyton à grosses spores inégales* trouvé une fois dans une teigne tondante d'aspect spécial. »

TRICHOPHYTIE DU CUIR CHEVELU

(Voir la planche XLVI.)

Synonymie. — Porrigine tonsurante d'ALIBERT. — Porrigo scutulata de
WILLAN et BATEMAN. — Teigne tondante de MAHON. — Herpès tonsurant
de CAZENAVE. — Teigne tonsurante. — Trichomyces tonsurans de MALM-
STEN.

Définition. — C'est une affection parasitaire et contagieuse du cuir chevelu due au champignon de MALMSTEN
et GRUBY, le trichophyton tonsurans.

Symptomatologie. — Les symptômes du début sont
variables : tantôt il n'existe qu'un érythème accompagné
ou non de vésicules, tantôt ce sont de petites pustules,
tantôt des vésico-pustules, manifestations toujours éphémères et rarement constatées par le médecin. Le plus
souvent, les seuls symptômes observés consistent en lésions de grattage occasionné par le prurit plus ou moins
vif ou les sensations de chaleur ou de picotement qui existent au début, en squames fines, de couleur blanche ou
jaune sale, sous lesquelles le derme apparaît rosé ou grisâtre; déjà, à cette époque, ce qui accuse la nature parasitaire de l'affection, c'est l'orbicularité des lésions.

En même temps, surviennent des démangeaisons, élancements, picotements, sensations de cuisson plus ou moins
intense, mais que nous n'avons jamais vus déterminer le
cruel supplice dont parle BAZIN qui doit être aussi rare que
la faiblesse générale signalée par HARDY.

Graduellement les cheveux sont envahis par la desquamation qui leur forme une sorte de gaine amiantacée, d'un blanc sale (*pityriasis alba parasitaire*) et bientôt le champignon pénètre dans le follicule pileux lui-même.

La maladie est alors à la période d'état; les cheveux sont altérés : ils deviennent successivement secs, décolorés, ternes, noueux, gonflés, infiltrés qu'ils sont par le parasite qui les rend friables, ramollis, de sorte qu'ils se cassent spontanément à quelques millimètres du cuir chevelu; celui-ci offre alors un aspect tout à fait caractéristique : le derme, un peu tuméfié, présente une teinte d'un gris-bleu tout spécial; il est recouvert de squames furfuracées donnant lieu à une sorte de poussière grise, sale, adhérente, et les cheveux, cassés, forment, en raison de l'orbicularité de la lésion, des cercles tondus rappelant l'aspect d'une barbe faite depuis quelques jours, faisant brosse sous le doigt.

Il peut n'y avoir qu'une seule plaque de tondante, mais ordinairement il y en a plusieurs qui évoluent successivement, les unes montrant le duvet semblable à de la neige engainant la base des poils, les autres consistant simplement en cercles érythémateux, d'autres offrant l'aspect de l'affection à sa période d'état. Quelquefois, on ne peut constater que quelques cheveux altérés et cassés çà et là ; d'autres fois encore, chez les sujets blonds, on ne constate que la décoloration des cheveux et quelques squames disséminées. Parfois enfin, la trichophytie du cuir chevelu prend les caractères de celle de la barbe, c'est-à-dire produit une folliculite pilaire profonde; c'est ce qu'on appelle la *teigne kérion* de CELSE (*Kerion Celsi, vespago del capillitio* de DUBINI) suivie parfois d'alopécie cicatricielle définitive.

Marche. — Aucune règle fixe ne peut être établie concernant la marche de la trichophytie du cuir chevelu qui

... dans le ...
... est alors ...
... deviennent ...
... mes, nou... ...
qui les rend ...
spongieuse ...

... j ...
du ... je ...
le ... de Gr... ...on Crisi, ...
... vie por... d'alopécie cicatric...

... ne. — Aucune règle fixe ne peut être é...
... marche de la trichophytie du cuir ch...

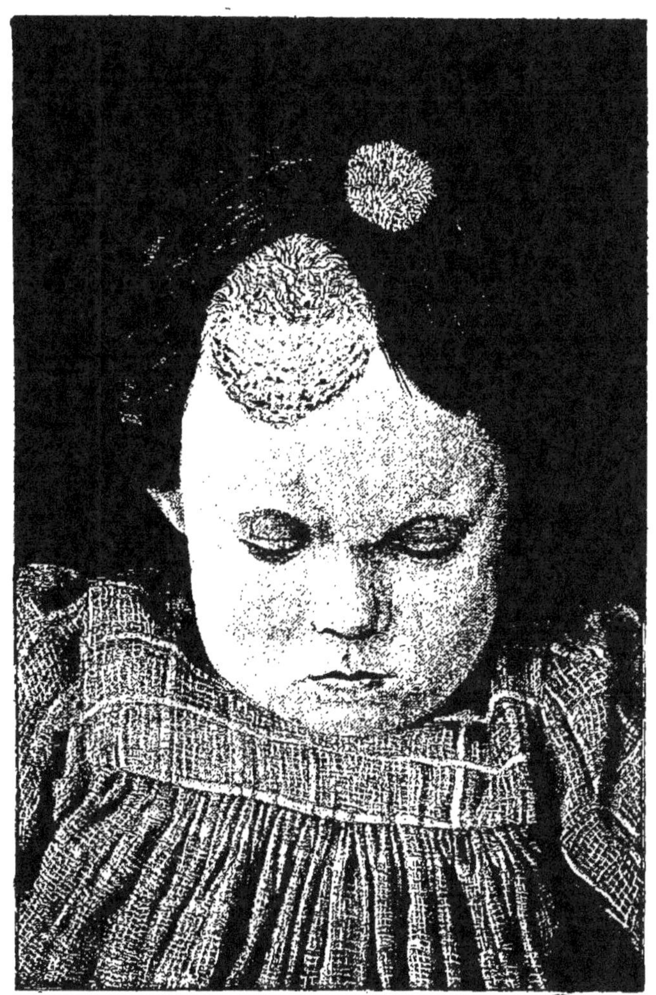

Pl. XLVI. — Trichophytie du cuir chevelu.

peut envahir la tête entière ou rester limitée à une ou plusieurs plaques avec des périodes d'améliorations ou de récidives inattendues.

Pronostic. — Le pronostic est aujourd'hui considéré comme absolument bénin; l'affection finissant toujours par guérir même spontanément après un temps variable, de quelques mois à quelques années.

La repousse des cheveux est toujours complète, sauf dans le cas où une médication intempestive ou irritante laisse une alopécie qualifiée de médicamenteuse.

D'après J. Audrain qui a étudié la teigne tondante dans le service de Du Castel, on pourrait diagnostiquer :

1° Une forme bénigne à invasion lente, à plaques irrégulières, présentant de nombreux cheveux sains d'aspect, la peau est lisse, sans squames; on rencontre peu ou point de spores avec prédominance du mycélium;

2° Une forme grave, à invasion rapide, à plaques arrondies sur lesquelles n'existent que peu de cheveux sains, les autres sont cassés très courts, engainés, le cuir chevelu est couvert de squames dures et grisâtres; les spores sont en grande quantité.

Il y a lieu, dans tous les cas, d'être prévenu et de prévenir les parents du malade des récidives fréquentes et de ne pas confondre, comme le fait justement remarquer E. Besnier, la guérison apparente, clinique, avec la guérison réelle, histologique.

Diagnostic. — Dans certains cas, le diagnostic est difficile et la trichophytie du cuir chevelu peut être confondue avec certaines formes de *pelade*, avec le *favus*, le *psoriasis*, l'*eczéma*, le *pityriasis*, l'*eczéma séborrhéique*, le *lupus érythémateux*.

En dehors des données fournies par l'examen microscopique, il faut savoir que :

La *pelade pseudo-tondante* (pelade à cheveux fragiles) diffère de la trichophytie par son aspect lisse, éburné, par l'état des cheveux atrophiés, petits, à racines recourbées en crosse qui ne cassent pas ou cassent peu et ne s'écrasent point sous la pince.

Le *favus* offre ses godets jaunes, ses croûtes, d'un blanc jaunâtre, ses cheveux lanugineux, décolorés, tombant en entier, mais non cassés.

Le *psoriasis* a des squames plus blanches, plus épaisses, plus adhérentes ; les cheveux sont intacts, sauf leur état de sécheresse ; souvent aussi l'examen des coudes, des genoux, du tronc, éclairera le diagnostic.

Dans l'*eczéma* et le *pityriasis*, les plaques malades ne sont pas circonscrites ; les poils ne sont pas cassés.

Dans l'*eczéma séborrhéique*, maladie de l'adulte, envahissant souvent d'autres régions (le tronc), les squames sont graisseuses, les circinations irrégulières.

Le *lupus érythémateux* offrira presque toujours, comme signe de diagnostic, outre l'âge du sujet, des dépressions cicatricielles suffisantes pour le différencier de la teigne tondante.

Étiologie. — La maladie reconnaît comme source unique la contagion qui peut s'effectuer par les coiffures, les objets de toilette, le rasoir, les peignes, les brosses, etc. ; l'air peut aussi servir d'intermédiaire ; enfin on a cité des exemples de contagion par les animaux.

La trichophytie du cuir chevelu ne s'observe que chez les enfants, c'est une affection extrêmement rare au-dessus de quinze ans.

Traitement. — Il n'existe point actuellement encore de

traitement regardé comme sûrement curatif de la teigne tondante, contre laquelle il faut instituer une prophylaxie sévère.

Les principaux traitements à conseiller sont ceux d'E. BESNIER, d'E. VIDAL, d'H. HALLOPEAU, de QUINQUAUD, de UNNA. Nous les résumerons brièvement.

Traitement d'E. BESNIER.

1° Couper les cheveux ras, aux ciseaux, et les maintenir ainsi pendant tout le traitement;

2° Séparer les parties malades des parties saines, par une zone d'épilation;

3° Nettoyer la plaque en une séance, par deux raclages, modéré d'abord, plus énergique ensuite et séparés par un lavage avec une boulette de coton stérilisé imprégné du liquide suivant :

> Alcool à 90°. . . . . 100 grammes.
> Acide borique.   1   —
> Chloroforme   5   —

4° Faire ensuite un deuxième lavage avec ce même liquide, lotionner avec :

> Liqueur de Van Swieten . . . . . 100 grammes.
> Acide acétique cristallisant. . . .   1   —

et recouvrir exactement d'une rondelle d'emplâtre de Vigo acétique :

> Onguent de Vigo. . . . . 100 grammes.
> Acide acétique.   1   —

Les lotions et renouvellements d'emplâtres seront faits par la famille de l'enfant et la rugination répétée par le médecin ou l'infirmier jusqu'à ce que les cheveux de repousse examinés au microscope ne contiennent plus trace de trichophyton.

Traitement d'E. VIDAL.

1° Couper les cheveux ras ;

2° Frictionner la tête avec l'essence de térébenthine ;

3° Toucher les points envahis avec la teinture d'iode tous les jours ou tous les trois ou quatre jours suivant l'irritation produite, ou les couvrir d'emplâtre de Vigo ;

4° Faire matin et soir une onction à la vaseline boriquée ou iodée, à 1 p. 100 et recouvrir la tête d'un bonnet imperméable.

Traitement d'H. Hallopeau.

1° Savonner la tête le matin avec du savon noir ;

2° Frictionner avec

Alcool camphré . . . . 125 grammes.
Essence de térébenthine. 25   —
Ammoniaque liquide. 5   —

3° Une demi-heure après et le soir, application d'une couche de vaseline iodée ;

4° Bonnet de caoutchouc en permanence ;

5° Couper les cheveux ras toutes les semaines.

Traitement de Quinquaud.

1° Laver la tête avec du savon, puis une solution de sublimé au 1/1000, couper les cheveux aux ciseaux ou les raser, mais en faisant alors, immédiatement après, une lotion parasiticide ;

2° Racler les plaques malades, d'abord, si l'on veut, insensibilisées ;

3° Lotionner la tête et surtout les plaques trichophytiques avec

Biiodure d'hydrargyre. . . . . . 0^{gr},15 centigr.
Bichlorure d'hydrargyre. . . . . 1 gramme.

Mêler dans un mortier et ajouter pour dissoudre :

Alcool à 90°. . . . . 40 grammes.
Eau distillée. 250   —

4° Appliquer ensuite sur ces plaques une rondelle de l'emplâtre :

> Biiodure d'hydrargyre . . . . .   0^{gr},15 centigr.
> Bichlorure d'hydrargyre . . . .   1 gramme.
> Emplâtre simple   250   —

5° Laisser la tête de l'enfant enveloppée dans un linge de toile pendant quarante-huit heures et refaire le pansement tous les deux jours.

Renouveler le grattage ou pratiquer l'épilation, s'il y a lieu, une ou deux fois.

Plus tard, le même auteur conseille volontiers la pommade aux trois acides :

> Acide chrysophanique . . . . . ⎫
> Acide salicylique. . . . . ⎬ aa   2 gramme
> Acide borique . . . . ⎭
> Vaseline   100   —

appliquée deux fois en quarante-huit heures, puis remplacée pendant trois jours par la lotion mixte, et ainsi de suite.

Traitement de UNNA.

1° Couper les cheveux courts aux ciseaux;

2° Badigeonner avec la colle de zinc une zone comprenant le sommet du front, les régions temporales, la nuque;

3° Appliquer sur le cuir chevelu la pommade suivante :

> Chrysarobine. . . . .   5 grammes.
> Acide salicylique   2   —
> Ichthyol   5   —
> Onguent simple.   100   —

4° Recouvrir la tête d'un bonnet imperméable fixé avec la colle et une bande de tarlatane, puis par-dessus un bonnet de flanelle ou de toile cirée solidement attaché;

5° Tous les matins, couper et soulever à un endroit le bonnet imperméable, essuyer la tête et appliquer une nouvelle couche de pommade, pratiquer de nouveau l'occlusion complète du bonnet;

6° Au bout de quatre jours, enlever la pommade à la chrysarobine, appliquer une fois par jour la pommade :

> Ichthyol. . . . . 5 grammes.
> Vaseline. . . . . 100 —

Recommencer toutes les semaines jusqu'à guérison.

Morgan-Dockwel aurait obtenu des guérisons en vingt jours avec un traitement dont la base est l'hydronaphtol sous forme de savon, de pommade, d'emplâtre.

Saalfeld, sur seize cas, a eu treize succès au moyen du losophane (triiodocrésol) ainsi employé :

> Losophane. . . . . 1 gramme.
> Alcool. . . . . 95 —
> Eau distillée. . . . . . . 25 —
>
> Losophane. . 50 centigr. à   1^{gr},50
> Lanoline. . . . . 40 grammes.
> Vaseline. . . . . 10 —

Butte a obtenu des guérisons dans un laps de temps variant de trois à cinq mois au moyen de frictions faites tous les deux jours avec :

> Lanoline. . . . . 90 grammes.
> Protochlorure d'iode . . . 10 —

Verser lentement le protochlorure sur la lanoline et triturer avec précaution.

Enfin, nous-même avons essayé dans le traitement de la teigne tondante :

1° Les applications de collodion iodé au 1/30, simples ou combinées avec les diverses médications citées plus haut; les résultats observés ont été tellement variables que nous n'osons encore rien affirmer sur l'efficacité de ce procédé;

2° L'action des vapeurs acides essayées jadis par Vérujski et Lailler et plus récemment par Schuster qui aurait obtenu de bons résultats, dans le favus, avec les vapeurs d'acide sulfureux ; mais, cette fois, sur les conseils de notre distingué confrère et ami M. le Dr G. Arthaud, chef du laboratoire de physiologie au Muséum d'histoire naturelle, nous avons employé les vapeurs de brome. Ce traitement, d'une puissance très grande, pourra peut-être réussir ; mais, actuellement, nous ne sommes pas encore en mesure de formuler à cet égard une appréciation complète, ni même de tracer la technique exacte de cette médication dangereuse dans certains cas.

TRICHOPHYTIE DE LA BARBE

Synonymie. — Sycosis trichophytique. — Trichophytie sycosique. Trichophytie sycosique folliculitique ou vraie d'E. Besnier et A. Doyon.

Symptomatologie. — Le trichophyton tonsurant peut produire dans la barbe des lésions d'aspects différents.

Au début, coïncidant ordinairement avec quelques démangeaisons, on voit apparaître des rougeurs plus ou moins bien limitées, formant parfois des disques érythémateux ou des circinations analogues à celles de la trichophytie cutanée. Ces placards sont petits et desquament plus ou moins abondamment (*pityriasis alba parasitaire*).

Quelque temps après le poil s'altère, il devient sec, terne, cassant, recouvert et engainé d'un duvet blanchâtre ; la peau est un peu tuméfiée, rouge et rugueuse, parfois ardoisée.

Plus tard encore, apparaît le sycosis, nom qui, selon E. Besnier et A. Doyon, doit être réservé aux cas dans les-

quels le trichophyton a déterminé une folliculite pilaire.
Il se forme alors de véritable pustules, centrées par le poil,
entourées d'une aréole inflammatoire ; le derme s'infiltre,
se tuméfie et s'indure ; des tubercules rouges, arrondis,
volumineux (*sycosis tuberculeux*), dans certains cas même
de véritables abcès dermiques (*sycosis phlegmoneux*) apparaissent. La sécrétion séro-purulente qui s'échappe de
tous ces foyers de suppuration se concrète en croûtes plus
ou moins épaisses, brunâtres, qui, en tombant, laissent à
découvert des ulcérations fongueuses, saillantes, ressemblant assez à des plaques muqueuses et donnant à la figure
un aspect vraiment repoussant, l'aspect d'une passoire
(Lewin), d'un rayon de miel, de tuméurs noueuses comme
le carcinome (Michelson, Neumann, Kaposi).

Le poil, de plus en plus altéré, finit par tomber spontanément ou par céder à la moindre traction.

Toutes ces altérations peuvent se succéder, coïncider ou
même manquer complètement. E. Besnier a, pendant plusieurs mois, montré en 1887, dans ses cliniques, « un homme
atteint de trichophytie pilaire de la totalité de la barbe, sans
qu'il y ait jamais eu chez lui, ni un cercle érythémateux, ni
une rougeur, ni la moindre trace de folliculite. Les caractères
du poil trichophytique : fragilité, cassure, écrasement
sous la pince ou la lame de verre, caractères histologiques,
etc., étaient tous absolument démonstratifs. »

Lorsque les légions inflammatoires sont intenses, les
malades se plaignent de sensations de chaleur, de cuisson,
de démangeaison, quelquefois mais rarement de douleurs
vives.

Siège. — Les lésions siègent surtout au menton (*mentagre*), sur les joues ; on les a observées sur le pubis.

Durée. — La trichophytie pilaire de la barbe est une affection de longue durée ; la guérison spontanée a été constatée lorsque, à la suite de la suppuration, les poils, en tombant, entraînaient avec eux le parasite ; ils peuvent alors repousser en plus ou moins grande quantité ; mais ordinairement des rechutes plus ou moins fréquentes prolongent la durée de la maladie.

Pronostic. — Ce n'est pas une affection grave en elle-même, toutefois, le pronostic en est assez sérieux par suite de sa durée, de ses localisations, et des cicatrices alopéciques qu'elle peut laisser.

Diagnostic. — Un certain nombre de signes doivent être retenus pour établir le diagnostic ; ce sont : la desquamation blanche, pityriasique du début, la présence des cercles herpétiques, le peu d'adhérence des poils engainés, ou cassés très près de la peau, En outre, l'examen microscopique des tronçons de poils engainés éclairera le diagnostic et empêchera de confondre la trichophytie de la barbe avec :

L'*eczéma impétigineux*, non limité aux régions velues ;

Les *acnés*, qui siègent sur les parties glabres et ne sont pas recouvertes de croûtes ;

L'*ecthyma*, rare à la face, et dont les pustules sont régulièrement aplaties, sans induration considérable ;

La *syphilis pustuleuse du visage*, accompagnée souvent d'autres manifestations spécifiques ;

Enfin le *sycosis non parasitaire* dont les pustules sont plus petites, plus uniformes.

Étiologie. — Toujours due à la contagion, la trichophytie de la barbe, a, comme causes directes, une coupure de rasoir, un blaireau ou un peigne infectés et malpropres, probablement aussi l'air ambiant dans lequel peuvent voltiger les spores du parasite.

Traitement. — A la première période (période érythémateuse), les badigeonnages de teinture d'iode réussissent ordinairement. La barbe doit être coupée aux ciseaux, non rasée.

A la période véritablement sycosique, il faut, s'il existe des phénomènes d'irritation, les calmer d'abord et appliquer ensuite les pommades, emplâtres parasiticides, au turbith, au soufre, aux acides pyrogallique et salicylique. La formule ci-dessous, grâce aux propriétés de l'œsipus, serait très efficace, d'après IHLE.

> Sous-nitrate de bismuth. . .   5 grammes.
> Oxyde de zinc . . . . . . ⎫
> OEsipus . . . . ⎬ aa 20   —
> Huile d'olives . . . . . ⎭

L'épilation et les scarifications recommandées par les uns (L. BROCQ), déconseillées par d'autres (E. BESNIER, UNNA), sont à employer dans des circonstances spéciales dépendant de chaque cas particulier.

TRICHOPHYTIE CUTANÉE

(Voir la planche XLVII.)

Synonymie. — Olophlyctide miliaire (d'ALIBERT). — Herpès circiné de WILLAN et BATEMAN. — Herpès tonsurant vésiculeux de KAPOSI. — Herpès circiné parasitaire.

Symptomatologie. — Sur les régions glabres, le trichophyton produit des lésions circinées, qui, constituées au début par de petites taches rosées ou rouges, arrondies, légèrement saillantes et squameuses, grandes comme une lentille, comme une pièce de vingt centimes, s'étendent

voir la planche XLVI

lésions circinées,

taches rosées

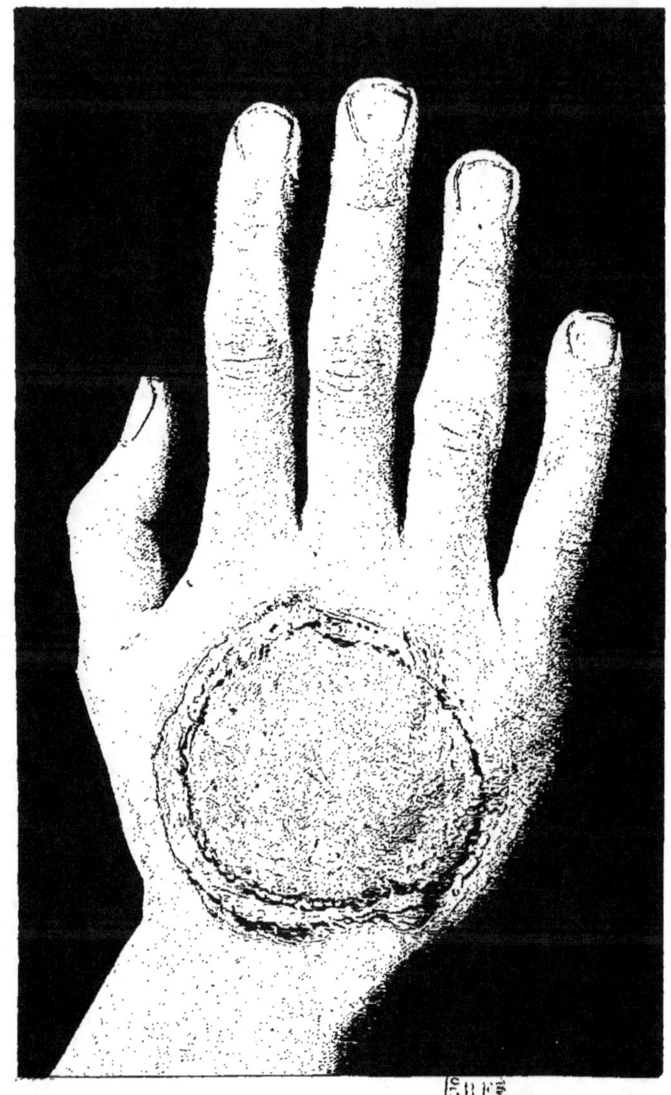

Pl. XLVII. — Trichophytie cutanée.

bientôt excentriquement, progressivement et régulièrement de façon à déterminer des cercles parfaits dont le
centre est formé par le tégument revenu presque à l'état
normal; plus souvent il est légèrement pigmenté, jaunâtre,
desquamant; le bord rouge et saillant est papuleux, vésiculeux (*herpès circiné*), pustulo-vésiculeux, couvert de
squames furfuracées ou de fines croûtelles.

Le développement est rapide, le cercle atteint en deux
septénaires la dimension d'une pièce de cinq francs en
argent ; mais, en s'agrandissant davantage, jusqu'à mesu-
rer parfois dix, vingt centimètres de diamètre et plus encore, il devient de plus en plus irrégulier.

L'aspect de la trichophytie est d'ailleurs absolument
multiforme, comme disent E. BESNIER et A. DOYON qui signalent un grand nombre de variétés :

La *trichophytie auto-inoculée des teigneux* à disques
complets ou non, érythémateux, érythémato-squameux,
eczématoïdes, à bords plus nets à la partie externe qu'à la
partie interne, à centre squamulaire, plissé, jaunâtre, prurigineux, situés aux environs du cuir chevelu ;

La *trichophytie des parties découvertes ;* circinée, discoïde,
érythémateuse, squameuse, vésiculeuse, pustuleuse, phlycténoïde, eczématoïde, dysidrosiforme, lichénoïde, etc., trichophytie érythémato-vésiculeuse commune, solitaire ou
discrète à bords vésiculeux accentués surtout quand l'affection siège aux mains ou aux avant-bras (face dorsale);

La *trichophytie érythémato-vésiculeuse*, circinée, éruptive, aiguë, disséminée, généralisée, due à des vêtements
contaminés, à marche aiguë, en cercles plus ou moins ovalaires ;

La trichophytie à anneaux cohérents, à cercles géants,
festonnée, marginée, serpigineuse, exotique (*trichophytie
des régions tropicales; trichophytie des parties couvertes*),

rare en Europe, à anneaux multiples, cohérents, chaînés, concentriques, à bords effacés aux points de contact;

L'*herpès tonsurant desquamatif, teigne imbriquée* ou *herpès imbriqué* de Manson, caractérisée par ses lamelles épidermiques larges parfois de deux centimètres et demi, adhérentes à leur bord externe, pouvant envahir tout le corps à l'exception du cuir chevelu et de la face; c'est une affection très prurigineuse et très contagieuse.

En outre, dans certains cas où le trichophyton détermine une inflammation considérable, la lésion, toujours circinée, est constituée par des vésicules, des pustules, des tubercules même rappelant l'aspect du sycosis.

Lorsqu'elle siège aux régions palmaires et plantaires, la trichophytie se présente sous un aspect tout spécial bien étudié par divers auteurs (Tilbury Fox, C. Pellizzari, Arnozan et Dubreuilh) et en particulier tout récemment par M. le Dʳ Djélaleddin Mouhktar, de Constantinople. Comme l'a démontré ce dernier, la lésion, qui au début ressemble surtout à la *dysidrose* grâce à l'apparence des vésicules et un peu plus tard à la *syphilis* par la netteté et la circination de ses bords, sa durée, etc., se distingue néanmoins de ces affections ainsi que de l'*eczéma,* du *pemphigus,* du *psoriasis,* etc., « par la présence simultanée, au cas de trichophytie, d'éléments divers qui représentent les différents stades de l'évolution de la maladie (vésicules, macules, petites plaques, grandes plaques circinées, à collerette) ou mieux par la présence d'une plaque avec des vésicules à sa périphérie ».

En outre, le trichophyton a toujours, dans ces régions, été constaté en abondance.

Enfin, quelle que soit sa forme, la trichophytie cutanée s'accompagne de sensations de chaleur, de démangeaisons plus ou moins accentuées, parfois de picotements ou d'élancements, surtout au début de l'éruption; plus tard, ces symptômes disparaissent ou ne se montrent que par intermittences.

Siège. — La trichophytie cutanée peut siéger sur toutes les régions du corps; on la rencontre surtout au visage, à la nuque, au cou, aux avant-bras et aux mains, de même que sur les organes génitaux.

Pronostic. — C'est une affection peu grave, mais qui, dans certain cas, peut se prolonger longtemps.

Diagnostic. — Le diagnostic est généralement facile; sa marche progressivement excentrique est un des meilleurs signes diagnostiques; toutefois elle pourrait être confondue avec :

L'*érythème marginé*, plus rouge, plus élevé et ne s'étendant pas excentriquement;

L'*eczéma nummulaire*, à sécrétion abondante, à squames plus larges et plus lamelleuses, ne présentant pas de formes annulaires;

Le *psoriasis circiné* (*lèpre vulgaire* de WILLAN et BATEMAN), dont les squames sont plus épaisses, plus saillantes et plus adhérentes;

Enfin le *pityriasis circiné* et *marginé* d'E. VIDAL, le *favus*, dans certaines formes, les *syphilides circinées*, le *pityriasis rosé de Gibert* au début, l'*eczéma séborrhéique*, certaines *folliculites*, etc., peuvent simuler la trichophytie.

Dans ces cas, comme dans tous ceux mentionnés plus haut, l'examen microscopique lèvera tous les doutes, si l'on découvre le parasite, ce qui est parfois fort laborieux.

Étiologie. — La contagion est toujours la cause de la trichophytie cutanée.

Traitement. — En général le traitement de la trichophytie cutanée est facile; le plus simple consiste en applications de teinture d'iode dont l'action, comme le fait justement remarquer E. Besnier, est considérablement accrue par une rugination légère pratiquée avec un linge rude, le manche en bois d'un pinceau de charpie, etc.

On peut aussi employer les emplâtres, les savons parasiticides. Nous nous sommes servi avec succès de l'ichthyol pur et du collodion iodé au 1/30.

L. Bertrand, médecin principal de la marine, a obtenu des succès rapides avec des applications tous les deux jours de la pommade suivante :

<pre>
Poudre de rhubarbe. . . .   1 gramme.
Vaseline   10   —
</pre>

Contre la trichophytie exotique et la teigne de Manson, F. Roux recommande la poudre de Goa, le sulfure de calcium, le bichlorure de mercure, la pommade à l'iodure de soufre.

G. Cao, de Turin, s'est montré fort satisfait des applications de pommade contenant de 5 à 10 p. 100 d'euphorine ou de traumaticine à 5/20.

TRICHOPHYTIE UNGUÉALE

Synonymie. — Onychomycose trichophytique.

C'est une localisation assez rare, du moins en France, du trichophyton.

Elle consiste en une dégénérescence de l'ongle dont les couches profondes prennent « une teinte d'un noir sale tirant sur le vert très foncé » (H. Fournier), et qui devient

fragile, épaissi, ponctué de points blanchâtres, s'effrite
peu à peu.

Diagnostic. — Le diagnostic ne peut se faire que par
l'examen complet du malade ou à l'aide du microscope.

Henri Fournier a constaté que le parasite « envahit
ordinairement l'ongle un peu au-dessous du point où son
bord devient libre, presque toujours du côté externe », puis
il gagne « les cellules intercalées entre sa face profonde et
les plis et sillons de Henle, cellules qui occupent la place
de la courbe génératrice et du corps muqueux de Malpighi
et sont envahies successivement par la kératine : le champignon de la trichophytie se développe dans cette courbe et
de là gagne le limbe ».

Traitement. — Il faut ramollir la substance unguéale
par les lavages, les applications de caoutchouc, d'emplâtres
mercuriels, et pratiquer la rugination des parties malades
que l'on badigeonne ensuite avec des solutions de sublimé,
de créosote, d'acide acétique.

TRICHORREXIS NODOSA (Moritz Kaposi)

Synonymie. — Nodositas crinium. — Trichoclasia. — Clasthothrix.

La trichorrexie noueuse consiste en un boursouflement
du poil dont les fibres se dissocient et qui éclate au niveau
du renflement pour se briser ensuite à ce même niveau,
rappelant alors l'aspect d'un cheveu brûlé.

Ces gonflements siègent le long de la tige, en nombre variable, de un à cinq (*aplasie moniliforme*).

On les a constatés surtout à la barbe, plus rarement au cuir chevelu et au pubis.

Traitement. — La rasure complète, l'épilation des poils malades et, d'après E. Besnier, des applications de teinture de cantharides pure ou mitigée, tels sont les moyens à indiquer.

TRICHOTILLOMANIE (Hallopeau)

Synonymie. — Trichomanie (E. Besnier).

H. Hallopeau décrit sous ce nom une sorte d'alopécie traumatique due à un prurit intense des régions pileuses qui oblige les malades à se gratter avec une frénésie telle que les poils en sont arrachés.

TUBERCULE ANATOMIQUE

Synonymie. — Verruca necrogenica.

Définition. — On désigne sous ce nom une affection cutanée, considérée généralement comme de nature tuberculeuse, observée presque toujours aux doigts ou à la face dorsale de la main et résultant d'une piqûre anatomique, par laquelle s'inocule le virus spécifique.

Symptomatologie. — La lésion de continuité primitive, au lieu de se cicatriser, s'ulcère, s'agrandit, se recouvre de croûtes plus ou moins adhérentes au-dessous desquelles l'ulcération à bords saillants, nets, plus ou moins arrondis, végète et prend un aspect papillomateux ; parfois elle progresse excentriquement, se guérissant au centre.

Cette lésion, douloureuse ou non, occasionne parfois une tuberculose secondaire des lymphatiques et des ganglions et même une tuberculose viscérale.

Traitement. — Le raclage, la cautérisation au thermocautère, les pansements antiseptiques, tels sont les traitements à employer.

TUBERCULOSE VRAIE DE LA PEAU

Définition. — On décrit, sous le nom de tuberculose vraie de la peau, une affection cutanée, tuberculeuse, mais distincte du lupus et des autres formes de tuberculose tégumentaire.

Symptomatologie. — Elle est caractérisée, au début, par de petites tumeurs qui se ramollissent en donnant lieu à une ou plusieurs ulcérations de dimensions variables, à forme plus ou moins arrondie, à bords taillés à pic, d'une

couleur rouge livide, dont le fond sécrète une matière sanieuse et qui sont recouvertes de croûtes grisâtres.

Ces lésions sont indolentes et siègent aux narines, aux
lèvres, à l'anus; elles seraient dues à une inoculation
locale.

Traitement. — En dehors du traitement général, il faut
employer localement le raclage, les caustiques, en particulier l'acide lactique (RAFIN) coupé ou non d'une ou de
deux parties d'eau et les pansements antiseptiques.

ULCÈRE PHAGÉDENIQUE DES PAYS CHAUDS

Synonymie. — Ulcère annamite.

C'est une maladie exotique succédant toujours à une solution de continuité quelconque, due probablement à un microbe spécial et se présentant sous deux formes : la forme légère et la forme grave.

Dans la première, la lésion initiale s'agrandit phagédéniquement et donne lieu à un ulcère sanieux, sécrétant une grande quantité de pus et dont les bords sont tuméfiés et indurés.

Au bout d'un certain temps, la plaie devient atone, recouverte de rares bourgeons charnus et ne reprend un processus d'activité réparatrice que plus ou moins longtemps après, parfois plusieurs mois.

Dans certains cas, l'affection marche rapidement, se complique d'eschares, de nécroses, de décollements plus ou moins vastes, etc., et constitue alors la forme grave qui peut se terminer par la mort.

Traitement. — Le traitement consiste en pansements antiseptiques, en un traitement général tonique et approprié, en une hygiène prophylactique sévère.

Les noirs brûleraient ces ulcérations par la chaleur rayonnante (Roux, de Brignoles). Cette application locale de la chaleur a été utilisée comme moyen de traitement

des ulcères syphilitiques, de jambe, etc., par A. Stépanow,
de Saint-Pétersbourg.

URIDROSE

Synonymie. — Sueurs urineuses.

On désigne sous le nom d'uridrose, l'état de la sueur
contenant les principes constitutifs de l'urine.

Cet état a été constaté dans quelques cas rares où l'on a
pu recueillir sur la peau, peu de temps avant la mort du
sujet, de petites lamelles cristallines contenant de l'urée
(givre d'urée).

On attribue généralement ce phénomène à une sorte de
suppléance par les glandes sudoripares des fonctions rénales.

E. Besnier et A. Doyon, qui pensent qu'il faut rejeter l'uridrose comme on a rejeté la *galactidrose*, croient qu'il n'en
est pas ainsi et que les « observateurs qui ont cru rencontrer des dermatoses uriques (*urémides*), ont simplement
relevé une série d'éruptions multiformes que l'on observe
en réalité chez certains urémiques, mais qui n'ont rien de
spécifique et dont la pathogénie composite ne répond pas à
d'aussi faciles théories ».

URTICAIRE

(Voir la planche XLVIII.)

Synonymie. — Fièvre ortiée. — Scarlatine ortiée de Sauvages. — Épinyctis pruriginosa. — Cnidosis d'Alibert. — Porcelaina de Lieutaud. — Febris urticata de Vogel. — Purpura orticata de Junker.

Définition. — L'urticaire, considérée soit comme une affection cutanée propre, soit comme symptôme précédant (*urticaire prémonitoire* ou *prodromique* d'E. Besnier et A. Doyon) ou compliquant diverses maladies de la peau ou de l'organisme en général, est toujours caractérisée par des élevures papuliformes, rouges, roses ou blanches, souvent blanches au centre et rouges au bord, analogues aux saillies développées sous l'influence des piqûres d'orties (urtica dioïca, grande ortie et urtica urens, urtica minor, petite ortie ou ortie grièche).

Symptomatologie. — Ces élevures, accompagnées toujours d'un prurit très intense, de chaleur, de picotements, ont pour caractère spécial de paraître et de disparaître très rapidement.

Au point de vue objectif, l'éruption peut se montrer sous des formes bien diverses et variées, soit successivement, soit simultanément, sur les diverses parties du corps. Les saillies sont de grandeur variable, allant de la dimension d'une pièce de cinquante centimes à celle d'une pièce de cinq francs en argent ou plus, leur coloration n'est pas toujours semblable; elles peuvent être blanches au centre et rouges à la périphérie (*urticaire porcelaine*), ou d'un rouge hémorrhagique au centre (*purpura urticans* de WILLAN, *urticaire hémorrhagique* de BAZIN), leur forme est allongée, arrondie ou irrégulière; elles sont disposées soit en plaques confluentes (*urticaria conferta*), soit sous forme de lignes (*urticaire figurée, gyratée, linéaire, circinée*), parfois s'effaçant au centre et progressant à la périphérie (*urticaire annulaire*).

Les éléments peuvent être simplement des macules (*urticaire maculeuse*), ou être papuleux (*urticaire papuleuse* de NEUMANN), tubéreux (*urticaire géante* de HARDY), vésiculeux ou bulleux (*urticaire vésiculeuse, bulleuse*), œdémateux (HARDY) quand l'urticaire siège sur des régions dont le tissu cellulaire est lâche, comme aux paupières, aux aisselles, aux régions génitales.

Ces lésions existent sur les muqueuses diverses : buccale, pharyngée, vulvaire, etc., y produisant un œdème considérable d'où parfois des troubles sérieux laryngés, bronchiques, œsophagiens, vésicaux, etc., dus surtout aux élevures volumineuses de l'urticaire géante (MILTON).

Comme symptômes concomitants, on a noté du malaise, des douleurs vagues dans les membres; l'urticaire peut même quelquefois s'accompagner de fièvre plus ou moins intense (*fièvre ortiée, urticaria febrilis*); ce qui ne manque jamais, ce sont les sensations de prurit, de cuisson, de démangeaison, de brûlure, sensations variables suivant les sujets, mais presque toujours très intenses, apparaissant avec l'éruption ou la précédant un peu.

Marche. — Un des caractères spéciaux de l'urticaire c'est la rapidité de son évolution, son apparition et sa disparition rapide. après quelques heures (*urticaire aiguë eva-*

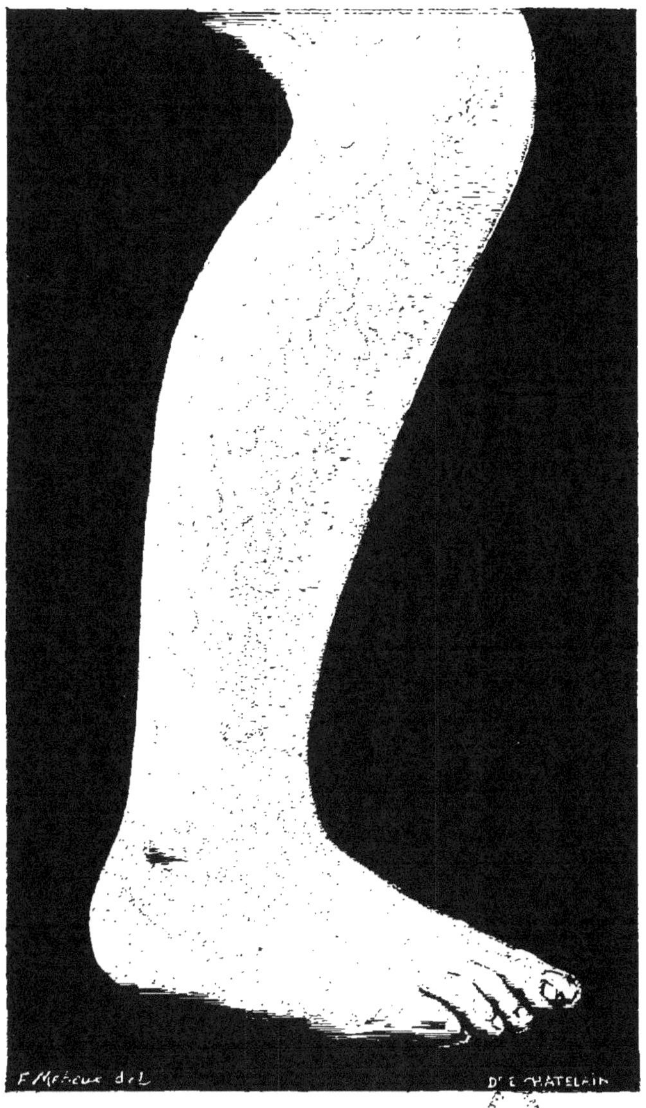

Pl. XLVIII. — Urticaire.

nida), ou quelques jours de durée, laissant quelquefois une pigmentation légère.

Dans ce qu'on désigne sous le nom d'urticaire chronique (*urticaria perstans, urticaire récidivante*), les éléments ne persistent pas indéfiniment mais se renouvellent incessamment pendant des mois et des années, parfois d'une façon exclusive la nuit ou le jour.

Terminaison. — L'urticaire ne laisse pas de traces; quelquefois, cependant, persiste pendant quelques heures un léger œdème; dans l'urticaire hémorrhagique, on voit une tache ecchymotique; enfin, l'urticaire bulleuse peut laisser après elle une pigmentation brunâtre plus ou moins foncée.

Pronostic. — Presque toujours l'urticaire se termine par la guérison, mais les récidives sont fréquentes.

Diagnostic. — Le diagnostic ne comporte de difficultés qu'eu égard aux affections cutanées que l'urticaire peut accompagner ou précéder (prurigo de HEBRA).

On se gardera de la confondre avec les *érythèmes papuleux* et *tuberculeux* qui n'ont point les symptômes subjectifs accentués de l'urticaire.

A sa période de décroissance, elle simule parfois la *syphilis*.

Étiologie. — L'urticaire peut apparaître sous l'influence d'agents extérieurs : l'ortie, les méduses de mer, certains insectes, pous, puces, chenilles, cousins, etc., mais elle se développe souvent par suite d'une idiosyncrasie particulière chez quelques sujets après l'absorption de certains aliments (*urticaria ab ingestis*), les moules en particulier,

la charcuterie, les poissons, les fraises, l'eau de seltz, etc.
etc., ou de certains médicaments : copahu, cubèbe, térébenthine, chloral, iodures et bromures, etc., etc. (*urticaire pathogénétique* de BAZIN*).

Elle peut accompagner les fièvres éruptives (*urticaire rubéolique, scarlatineuse, variolique*, succéder à l'irritation des séreuses (*urticaire hydatique* en particulier).

De vives émotions peuvent être la cause d'une éruption urticarienne qui se développe encore pendant le cours de certaines affections gastro-intestinales, dans l'impaludisme (*urticaire paludéenne*), dans la goutte et chez les rhumatisants (*urticaire rhumatismale* de HARDY).

Enfin, le tégument de quelques individus est le siège d'un phénomène spécial que l'on a rapproché de l'urticaire (*urticaire autographique*, *urticaire anesthésique*, etc.), pour lequel nous avons proposé le nom de *pseudo-urticaire dermographique* (voir ce mot).

Anatomie pathologique. — L'élevure urticarienne est un œdème aigu et circonscrit de la peau résidant dans une congestion vasculaire des papilles, d'où extravasation séreuse et, dit E. VIDAL, diapédèse de leucocytes.

Traitement. — Le traitement interne, indispensable souvent, doit s'appliquer à l'état général du sujet urticarien.

Outre un régime alimentaire sévère, on prescrira aux nerveux les bromures, les valérianates ; aux arthritiques, les alcalins ; aux paludiques, le sulfate de quinine ou les préparations arsenicales ; aux dyspeptiques, le traitement approprié à la forme ou à la cause de la dyspepsie, et par suite, suivant les cas, une saison à Vichy, Royat, Evian, Néris, etc.

Comme médication interne propre à l'urticaire elle-même, on a conseillé l'atropine (Scwimmer, E. Besnier, Frantz), l'iodure de potassium (E. Stern, de Manheim, dans l'urticaire chronique), l'arsenic, l'ergotine, la teinture de strophantus hispidus à la dose de 15 à 20 gouttes par jour (10 guérisons sur 10 cas, Rifat), la quinine et la belladone que L. Brocq combine dans la préparation suivante :

Bromhydrate ou Hydrochlorate de quinine.	0^{gr},05 centigr.
Ergotine.	0^{gr},05 —
Extrait de belladone	0^{gr},002 milligr.
Excipient et glycérine.	q. s.

(Pour une pilule.)

de huit à seize par jour, toutes les deux heures, par une ou deux à la fois.

Nous nous sommes très bien trouvé, dans certains cas, chez les nerveux, de l'antipyrine donnée quotidiennement à la dose de un gramme, un gramme cinquante et deux grammes.

Localement, on emploie contre l'urticaire un grand nombre de moyens :

Les lotions légèrement alcoolisées, ou phéniquées ou vinaigrées ; la formule suivante :

Eau de laurier-cerise.	50 grammes.
Chloral.	5 —
Eau	200 —

(Quinquaud.)

Les bains, parfois utiles, souvent nuisibles.

Les poudres inertes additionnées de camphre 1/50, de salicylate de bismuth 1/10, d'acide salicylique 1/100.

P. Colombini a obtenu d'excellents résultats avec la lotion
suivante :

> Menthol . . . . 5 à   10 grammes.
> Alcool 100   —

ou la pommade :

> Oxyde de zinc . . . . } aa 25 grammes.
> Poudre d'amidon. . . }
> Menthol. . 0ᵍʳ,50 centigr. à   3   —
> Vaseline. 50   —

On pourrait aussi, dit L. Brocq, essayer l'enveloppement
ouaté de L. Jacquet.

URTICAIRE PIGMENTÉE

Synonymie. — Xanthélasmoïdea de Fox. — Urticaire persistante de Good-
hart et Pick. — Erythème permanent de Baker. — Urticaire pigmentaire d'E. Besnier et A. Doyon.

Définition. — L'urticaire pigmentaire est une affection
rare, constituée par des saillies urticariennes suivies de
taches brunâtres persistant longtemps.

Symptomatologie. — L'éruption, ordinairement urticarienne au début, devient rapidement colorée en jaune, en
brun plus ou moins clair, en rouge plus ou moins foncé
(peau de léopard) ; les plaques éruptives sont plus ou moins
saillantes (*urticaire nodulaire maculeuse mixte*), plus ou
moins confluentes, plus ou moins grandes, couvrant parfois le tronc presque entièrement.

Les démangeaisons sont quelquefois très intenses, surtout au début et quand apparaissent de nouveaux éléments, car c'est un des caractères de l'affection de se manifester par poussées successives se compliquant assez souvent d'éléments vésiculeux ou bulleux.

On a noté aussi l'existence d'adénopathies multiples.

Siège. — Les lésions siègent surtout sur le tronc et les membres.

Marche. — La marche de la maladie est très lente, huit ou dix ans en moyenne (P. RAYMOND).

Pronostic. — Le pronostic est toujours favorable.

Étiologie. — L'étiologie de l'urticaire pigmentée est inconnue.

Nature. — On peut la classer, disent E. BESNIER et A. DOYON, dans les érythèmes angionévrotiques type ortié persistant, comprenant l'*urticaire persistante simple*, l'*urticaire persistante pigmentaire*, l'*urticaire persistante et pigmentaire nécrosique* ou *érythème ortié nécrosique,* toutes dermatoses trophiques à origine vraisemblablement centrale.

Traitement. — Aucun traitement spécial n'est à recommander contre cette affection (voir le traitement de l'urticaire).

VÉGÉTATIONS

Synonymie. — Condylomes acuminés, pointus. — Verrues à pointe en forme de figue, saillantes, molles et humides. — Végétation dermique. — Excroissance en chou-fleur.

Définition. — Symptomatologie. — On doit réserver ce nom à des tumeurs verruqueuses de forme irrégulière, groupées en masses confluentes, comparables à des crêtes de coq, des champignons, des framboises, etc., sessiles ou pédiculées, rosées ou rougeâtres, parfois d'un rouge brillant; elles sont sèches ou humides et, dans ce dernier cas, ont une odeur très pénétrante, fétide.

Siège. — Elles siègent surtout aux organes génitaux, chez l'homme au gland et à la face interne du prépuce, chez la femme aux lèvres, à la vulve, dans le vagin; on les trouve encore à l'anus, à l'ombilic, aux aisselles, entre les orteils.

Marche. — Elles peuvent s'accroître indéfiniment ou disparaître facilement.

Étiologie. — Elles sont favorisées par la blennorrhagie, la leucorrhée de la grossesse.

Traitement. — Il faut les enlever au thermo-cautère, au galvano-cautère.

Lucas-Championnière conseille des badigeonnages phéniqués, Tarnier une solution aqueuse concentrée de tanin. On a employé aussi l'acide acétique, le nitrate d'argent, le chlorure de zinc, les acides salicylique et acétique :

>   Acide salicylique. . . . .   2 grammes.
>   Acide acétique.   30   —
>   (Ciro Urriola.)

le plomb caustique :

>   Oxyde de plomb . . . .   0^{gr},25 centigr.
>   Solution de potasse caustique à 33°.   7^{gr},50
>   (Bockhart et Tchernomordik.)

l'acide trichloracétique (A. Lanz, de Moscou), la sabine :

>   Sabine pulvérisée. . . . .   5 grammes.
>   Sulfate de fer pulvérisé..   8   —
>   Alun calciné pulvérisé..   8   —
>   (Neumann.)

Il est bon de noter que d'une part ces derniers moyens ne sont souvent que palliatifs, mais que, d'autre part, les moyens chirurgicaux ont parfois provoqué l'avortement (Velpeau, Gailleton).

VERRUES

Définition. — Symptomatologie. — On désigne sous le nom de verrues (*poireaux*) de petites tumeurs cutanées rondes, rugueuses ou lisses (*verrues glabres*), granuleuses, papuliformes, mamelonnées (*acrothymion*), plus ou moins nombreuses, d'un volume variable, grosses comme un grain de millet ou un gros pois, ayant la coloration normale de la peau ou une couleur jaune, brunâtre, ou noirâtre, indolentes, siégeant sur les parties découvertes et disparaissant spontanément (*verrues caduques*), ou persistant indéfiniment (*verrues persistantes*).

Outre cette forme vulgaire, les auteurs en distinguent ordinairement deux autres :

1° Les VERRUES SÉNILES ;

2° Les VERRUES JUVÉNILES (*verrues de croissance*).

VERRUES SÉNILES. — Les premières, les verrues séniles, s'observent surtout chez l'homme, au thorax principalement.

En raison des rapports qu'elles affectent avec la séborrhée, on les décrit aussi sous le nom de *verrues plates séborrhéiques des vieillards*.

VERRUES JUVÉNILES. — Les verrues juvéniles sont surtout groupées à la face et sur le dos des mains ; elles sont petites, nombreuses, lisses, brillantes, ressemblant assez au lichen plan ; c'est à cette forme que l'on rattache les *verrues télangiectasiques* (*angiokératome* de MIBELLI). (Voir l'article PSEUDO-LYMPHANGIOMES.

Traitement. — On recommande, à l'intérieur, la magnésie, l'arsenic (PULLIN et P. MULLER), la teinture de thuya occidentalis à la dose de 60 à 80 gouttes par jour.

Localement, il faut employer la destruction par les caustiques chimiques, le galvano-cautère, le thermo-cautère, le raclage, etc. Sur le visage, on pourra d'abord essayer des pommades, savons, emplâtres mercuriels, au naphtol, à l'acide salicylique, etc., etc.

On a obtenu des résultats par des applications d'onguent gris additionné de 5 à 10 p. 100 d'arsenic suivies de cautérisations avec l'acide nitrique (ALTSCHUL).

Ch. Szadeck de Kiev, préconise la résorcine sous forme de pommade:

> Résorcine. . . . . 5 grammes.
> Vaseline 20   —

On a conseillé aussi l'emploi des collodions suivants (L. Brocq).

> Acide salicylique . . . . . . 1 gramme.
> Alcool à 90°. 1   —
> Éther à 62°. . . . . 2^{gr},50
> Collodion élastique.. . . . . 5^{gr},50
>
> Bichlorure d'hydrargyre . . . 1 gramme.
> Collodion riciné. 30   —

(Kaposi.)

Le Dr Petzek, d'Oppeln, détruit les verrues par l'électricité en enfonçant au milieu d'elles une aiguille positive, une autre négative immédiatement au-dessous de la surface de la peau, puis fait passer le courant qu'il augmente graduellement jusqu'à ce que survienne de la douleur. Deux séances de cinq minutes de durée chacune suffiraient habituellement pour dessécher la verrue qui tomberait ensuite.

VITILIGO

Synonymie. — Achrome vitiligne d'Alibert. — Albinisme partiel. — Leucodermie partielle. — Dystrophie pigmentaire. — Dyschromie cutanée. — Dermatose à la fois achromateuse et hyperchromateuse.

Définition. — Le vitiligo est une dystrophie pigmentaire, une ataxie pigmentaire, disent E. Besnier et A. Doyon, caractérisée par des taches blanches, achromiques, bien circonscrites, entourées d'une zone plus pigmentée qu'à l'état normal (hyperchromique).

Symptomatologie. — Les taches de vitiligo sont ordinairement multiples, le plus souvent rondes ou ovalaires, parfois irrégulières ; leur dimension est des plus variables : tantôt très petites, de quelques millimètres de diamètre, tantôt larges comme la paume de la main et même plus.

Au niveau des plaques décolorées, la peau paraît saine et les diverses fonctions (sensibilité, tact, etc.) sont le plus habituellement conservées.

Marche. — Les taches apigmentaires grandissent souvent peu à peu d'une façon lente et graduelle pendant des années entières, puis peuvent s'évanouir complètement ; parfois l'affection disparaît pour revenir ensuite (*vitiligo ambulant, vitiligo intermittent* d'E. Besnier et A. Doyon).

Siège. — Toutes les régions du corps peuvent être atteintes de vitiligo ; on le signale néanmoins plus fréquemment aux parties génitales, à la figure, au cou, à la face dorsale des mains, au cuir chevelu.

Lorsqu'il existe sur des régions couvertes de poils, ceux-ci sont blancs.

On a constaté assez souvent une symétrie bien nette dans la distribution des taches achromiques.

Pronostic. — Le pronostic est défavorable puisque l'affection est presque toujours incurable, mais elle ne constitue en somme qu'une simple difformité.

Diagnostic. — Le diagnostic ne serait difficile que dans

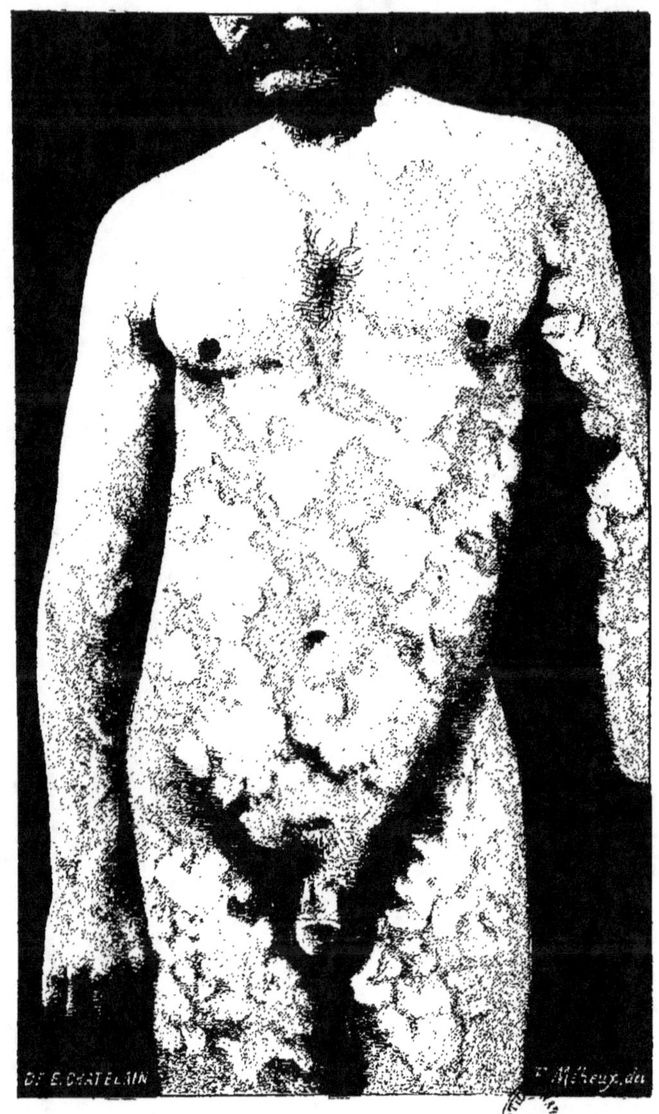

Pl. XLIX. — Vitiligo.

quelques mélanodermies partielles comme dans certaines
formes de sclérodermie.

Étiologie. — Parfois congénital, le vitiligo se montre
habituellement dans l'âge adulte et la vieillesse; il semble
plus commun dans les pays chauds, mais on a surtout fait
intervenir dans son apparition des phénomènes d'ordre
nerveux.

Anatomie pathologique. — Dans ces cas, les anatomo-
pathologistes ont décrit une lésion anatomique de la partie
périphérique du système nerveux.

Traitement. — Au point de vue local, on peut essayer
d'agir sur les régions hyperpigmentées avec des irritants
divers : sublimé, naphtol, vésicatoires, etc.

PHILLIPS MORO BYLER, de Corrientes, aurait obtenu de très
bons résultats en quelques jours par des frictions fréquentes
avec :

> Teinture d'iode. . . . .   4 grammes.
> Onguent mercuriel double . . 10   —

Au point de vue général, on a employé tous les modificateurs du système nerveux *intus et extra :* bromures,
douches, électricité; les courants continus longtemps
prolongés nous ont donné, chez une de nos malades, un
résultat certainement appréciable.

XANTHOME

Synonymie. — Plaques jaunâtres folliculeuses. — Plaques jaunes des paupières (RAYER). — Vitiligoïdea (ADDISON et GULL).— Molluscum sebaceum et Xanthélasma (ERASMUS WILSON). — Molluscum cholestérique (BAZIN). — Xanthoma (W. FRANK SMITH). — Molluscum lipomatodes et Fibroma lipomatodes (VIRCHOW).

Définition. — Le xanthome est une affection de la peau constituée par des taches jaunâtres, succédant, d'après QUINQUAUD, à une tache exanthématique congestive; elles sont plates ou saillantes, indurées, ayant les paupières pour siège de prédilection.

Symptomatologie. — XANTHOME LOCALISÉ. — Localisée aux paupières (*xanthélasma des paupières, xanthome plan*), l'affection se présente sous l'aspect de petites taches peu (variété papuleuse) ou point (variété maculeuse) saillantes, arrondies ou ovalaires, dans le sens de l'axe transversal de la paupière, ayant une dimension qui atteint au plus deux centimètres. Leur couleur est jaune chamois, jaune citron, jaune paille (couleur feuille fanée); elles sont mollasses au toucher, lisses ou granuleuses.

La peau est parfois épaissie à leur niveau.

Elles ne provoquent aucun symptôme subjectif.

Siège. — Elles siègent sur les paupières supérieures et inférieures vers le grand angle de l'œil, débutant souvent du côté gauche pour devenir bientôt symétriques. On les a observées sur les joues, les lèvres, la conque des oreilles, le prépuce, les muqueuses digestives, buccale, pharyngée, laryngée, etc., et même sur les viscères, les capsules de la rate et du foie, l'aorte, l'endocarde (*xanthome muqueux et xanthomatose viscérale, colique hépatique xanthomatique, hépatite xanthomatique* et *xanthome endocardiaque* d'E. Besnier et A. Doyon).

Xanthome généralisé. — Généralisée au tégument, l'affection est souvent saillante (*xanthome élevé* ou *saillant, xanthélasma tuberculeux* et *tubéreux, xanthome papuliforme, xanthome en tumeur* d'E. Besnier et A. Doyon) et groupée en diverses régions (*xanthélasma multiplex*) ou isolée.

Les saillies sont arrondies ou ovalaires, d'un volume variant de celui d'un grain de millet à celui d'un pois ; elles sont molles ou dures, jaunâtres ou blanches ; elles adhèrent à la peau et sont douloureuses au toucher.

Elles peuvent, par leur réunion, constituer des lignes plus ou moins irrégulières (*xanthélasma lineare* vel *striatum*), parfois disposées le long de trajets nerveux (*xanthélasma zoniforme*), ou des nodosités du volume d'un pois ou de celui d'une noisette (*xanthôme en tumeur* d'E. Besnier et Doyon).

Siège. — On les rencontre symétriquement aux membres, coudes, genoux (*xanthome tubéreux* de Chambard et E. Besnier), aux pieds, sur les orteils, aux mains, sur les doigts, au visage, sur les joues, plus rarement aux paupières ; elles existent aussi sur les muqueuses : bucco-pharyngienne, trachéale, bronchique (Pye Smith, Wickham,

Legg, Chambard), sur les grandes et les petites lèvres et sur la muqueuse du vagin.

Dans ces cas, les lésions peuvent occasionner de la gêne et de la douleur lorsqu'elles sont volumineuses.

On a noté souvent une coïncidence entre le xanthome et l'ictère ainsi que l'apparition fréquente d'une teinte jaunâtre spéciale, la *xanthechromie* de Hardy, *xanthochromie* d'E. Besnier et A. Doyon ou *xanthodermie* de Carry.

Marche. — Durée. — C'est une affection qui persiste généralement indéfiniment; on l'a vue rétrocéder et devenir peu apparente.

Pronostic. — Le xanthome n'a aucun retentissement sur la santé générale; c'est à ce point de vue une affection tout à fait bénigne, sauf dans le cas de généralisation viscérale.

Diagnostic. — Le diagnostic, facile ordinairement, peut quelquefois être très difficile, soit par suite du siège (muqueuses), soit par suite d'un aspect spécial.

Étiologie. — Le xanthome est rare chez les enfants, plus commun chez les femmes que chez les hommes et chez les brunes que chez les blondes;

On a noté comme causes prédisposantes l'hérédité (Lehzen, Knauss, H. Köbner, Jonathan Hutchinson) et l'arthritisme; et, comme causes occasionnelles, les affections hépatiques (Potin, Quinquaud) et le diabète (Addison et Gull, Bristowe, J.-B. Hillairet, Malcolm Morris, Chambard, Aubert, W. A. Hardaway, Thomas Barlow, Cavafy, Colcott Fox, E. Besnier, Robinson).

XANTHOME DES DIABÉTIQUES. — Le *xanthome des diabétiques* (*xanthoma diabeticorum, xanthome transitoire, rémittent* ou *intermittent des glycosuriques* ou *xanthome glycosurique* d'E. BESNIER et A. DOYON) constitue une forme spéciale, grâce à la rapidité de son évolution, à sa marche, à l'absence de l'ictère, à ses localisations aux coudes, aux genoux, aux poignets, aux fesses, aux chevilles, au cuir chevelu, à la muqueuse buccale, à son absence aux paupières, à l'induration et à l'hyperesthésie de ses éléments, à sa disparition facile chez des sujets diabétiques ou en puissance de diabète, mais identique, affirment les derniers auteurs que nous venons de citer, au xanthome simple.

Anatomie pathologique. — Les tumeurs du xanthome sont formées par du tissu conjonctif plus ou moins altéré, et des cellules spéciales (cellules xanthelasmiques de CHAMBARD) avec lésion et hypertrophie des vaisseaux, fibres élastiques, etc.

Traitement. — Comme traitement interne, É. BESNIER conseille les alcalins et la térébenthine longtemps continuée. Il faut, en outre, traiter l'état général, chez les diabétiques, les arthritiques, etc.

Localement, on peut employer le raclage, l'excision, la cautérisation par les caustiques, le thermo-cautère, l'électrolyse; on s'est servi des badigeonnages de collodion au sublimé (STERN) :

Sublimé . . . . . 5 grammes.
Collodion. 50   —

XERODERMA PIGMENTOSUM (Kaposi)

Synonymie. — Xeroderma de Hebra et Kaposi. — Nævus de forme
rare de Geber. — Angiome pigmentaire et atrophique de R. W. Taylor.
— Xeroderma de Hebra, de Duhring. — Liodermie essentielle avec
mélanose et télangiectasies de Neisser.— Dermatose de Kaposi, d'E. Vidal. — Mélanose lenticulaire progressive de Pick. — Atrophoderma pigmentosum de Radcliffe Crocker. — Maladie pigmentaire épithéliomateuse. — Lentigo épithéliomateux de Quinquaud. — Épithéliomatose pigmentaire ou Pigmentose épithéliale d'E. Besnier.

Définition. — Le xeroderma pigmentosum est une maladie de famille, décrite d'abord par Kaposi, qui consiste en
taches pigmentaires et cicatricielles, en un état xérodermique de la peau et se terminant par des lésions d'épithélioma.

Symptomatologie. — Au début, l'affection ressemble à
des lentigines (première période) dispersées sur la face, le
cou, la nuque, le haut du tronc, la face dorsale des mains
et des bras; puis la peau des régions atteintes devient
sèche et ridée, couverte d'une desquamation épidermique
furfuracée; elle est comme rétractée; çà et là on aperçoit
des télangiectasies qui disparaissent, laissant à leur place
de petites dépressions cicatricielles; en même temps se produisent des lésions secondaires diverses, impétigineuses,
eczémateuses, ulcéreuses (deuxième période). Enfin, certaines taches pigmentées se recouvrent de lésions épithéliomateuses, sarcomateuses ou angiomateuses qui amènent
la mort du malade par leur généralisation et leur suppuration abondante.

Pronostic. — Jusqu'à présent, le pronostic est défavorable et considéré comme absolument fatal.

Diagnostic. — L'aspect spécial et la marche de l'affection distinguent suffisamment le xeroderma pigmentosum des autres lésions pigmentaires.

Étiologie. — L'affection, qui débute presque toujours dans la première enfance, est « familiale ».

Les causes occasionnelles ordinairement invoquées, l'influence du soleil (PICK), de la lumière (UNNA), ne semblent pas indiscutables.

Traitement. — En dehors des indications prophylactiques, le traitement du xeroderma pigmentosum est encore à l'étude.

On soulage les malades avec les moyens chirurgicaux employés en dermatologie : rugination, cautérisation, etc. ; avec les emplâtres, les poudres d'iodoforme, de chlorate de potasse, etc., les injections interstitielles.

A l'intérieur, on a donné, sans résultat, l'arsenic, le chlorate de potasse, l'iodure de potassium, etc. « Tout, dit E. BESNIER, est autorisé en présence d'une affection aussi fatalement funeste, excepté l'abstention. »

YAWS

Synonymie. — Pian. — Frambœsia. — Mycosis frambœsioides. — Bubas. — Verruga. — Bouton d'Amboine. — Papilloma tropicum. — Verrues endémiques.

Définition. — Symptomatologie. — Ces divers noms désignent une maladie générale, contagieuse et inoculable, caractérisée au début par de petites taches ou des saillies papuleuses, vésiculeuses ou pustuleuses.

A la période d'état, l'affection est constituée par des tumeurs ressemblant à des mûres ou à des fraises, parfois gigantesques, qui peuvent s'ulcérer ou disparaître par résolution.

Marche. — Cette maladie, dont les éléments se montrent successivement, qui possède une incubation et une période prodromique caractérisée par des phénomènes généraux, fièvre, douleurs, faiblesse, etc., dure, en général, plusieurs mois ou plusieurs années et est récidivante.

Pronostic. — Le pronostic n'est défavorable que dans les cas d'hémorrhagie qui complique quelquefois cette maladie ou lorsque les malades sont épuisés par la longueur des suppurations.

Il serait plus sérieux dans la variété appelée *verrue du Pérou, des Andes, de Castille*.

Traitement. — On recommande contre cette affection l'iodoforme, l'iodure de potassium, le soufre, le gaiac et les sudorifiques.

Localement, il faut traiter les lésions avec l'antisepsie la plus rigoureuse.

ZONA

(Voir la planche L.)

Synonymie. — Herpès zoster. — Zoster. — Feu sacré (ignis sacer). — Hémizona. — Feu de Saint-Antoine. — Ceinturon sacré ou de feu (ALIBERT). — Érysipèle zoster (SAUVAGES). — Érysipèle phlycténoïde (CULLEN).

Définition. — Le zona est une affection de la peau caractérisée par des vésicules entourées d'une zone érythémateuse, ordinairement groupées sur un seul côté du corps, le long des trajets nerveux et s'accompagnant de douleurs névralgiques plus ou moins intenses, ne récidivant pour ainsi dire jamais.

Symptomatologie. — Apparaissant quelquefois subitement comme premier symptôme, l'éruption cutanée est souvent précédée de troubles généraux (période pré-éruptive fébrile de BATEMAN) tels que frissons, fièvre, malaise général, adénopathies (*adénopathies zostériennes pré-éruptives*, BARTHÉLEMY) et surtout, ce dernier phénomène manquant rarement, d'une douleur névralgique plus ou moins violente mais parfois très aiguë au niveau de la région sur laquelle le zona va apparaître et le précédant quelque-

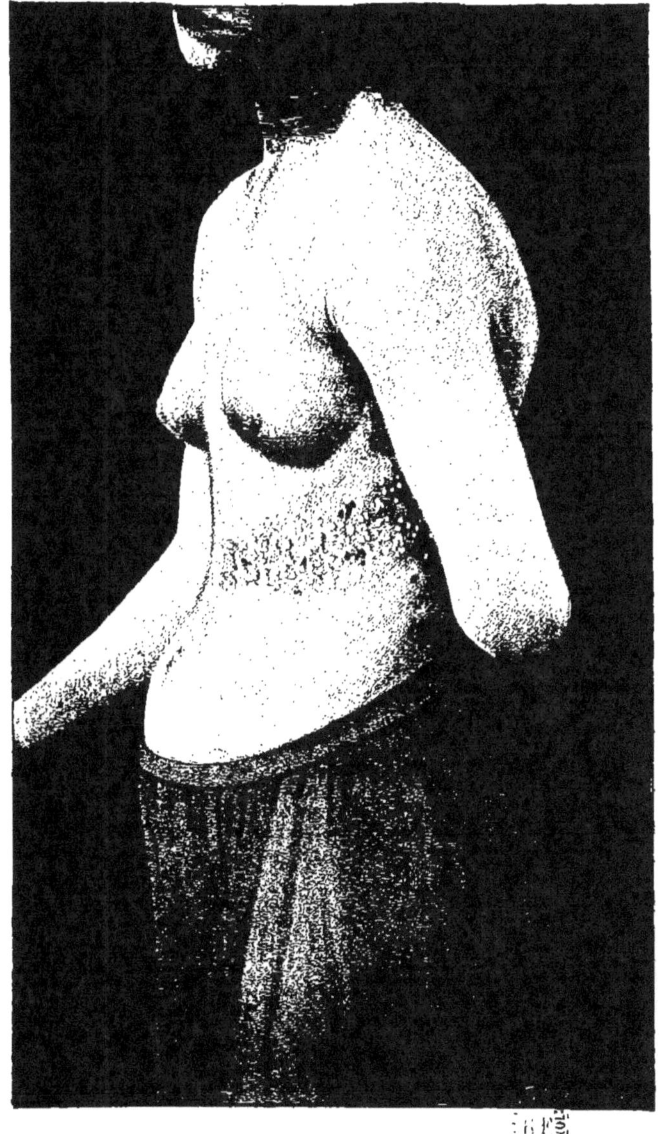

Pl. L. — Zona.

fois de plusieurs mois (*névrodynies prézostériennes* d'E. Besnier et A. Doyon).

L'affection soit brusquement, soit accompagnée d'une
sensation locale de chaleur ou de prurit, se manifeste tout
d'abord par une série de plaques érythémateuses plus ou
moins rouges, séparées les unes des autres, quelquefois
confluentes, ovalaires à grand axe dirigé suivant les trajets nerveux. Elles apparaissent successivement; quelques-
unes restent simplement érythémateuses (*zona fruste* ou
abortif), mais la plupart se recouvrent de vésicules distinctes ordinairement mais groupées en nombre plus ou
moins considérable, habituellement de six à huit, de la dimension d'un grain de millet environ et contenant une
sérosité claire, limpide et transparente au début; le contenu des vésicules devient ensuite trouble et opalescent,
quelquefois même purulent; dans certains cas, la vésicule
prend une couleur brunâtre par suite de la présence dans
sa cavité d'une certaine quantité de sang (*zona hémorrhagique*).

Lorsque les vésicules sont confluentes, elles forment de
véritables bulles plus ou moins considérables (*herpès
phlyctænoïdes*).

La période d'état des vésicules dure généralement de
cinq à dix jours; on voit alors se produire, soit l'affaissement de la lésion par suite de la résorption de son contenu,
soit sa rupture, d'où résulte l'écoulement au dehors du
liquide qu'elle contenait et sa concrétion en croûtelles
d'un jaune noirâtre, plus ou moins épaisses qui, lorsqu'elles tombent un peu plus tard, laissent à leur place
une macule brune ou violacée qui disparaît elle-même peu
à peu.

Dans certains cas, on peut constater, après la chute des
croûtes, soit des ulcérations superficielles ou profondes du

derme (*zona ulcérant*), soit même de véritables eschares (*zona gangréneux*) donnant lieu à des cicatrices indélébiles; dans les deux cas, existent des macules pigmentées persistant parfois d'une façon permanente.

On a signalé, au niveau des placards éruptifs, des phénomènes d'anesthésie, d'analgésie ou, au contraire, d'hyperesthésie; on a noté plus souvent des phénomènes de parésie ou même de paralysie.

En dehors des phénomènes généraux qui peuvent exister, de la fièvre qui cesse ou s'atténue quand l'éruption des vésicules est terminée, on a constaté, assez souvent, l'engorgement des ganglions lymphatiques correspondants, des accidents cérébraux, des hallucinations visuelles ou auditives, du côté atteint, dans le zona trifacial (hallucinations unilatérales, homonymes dans le zona de la face, FÉRÉ), et aussi des complications pulmonaires ou rénales.

La douleur qui accompagne le zona offre des caractères d'une grande variabilité; précédant ou accompagnant l'éruption, forte parfois (*zona névralgique*), insupportable dans d'autres cas (*zona hypernévralgique*), elle est ordinairement lancinante comme celle des douleurs névralgiques; quelquefois le malade accuse une sensation de brûlure; chez certains, existe plutôt une sorte de démangeaison qu'une véritable douleur. Celle-ci, enfin, peut complètement manquer (*zona indolent*), en particulier chez les enfants, ou persister très longtemps après la disparition de l'éruption.

Tous ces accidents sont plus manifestes pendant la nuit; P. FABRE, de Commentry, a justement insisté sur l'insomnie zostérienne.

Siège. — La caractéristique de l'affection est d'être uni-

latérale (*hémizona* de Hardy); on a cité néanmoins des cas
de zona double; mais, dans l'immense majorité des cas, le
zona n'existe que d'un seul côté du corps et quel que soit
son siège.

Celui-ci peut varier : le zona est plus fréquent au tronc
(voir la planche L), dans les régions thoracique et abdominale (*zona pectoral, intercostal* ou *dorso-pectoral, zona
abdominal, dorso-abdominal* et *lombo-inguinal* de Bœrensprung), constituant le *zona du tronc* des anciens auteurs
(Rayer, etc.); on le rencontre ensuite par ordre de fréquence aux membres inférieurs (*zona lombo-fémoral* et
fémoral), à la face (*zona facial, zona total* ou *partiel du tri-
jumeau*, en particulier le *zona ophthalmique*, variété importante en raison des accidents qu'elle détermine du côté
de l'organe de la vision : ulcérations de la cornée, iritis,
irido-choroïdite, paralysies musculaires, au cou (*zona oc-
cipito-collaris* ou *cervical* de Bœrensprung ou *zona nuchæ*
de Hebra, *zona descendant* ou *cervico-subclavicularis* de
Bœrensprung), au membre supérieur (*zona brachial* ou
cervico-brachial), au périnée (*zona périnéal, zona sacro-
génital* ou *sacro-ischiatique* de Bœrensprung, *zona génital*),
enfin au cuir chevelu (*zona capillitii*).

On a décrit aussi (Hardy, Kaposi, Bœrensprung, Perroud,
Paget, Remack, H. Fournier, etc.) un *zona des muqueuses* (joues, langue, pharynx, muqueuses anale, génitales, etc.).

Marche. — Dans sa forme ordinaire, le zona est une
affection cyclique dont la durée varie de sept à vingt jours
environ; il dure parfois davantage en raison de la persistance de lésions consécutives (*zona chronique* de Leudet
ou mieux *zona atypique, zona persistant, zona prolongé*
d'E. Besnier et A. Doyon); il ne récidive en général jamais.

Pronostic. — Le zona est bénin chez l'enfant, plus grave chez le vieillard, d'un pronostic variable chez l'adulte suivant sa forme et sa localisation.

Diagnostic. — L'aspect de l'affection, joint à son caractère d'unilatéralité et à l'allure de sa marche permet, dans l'immense majorité des cas, de poser facilement le diagnostic.

Le zona se différencie de l'*eczéma* grâce aux vésicules eczémateuses, plus petites, plus confluentes, éphémères, suivies de croûtelles jaunâtres, survenant sans fièvre, avec des démangeaisons prononcées et non des sensations de douleur et de brûlure.

L'*herpès* ressemble objectivement au zona; celui-ci se distingue par ses caractères d'unilatéralité, de limitation à un territoire nerveux, de non-récidivité.

Le diagnostic est parfois très épineux en face d'*éruptions zostéroïdes;* il ne se fera que par l'étude complète de l'affection envisagée.

Étiologie. — L'étiologie du zona est très obscure; la maladie se développe à tous les âges, peut-être plus souvent chez l'homme que chez la femme; on a cité comme causes prédisposantes l'arthritisme, la tuberculose pulmonaire; comme causes déterminantes, on a signalé le refroidissement, les émotions morales, le traumatisme.

Pathogénie. — Les auteurs qui ont étudié la nature du zona se divisent en deux camps; pour les uns comme H. Leloir c'est une trophonévrose, pour les autres comme Landouzy et L. Brocq, c'est une maladie infectieuse (*zoster zymotique*).

Anatomie pathologique. — On a constaté (Neumann, Biésadecki, Haight, etc.) une dilatation des vaisseaux de la couche papillaire, une infiltration des papilles par la sérosité et une prolifération du tissu conjonctif. Les altérations des nerfs consistent en vascularisation du névrilème, infiltration du tissu cellulaire environnant par des leucocytes, altérations diverses des tubes nerveux eux-mêmes.

Traitement. — Pour avoir quelque efficacité, le traitement interne doit s'adresser à l'état constitutionnel du malade.

Localement, on peut, au début, essayer d'arrêter l'éruption par les applications avec le pinceau d'une solution alcoolique, dit E. Besnier, de perchlorure de fer, d'acide phénique, de nitrate d'argent. Plus tard, les pansements antiseptiques conviennent mieux.

Contre la douleur, on emploiera les solutions de cocaïne, les liniments chloralés ou chloroformés, les pommades opiacées, le chlorure de méthyle en badigeonnages (Bailly, de Chambly), les pulvérisations de chloral (Leroy), les injections hypodermiques de morphine, de cocaïne. Un auteur anglais, M. G. K. Smith, attribuant le zona à une congestion du nerf amenant la compression des filets nerveux à l'endroit où le nerf traverse la dure-mère spinale ou cranienne, a réussi, dans plusieurs cas, à faire disparaître presque immédiatement la douleur en pratiquant une saignée locale abondante, aussi près que possible du point d'émergence du nerf, mais sans intéresser la zone inflammatoire entourant les pustules.

Contre les douleurs consécutives, on aura recours, outre les moyens précités, aux applications de pointes de feu à la racine du nerf et aux points d'émergence des branches perforantes (E. Besnier et divers), enfin à l'électricité.

Dans un cas, nous avons été satisfait de l'emploi en injection hypodermique de la solution suivante conseillée par A. Damiens :

$$\text{Ichthyol} \ldots \ldots \ldots \quad 0^{gr},03 \text{ centigr.}$$
$$\text{Eau distillée} \ldots \ldots \ldots \quad 1 \text{ gramme.}$$

INDEX ALPHABÉTIQUE

Cette table constitue une sorte de répertoire de terminologie dermatologique destiné non seulement à simplifier les recherches dans le PRÉCIS, mais encore à faciliter la lecture des classiques français ou étrangers.

M

34

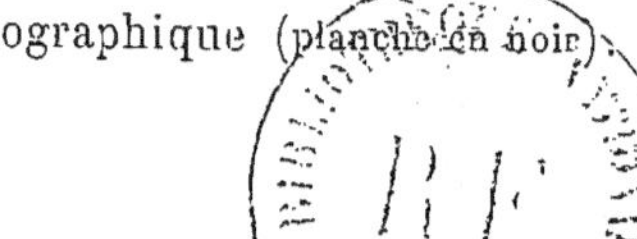

TABLE DES MATIÈRES

B

C

D

E

N

IMPRIMÉ

PAR

CHAMEROT ET RENOUARD

19, rue des Saints-Pères, 19

PARIS

www.ingramcontent.com/pod-product-compliance
Lightning Source LLC
LaVergne TN
LVHW020124030726
842520LV00001B/31